医療従事者のための医動物学

伊藤洋一・山口　昇・安居院宣昭・内田明彦／著

講談社サイエンティフィク

序　文

　最近の日本の社会現象の変化は，日本の寄生虫症に多くの変貌をもたらした．とくに昭和30年代まで多くの感染者がみられ，寄生虫の知識なくしては医療に従事できないとまでいわれた回虫症などの消化管寄生虫症は，衛生環境の改善とともに影を潜めた．かわりにペット由来の寄生虫症や，通常は口にしない，いわゆる"いかもの"と称するものを食べて感染する寄生虫症が見られるようになった．

　このような状況において，日本の多くの医療従事者は寄生虫症を軽視し，医療系の大学や専門学校における医動物学や寄生虫学の教育は衰退の一途を辿りつつある．

　一方，熱帯，亜熱帯の開発途上国では消化管寄生虫症を始め，従来からの寄生虫症があいも変わらず流行し，住民のみならず，その地を訪れる旅行者も感染の危険にさらされている．現実に年間100名にもおよぶマラリア患者が日本で発症し，診断がつかずに死亡した例もいく例となく報告されている．

　日本の国際社会への参加とともに，つい最近まで国内で流行のみられた寄生虫症の撲滅対策に見事成功をおさめた日本に対して，各国からマラリアや住血吸虫症など寄生虫症の予防対策についての協力が強く求められている．このような国際交流の状況を考えると，医動物学の知識は日本の医療従事者にとって必須のものであり，重要性は今後ますます増すものと思われる．

　本書は多くの教育機関で教科書として利用されてきた，1979年講談社発行の「寄生虫・衛生動物・実験動物」が絶版となり，それにかわる教科書として企画された．しかし，本書は新たな3名の執筆者により，新たな企画のもとに執筆されたものであり，前書の改訂版ではない．図を多く取り入れ，医療従事者に必要な事項を平易に解説し，とくに検査法については紙面の許す限り充実させたつもりである．本書に記載されている事項を習得すれば，寄生虫症の分野で活躍するに十分な知識が網羅されているものと自負している．教科書としての利用だけにとどまらず，社会に出てからも良き伴侶として手元に置き，利用していただければ幸いである．

　本書の出版にあたり，最初に企画していただき，その後も種々のご配慮をいただいた講談社サイエンティフィクの吉田茂子部長，ならびに新たな家庭生活に入った直後にもかかわらず，企画，編集，校正などすべてにわたり多大なご尽力を賜り，理想的な教科書に作り上げていただいた神尾朋美氏に厚くお礼を申し上げる．

1995年9月

伊藤　洋一
山口　　昇
内田　明彦

改題・改訂にあたって

　21世紀は新興・再興感染症の時代といわれ，森林の開発，動物との接触頻度の増加，地球の温暖化，交通機関の発達に伴う人や物のグローバルな移動などにより，SARS, BSE, 高病原性トリインフルエンザなどの新しい感染症や，結核などの以前に流行していた感染症の再流行が問題となっている．また高齢化，エイズの流行，抗体抑制剤の投与などにより，重篤な症状を起こす日和見感染症も大きな問題となっており，マラリアなど一部の寄生虫症は国際感染症として依然として深刻な問題であり注目されている．

　前書の「医療技術者のための医動物学」を刊行してから10年が経過した．この間に感染症を取り巻くこのような情勢の変化に対応するために，新たな感染症法の施行とその改正がなされた．この感染症法ではウイルス感染症，細菌感染症とともに，マラリアやエキノコックス症などの寄生虫症が第4類もしくは第5類感染症としてリストアップされ，法律に基づいた対応が求められている．また，各種出血熱をはじめ，マラリア，デング熱やライム病など多くの感染症病原体の媒介者である節足動物（衛生昆虫類やダニ類）の対策は依然として重要な問題となっている．

　前書は医師，獣医師，看護師，臨床検査技師の教育に向けて編纂された．しかし，最近，医療福祉士や動物看護士など医動物学の知識を必要とする専門家の分野も多くなった．そこで，改訂にあたってはその面も十分に考慮し，タイトルを「医療従事者のための医動物学」とするとともに，全編を通して必要箇所の内容を改めた．また，本書の改訂にあたっては，とくに，人や動物の感染症における時代の変化を考慮に入れ，総論の中に「新興・再興感染症と寄生虫症」，「国際的に問題のある寄生虫症」，「日和見感染を起こす寄生虫症」の項目を，また幼虫移行症を中心に「人獣共通寄生虫症」の章を新たに設けた．

　なお，改訂にあたっては，故山口博士の稿を安居院宣昭が担当し最新の情報を盛り込んだ．

　本書の改訂にあたっては，前書の際にも企画，作成に携わっていただいた講談社サイエンティフィクの吉田茂子部長と神尾朋美氏から温かいご賛同の言葉をいただくとともに，以前と同様出版に多大なご尽力を賜ったことに厚くお礼を申し上げる．

2006年1月

伊藤　洋一
安居院宣昭
内田　明彦

目　次

序　文 iii
改題・改訂にあたって iv

1.　総　論

1.1　医動物学とは 1
1.2　自由生活と寄生 2
1.3　宿主・寄生虫相互関係 2
　　1.3.1　宿　主 ....2　　1.3.3　相互関係 3
　　1.3.2　寄生虫 3
1.4　生殖と発育 3
　　1.4.1　生　殖 ....3　　1.4.4　病原体と感染経路, 伝播形式 4
　　1.4.2　宿主への侵入 ....4　　1.4.5　媒介者と保有動物 5
　　1.4.3　生活史 4
1.5　病害作用 5
1.6　発　症 6
　　1.6.1　急性症状と慢性症状 ....6　　1.6.4　体液性免疫と細胞性免疫 6
　　1.6.2　宿主の反応と免疫 ....6　　1.6.5　アレルギー 7
　　1.6.3　自然免疫と獲得免疫 ....6　　1.6.6　好酸球増加症 7
1.7　新興・再興感染症と寄生虫症 7
　　1.7.1　名前の由来 ....7　　1.7.3　再興感染症としての寄生虫症 7
　　1.7.2　新興感染症としての寄生虫症 ......7　　1.7.4　要　因 8
1.8　感染症法により届出が必要となった寄生虫症 8
1.9　国際的に問題のある寄生虫症 8
　　1.9.1　海外で感染の恐れがある寄生虫症 ...10　　1.9.2　海外で個人的に感染を予防するための注意 ...10
1.10　日和見感染を起こす寄生虫症 10

2.　原虫類

2.1　総　論 12
　　2.1.1　基本構造 ....12　　2.1.3　感染経路 13
　　2.1.2　生活史 ....13　　2.1.4　生　殖 13

2.2 アメーバ類 ……………………………………………………………………………… 14
- 2.2.1 消化管寄生の病原性アメーバ類 ……14
- 2.2.2 その他の腸管寄生アメーバ類 ………17
- 2.2.3 病原性自由生活アメーバ ……………18

2.3 鞭毛虫類 ………………………………………………………………………………… 19
- 2.3.1 消化管寄生の病原性鞭毛虫類 ………19
- 2.3.2 その他の腸管寄生非病原性鞭毛虫類…20
- 2.3.3 泌尿・生殖器寄生の鞭毛虫類 ………21
- 2.3.4 血液・組織寄生の鞭毛虫類 …………22

2.4 胞子虫類 ………………………………………………………………………………… 26
- 2.4.1 消化管寄生の胞子虫類 ………………26
- 2.4.2 血液・組織寄生の胞子虫類 …………29

2.5 繊毛虫類・酵母様真菌類 ……………………………………………………………… 37

3. 人体寄生蠕虫類

3.1 総　論 …………………………………………………………………………………… 39
- 3.1.1 基本構造 ………………………………39
- 3.1.2 生活史と感染 …………………………39
- 3.1.3 栄養摂取 ………………………………40
- 3.1.4 生　殖 …………………………………40
- 3.1.5 代表的人体寄生蠕虫の分類 …………40

4. 線虫類

4.1 総　論 …………………………………………………………………………………… 41
- 4.1.1 一般形態 ………………………………41
- 4.1.2 寄生部位 ………………………………42
- 4.1.3 生活史 …………………………………42

4.2 消化管寄生の線虫類 …………………………………………………………………… 43
- 4.2.1 回虫類 …………………………………43
- 4.2.2 鉤虫類 …………………………………45
- 4.2.3 その他の線虫類 ………………………47

4.3 血液および組織寄生線虫類 …………………………………………………………… 52
- 4.3.1 糸状虫類 ………………………………52

5. 吸虫類

5.1 総　論 …………………………………………………………………………………… 56
- 5.1.1 一般形態 ………………………………56
- 5.1.2 生活史 …………………………………57
- 5.1.3 分　類 …………………………………58

5.2 消化器系に寄生する吸虫類 …………………………………………………………… 58
- 5.2.1 肝吸虫類 ………………………………58
- 5.2.2 異形吸虫類 ……………………………61
- 5.2.3 棘口吸虫類 ……………………………63
- 5.2.4 その他の消化器系寄生の吸虫類 ……64

5.3 呼吸器系に寄生する吸虫類 …………………………………………………………… 65
- 5.3.1 肺吸虫 …………………………………65
- 5.3.2 その他の肺吸虫類 ……………………68

5.4 血管内に寄生する吸虫類 ……………………………………………………………68
 5.4.1 住血吸虫類 ………………………68 5.4.2 鳥類の住血吸虫類 ……………70

6. 条虫類

6.1 総論 …………………………………………………………………………………72
 6.1.1 分類 ………………………………72 6.1.3 生活史 ……………………………73
 6.1.2 一般形態 …………………………72

6.2 ヒトの消化管に寄生する条虫類 ……………………………………………………75
 6.2.1 擬葉目条虫類 ……………………75 6.2.2 円葉目条虫類 ……………………77

6.3 ヒトの組織に寄生する条虫類 ………………………………………………………82
 6.3.1 擬葉目条虫類の幼虫寄生 ………82 6.3.2 円葉目条虫類の幼虫寄生 ………83

7. 人獣共通寄生虫症

7.1 幼虫移行症 ……………………………………………………………………………86
7.2 回虫類 …………………………………………………………………………………87
7.3 鉤虫類 …………………………………………………………………………………91
7.4 広東住血線虫 …………………………………………………………………………93
7.5 旋尾線虫類 ……………………………………………………………………………94
7.6 イヌ糸状虫 ……………………………………………………………………………96
7.7 イヌ鞭虫 ………………………………………………………………………………98

8. 医学上重要な衛生昆虫類

8.1 衛生節足動物類概説 …………………………………………………………………99
 8.1.1 節足動物類のヒトの健康への   8.1.2 その他のかかわり方 …………100
   かかわり方 ………………………99

8.2 医学上重要な衛生昆虫類 …………………………………………………………100
 8.2.1 形態 ……………………………100 8.2.3 分類 ……………………………101
 8.2.2 生態 ……………………………101

8.3 吸血による直接害や疾病を伝播する昆虫類 ……………………………………102
 8.3.1 蚊 ………………………………102 8.3.5 ノミ類 …………………………108
 8.3.2 ブユ類とヌカカ類 ……………105 8.3.6 シラミ類 ………………………110
 8.3.3 チョウバエ類 …………………106 8.3.7 トコジラミ類とサシガメ類 …112
 8.3.4 アブ類 …………………………106

8.4 有毒昆虫類 …………………………………………………………………………113
 8.4.1 アリ類とハチ類 ………………113 8.4.3 その他の有毒昆虫類 …………117
 8.4.2 毒ガ類 …………………………116

8.5　病原体を運んだり，不快感を与える昆虫類 ……………………………………………… 119
　　8.5.1　ハエ類 ……………………119　　　8.5.3　その他の衛生昆虫類 …………122
　　8.5.2　ゴキブリ類 ………………120

9. 医学上重要なダニ類

9.1　総　　論 ………………………………………………………………………………………… 124
9.2　皮膚寄生ダニ類 ………………………………………………………………………………… 125
9.3　吸血／吸液性ダニ類 …………………………………………………………………………… 127
　　9.3.1　ネズミ，トリ由来の吸血ダニ類 ……127　　9.3.3　ツツガムシ類 ……………131
　　9.3.2　マダニ類 …………………128
9.4　刺すダニ類 ……………………………………………………………………………………… 133
9.5　室内塵に生息するダニ類 ……………………………………………………………………… 133

10. 医学上重要なその他の衛生動物類

10.1　クモ，サソリ，ムカデなど …………………………………………………………………… 135
　　10.1.1　クモ類 ……………………135　　　10.1.3　ムカデ類 …………………136
　　10.1.2　サソリ類 …………………136
10.2　毒ヘビ類 ………………………………………………………………………………………… 137
10.3　ネズミ類 ………………………………………………………………………………………… 139

11. 寄生虫症の直接的診断法と検査法

11.1　寄生虫症の診断の特徴 ………………………………………………………………………… 142
11.2　糞便内蠕虫卵検査法 …………………………………………………………………………… 142
　　11.2.1　糞便検査の基本事項 ……143　　　11.2.3　蠕虫卵の鑑別 ……………151
　　11.2.2　糞便内虫卵の検査法 ……145
11.3　肛門皮膚面より検出される蟯虫卵およびその他の寄生虫卵の検査法 …………………… 157
11.4　喀痰より検出される肺吸虫卵の検査法 ……………………………………………………… 158
11.5　糞便内や組織内の幼虫および成虫の検査法 ………………………………………………… 158
　　11.5.1　幼虫の検査法 ……………158　　　11.5.3　虫体の固定，保存，染色法 …158
　　11.5.2　成虫の検査法 ……………158
11.6　糞便内原虫検査法 ……………………………………………………………………………… 160
　　11.6.1　栄養型の検査法 …………161　　　11.6.3　オーシストの検査法 ……164
　　11.6.2　嚢子の検査法 ……………163
11.7　血液からの糸状虫ミクロフィラリアの検査法 ……………………………………………… 164
　　11.7.1　生鮮標本検査法 …………165　　　11.7.3　集虫法 ……………………166
　　11.7.2　染色標本検査法 …………165

11.8 マラリア原虫とその他血液寄生原虫の検査法 ···167
    11.8.1 生鮮標本 ··············167
    11.8.2 血液薄層塗抹染色標本 ············167
    11.8.3 血液厚層塗抹染色標本 ············167
    11.8.4 集虫法 ··············167
    11.8.5 誘発法 ··············168
    11.8.6 感染濃度の表示法 ············168

11.9 十二指腸液検査法 ···168

11.10 腟トリコモナスの検査法 ···168
    11.10.1 生鮮標本 ··············168
    11.10.2 直接塗抹染色標本 ············168
    11.10.3 培養法 ··············169

11.11 生検による検査法 ···169
    11.11.1 筋肉の生検 ··············169
    11.11.2 皮膚の生検 ··············169

11.12 外部寄生虫・衛生害虫類の検査法 ···169
    11.12.1 採集法 ··············170
    11.12.2 固定 ··············170
    11.12.3 標本作成法 ··············171
    11.12.4 郵送方法 ··············172

12. 免疫学的診断法

12.1 寄生虫症検査のための免疫学的診断法 ···173

12.2 抗 原 ···173
    12.2.1 寄生虫抗原の特徴 ············173

12.3 免疫学的診断法 ···174
    12.3.1 血清学的診断法 ············174
    12.3.2 即時型皮内反応 ············177

12.4 各種寄生虫症で用いられる免疫学的診断法 ···178

付 録

付表1 寄生虫と人体寄生部位 ···185

付表2 主な寄生虫症の症状 ···186

付表3 主な人体寄生虫の感染経路と媒介動物 ···187

付表4 最近のヒトおよび動物寄生虫症駆虫薬一覧 ···188

索 引 ···189

1. 総　　論

1.1　医動物学とは

　ヒトに害を与える生物，ならびにその関連学問領域はきわめて広く，次に述べるようないくつかの分野に分けられている．

　生物がヒトに寄生して生ずる疾病を**感染症**という．医学の領域においては，これら感染症のうち，寄生する生物が細菌，菌類，ウイルスなどの場合は**医微生物学**で取り扱われ，原虫類と蠕虫類，節足動物などは**人体寄生虫学** human parasitology として扱われている．

　人体寄生虫学では寄生虫，すなわちヒトの体内および体表に寄生する動物だけが取り扱われるが，種々の病原体を保有・伝播する蚊，ハエ，ネズミや，サソリ，ハチ，毒ヘビなど直接ヒトに危害を加えるものを**衛生動物**とよび，これを含め，ヒトの健康や疾病に関与するすべての動物を研究対象とした場合に，**医動物学** medical zoology の名称が使われる．

　医動物学で扱われる寄生虫にはアメーバ類，鞭毛虫類，胞子虫類，繊毛虫類など単細胞の原虫類と，線虫類，吸虫類，条虫類，鉤頭虫類などの後生動物が含まれ，それぞれ**寄生原虫学** parasitic protozoology, **寄生蠕虫学** parasitic helminthology の名称でよばれる．

　衛生動物学 sanitary zoology は，衛生動物を主に研究の対象とする学問領域で，ダニ，蚊，シラミ，ノミ，ハチ，ハエ，毒ヘビ，ネズミなど，ヒトの体表に寄生したり，感染症を媒介したり，寄生虫の中間宿主となったり，有毒物質を含んでヒトに害を与える動物を扱う．

　表1.1にこれらの関係の概略を示した．

表 1.1　ヒトに病害をもたらす生物とそれに関連する学問

	医微生物学	医動物学		
動植物に属さない寄生生物	寄生植物	寄生虫		衛生動物
リケッチア	菌類 ┐ 真菌	原虫類	アメーバ類 鞭毛虫類 胞子虫類 繊毛虫類	腔腸動物 軟体動物
ウイルス	菌類 ┘ 放線状菌	蠕虫類	吸虫類 条虫類 線虫類	棘皮動物 節足動物 脊椎動物
スピロヘータ	細菌	その他	鉤頭虫類 節足動物	その他

医動物学の対象となる動物は，南北回帰線（N 23°27′～S 23°27′）に囲まれた**熱帯地方**や，熱帯と温帯とのあいだに横たわる**亜熱帯地方**の高温多湿な環境下で繁殖しやすい．ヒトの生活条件も重なり，それら病害動物による疾病も多いことから，熱帯地方の疾病に関する学問領域である**熱帯医学**のなかで医動物学のしめる役割は大きい．

1.2 自由生活と寄生

地球上に存在する生物は個体間，個体群間を問わずそれぞれが個別に生活を営んでいるのではなく，互いに種々の相互関係を保ちながら生活をしている．これらのうち2種類の生物の個体間の相互関係についてみると，2種類の生物の個体同士が独立して生活を営んでいる場合と，一方の生物が他方の生物の体表または体内に存在し，生理的・生態的に依存した生活を営んでいる場合がある．前者は**自由生活**とよばれ，後者の場合には双方の生物の利益，不利益の有無に基づき**相利共生**，**片利共生**，**寄生**の3つに大別される．

これらの関係のうちで，一方が利益を受け，他方が不利益や害を受ける関係が寄生であり，利益を受ける側の生物を**寄生生物**，不利益や害を受ける側の生物を**宿主**（しゅくしゅ）とよんでいる．利害は栄養摂取が主であるが，必ずしもそれとは限らない．

寄生生物は，微生物や動植物間に広く存在し，動物界に属するものは**寄生虫**とよばれる．寄生虫も植物に寄生するものから哺乳類に寄生するものまで数多くのものがみられるが，医動物学で扱われる寄生虫はヒトを宿主とする寄生虫に限られる．

1.3 宿主・寄生虫相互関係

宿主と寄生虫のあいだにはさまざまな関係があり，それらが複雑に絡み合ってお互いの生命維持のための平衡状態が保たれている．そのため寄生虫学の本質は**宿主・寄生虫相互関係**の解明にあるといっても過言ではない．

1.3.1 宿　主

宿主はその役割により次のように分けられる．原虫類では宿主体内で増殖でき，蠕虫類では成虫にまで発育できる宿主を**固有宿主**という．寄生虫はその生活史の過程で，一生を1種類の動物体内に寄生して過ごす一宿主寄生性寄生虫と，生活史の途中で宿主の種類を変える多宿主寄生性寄生虫とがあり，多宿主寄生性寄生虫の場合に，有性生殖世代の原虫類や，蠕虫類の成虫を宿す宿主を**終宿主**，無性生殖世代の原虫類や幼虫の時期の蠕虫類を宿す宿主を**中間宿主**とよぶ．寄生蠕虫の種類によっては生活史の過程で中間宿主を1つ必要とするものや2つ必要とするものがあり，後者では先のものを第1中間宿主，後のものを第2中間宿主という．また，中間宿主と終宿主のあいだに介在するもので，幼虫期の寄生虫がたまたまある種の動物の体内に取り込まれ，発育はほとんど行われないが，終宿主に対する感染性を保持している場合に，その宿主を**待機宿主**または**延長宿主**とよぶ．

ヒトを含め複数の動物を固有宿主とする寄生虫の場合，ヒト以外の宿主は**保虫宿主**とよばれ，ヒトへの感染源として疫学上重要な役割をもっている．

感染型の病原体を機械的に運搬，散布する動物を**伝播者**，とくにそれが昆虫やダニ類など積極的にヒトを吸血し，疾病を媒介する場合には**媒介者**とよばれる．

1.3.2 寄生虫

寄生虫はその寄生部位により，ノミやシラミなど宿主の体表に寄生する**外部寄生虫**と，マラリア原虫や回虫など宿主の体内に寄生する**内部寄生虫**に分けられる．

また，下記に述べるように特定の組織や臓器を寄生部位として選択する現象があり，その際に寄生虫の多くは小腸など消化管を好んで寄生部位として選択する．しかし，一部の寄生虫は消化管以外の組織に寄生することから，回虫など腸管を寄生部位として選択する寄生虫を**腸管寄生虫**，肺吸虫など腸管以外の部位を選択するものを**組織寄生虫**，住血吸虫など血管内に寄生するものを**住血寄生虫**の名称でよぶ．

1.3.3 相互関係

寄生虫は当然その宿主との相互関係に基づいて生活を維持するが，自由生活を行う生物間の相互作用と比べると，次に示すいくつかの異なった特徴が認められる．

回虫がヒトのみに寄生するなど，ある寄生虫が特定の限られた種類の宿主に寄生する現象を**宿主特異性**という．この関係は宿主側の感受性と寄生虫側の感染性との相互関係に基づくもので，遺伝的要素のほかに宿主の生活環境や食習慣なども関与する．

それぞれの寄生虫は固有宿主の特定の組織や臓器を寄生部位として選択する性質があり，この現象を**組織・臓器特異性**とよぶ．寄生部位によりその病害性に大きな違いが生じる．

これら組織・臓器特異性をもつ寄生虫のうち，一部の寄生虫が本来の寄生部位以外の場所に寄生し，発育することがあり，**異所寄生**という．たとえば，本来，肺に寄生する肺吸虫がときに脳に侵入し寄生することがある．また，回虫の肝内寄生などでは寄生虫が成熟後に寄生部位以外の部位に侵入し，そこでの生活は不適当でありながら一定期間生存する現象があり，これを**迷入**とよぶことがある．いずれも本来の寄生部位に寄生し，生ずる症状よりも重篤な病害を起こすことが多い．赤痢アメーバなどでは，最初の寄生部位である大腸から血流などにより二次的に肝臓などほかの場所に運ばれ，寄生することがあり，これは**転移**とよばれる．

またヒトにも動物にも感染する疾病で，寄生虫のみならず細菌類，ウイルス，リケッチアなど広範囲の寄生生物による疾患を含み，医学上重要な疾患群を**人獣共通感染症**という．

ヒト以外の動物を固有宿主とする，ある種の寄生虫の感染型がヒトに侵入し，ほとんど発育せずに幼虫のまま寄生し，害を与える疾病を**幼虫移行症**という（7章）．この名称はBeaver(1952)により，幼線虫移行症としてイヌ回虫症など線虫の幼虫の寄生により生ずる疾病に対して付けられたものであるが，最近では，蠕虫類の幼虫寄生により生ずる疾病全般も含めて，幼虫移行症の名称で使われている．幼虫が主として内臓に寄生して生じる疾病を**内臓幼虫移行症**，皮内や皮下に寄生して生じる疾病を**皮膚幼虫移行症**という．

1.4 生殖と発育

寄生虫の発育は，その宿主との関係でかなり複雑なものが多い．また，種類によっては発育に伴い2種類の生殖法を交互に行う**世代の交代**を行っているものがある．

1.4.1 生　殖

生殖は，**無性生殖**と**有性生殖**に大別される．無性生殖には，1個体がほぼ同じ大きさの

2つの娘個体に分裂する**二分裂**，同時に多数の娘個体に分裂する**多数分裂**(**増員生殖**)，母個体の一部がくびれて芽体が生じ，成長して娘個体ができる**出芽**，幼虫体内の胚細胞より娘個体が形成される**幼生生殖**などがある．

一方，有性生殖には，雌雄の配偶子が形成され，融合により娘個体が形成される**両性生殖**や**接合**，雌性生殖細胞から単独で娘個体が形成される**単為**(**処女**)**生殖**などがあげられる．

1.4.2 宿主への侵入

寄生虫にはいろいろな段階の発育期があるが，宿主に侵入する時期の**感染型**は，種により一定している．また，それらの侵入経路も種により決まっている．

寄生虫のもっとも普通の感染経路は，原虫類では嚢子やオーシスト(卵嚢子)，蠕虫類では虫卵や幼虫などの感染型が経口的に侵入するもので，**経口感染**とよばれる．一方，皮膚より侵入する経路には，線虫の感染幼虫や住血吸虫のセルカリアが正常な皮膚より感染する**経皮感染**と，ダニや昆虫など吸血動物体内に寄生している感染型が，ヒトを刺咬する際に侵入し，感染する**接種感染**がある．そのほかには，感染型が性交など寄生部位に接触する際に感染する**接触感染**，感染型が母親より胎児に胎盤を通って感染する**経胎盤感染**などがある．

1.4.3 生活史

寄生虫の発育には変態を伴い，蠕虫類では卵→幼虫→成虫，昆虫類では卵→幼虫→蛹(さなぎ)→成虫，原虫類では栄養型→嚢子あるいは栄養型→分裂体→生殖母体→生殖体→接合子→オーシストなどと変態し，そのあいだに宿主を転換するものも多い．この発育の過程を**生活史**あるいは**生活環**とよぶ．詳細はそれぞれの項で述べることとする．

1.4.4 病原体と感染経路，伝播形式

節足動物類が媒介する病原体の代表的なものには，

1) 内部寄生蠕虫類：糸状虫類，顎口虫類，肺吸虫類，いくつかの条虫類など
2) 原虫類：赤痢アメーバ，マラリア原虫類，リーシュマニア類，トリパノソーマ類など
3) 病原細菌類：多くの消化器疾患性細菌類，野兎病菌，ペスト菌，スピロヘータ類として回帰熱ボレリア，ライム病ボレリアなど
4) リケッチア類：発疹熱リケッチア，ツツガムシ病リケッチア，紅斑熱群リケッチアなど
5) ウイルス類：デング熱ウイルス，チクングニア熱ウイルス，日本脳炎ウイルス，黄熱ウイルス，マダニ性出血熱群ウイルスなど

があるが，それらは一般に媒介する節足動物体内で増殖したり，感染型まで変態する．このような場合，媒介節足動物は**生物学的伝播**をするという．また感染症の発症機序を論ずる際に，媒介者体内に病原体が存在している期間を，自然界における病原体循環の一部として考え，**外在性潜伏期**とよぶことがある．これに対し，脚や体表に病原体を付着させ，病原体を変化させることなく物理的に運ぶ場合，媒介者は**機械的伝播**をするという．

病原体が媒介者から人体へ移行する経路を媒介者側からみたとき，吻(ふん)を通過する場合を**経吻経路**といい，この経路での感染を経吻感染という．媒介者の排泄物である糞から移行する場合を**糞性経路**という．ヒトの皮膚上に排泄された糞から，傷口あるいは正常皮膚を通じて病原体が侵入する場合や，ほかの物体上に排泄された糞が乾燥し，粉塵とともに人

体へ経口的または経気道的吸入によって侵入する場合も糞性感染である．また，虫体が破壊されて，内部の病原体が撒き散らされることがある．これによって皮膚の傷口や気道，目などの粘膜を通じて病原体が侵入することもあり，**虫体破壊**も人体侵入の原因となる．

1.4.5 媒介者と保有動物

病原体が媒介者の発育期を通じて，その虫体内でどのように伝達されるかを考える．

媒介者の雌成虫が卵を産み，その卵のなかに病原体が存在するとき，病原体は媒介者体内で**経卵(巣)伝達**をしたという．虫が卵から幼虫→蛹/若虫→成虫へと脱皮発育するとき，病原体が引き続き維持されれば，**経期伝達**をしたという．

さらに媒介者に動物嗜好性があり，いずれかの発育期で野生動物から吸血する機会があれば，野生動物血液中の病原体を補充することになる．病原体をヒト以外の動物が保有しているとき，これらの動物を**病原体保有動物**という．ヒトジラミのようにヒトのみを固有宿主としている昆虫は，ヒト以外から吸血しないので，ヒト自身が保有動物である．また経卵伝達する媒介者は，保有動物なしに次世代へ病原体を伝えることができるので，媒介者それ自身が保有動物として働いていることになる．病原体が媒介者によって自然界の保有動物間で分布を拡大するとき，媒介者は病原体を**水平伝播**するといい，媒介者体内で経期伝達あるいは経卵伝達をするときは**垂直伝播**をするという．媒介者が体内に病原体をもっていることを感染とみなせば，病原体の媒介者に対する病原性有無にかかわらず，以上に述べた経卵，経期，水平，垂直などの諸伝播をそれぞれ感染とよぶこともある．

病原体が保有動物体内で，ある期間存在しうるか否かは，病原体に対する保有動物の免疫力に基づく**感受性**が関与する．ブタは日本脳炎ウイルスの保有動物であり，蚊の吸血によってウイルスに感染した個体数が増え，結果として日本脳炎ウイルスの感染源が増えることになる．このような場合，ブタを日本脳炎ウイルスの**増幅動物**という．

一般に寄生生物と宿主の関係には**宿主特異性**があって，少数種類の宿主にしか寄生できない場合，宿主特異性が高い(または強い)といわれ，逆に宿主特異性の低い(または弱い)ものは，多種類の宿主に寄生が可能なこと(多宿主性)を意味する．

さらに病原体と媒介者のあいだの免疫応答も重要な鍵となる．新しい免疫学的手法や分子生物学的手法が開発されるにつれて，病原体にいろいろの型や株が存在することが明らかになってきた．これらの型や株は病態にどのように関係するのか，またこれら病原微生物の型や株と無脊椎動物である媒介者との免疫応答については，今後に残された研究課題である．

1.5 病害作用

寄生虫の**病害作用**には大別して3つの要因があげられ，これらが生体に作用することにより種々の症状が発現するが，その程度は寄生虫の種類，発育段階，寄生虫体数，行動，寄生部位，代謝産物の性状などにより異なる．

ひとつは**物理的作用**であり，刺咬による損傷，虫体による圧迫，閉塞，移動に伴う機械的障害，栄養物の摂取などが要因となる．これに対し，**化学的作用**の要因としては寄生虫の分泌・排泄物，死虫体の変性崩壊産物，蚊，ノミ，シラミにより注入される有毒物質な

どがあげられる．また，寄生虫の体構成物質や，分泌・排泄物が宿主体内で異物として認識され，寄生虫周囲の宿主組織により**アレルギー反応**が惹起される．

1.6 発　症

　　寄生虫の病害作用によりさまざまな**症状**が発現する．発症に関与する**寄生虫側の要因**として種類，寄生虫体数，病原性，寄生部位などが，**宿主側の要因**として感受性，性別，年齢，栄養，免疫応答能，体質（遺伝的素因）などがあげられる．

1.6.1 急性症状と慢性症状

　　一般に原虫感染では侵入虫体が宿主体内で増殖し，急激に寄生虫体数を増加させることから急性症状がみられる．蠕虫感染では，例外はあるが，宿主体内での個体数の増加の認められないことから，慢性症状を示すことが多い．しかし，蠕虫感染においても多数の寄生虫が同時に侵入したり，特殊な器官組織に侵入すれば，急性症状がみられる．また寄生を受けても臨床的に症状をほとんど示さない感染者も多く，**保虫者**とよばれ，感染源として問題となる．

1.6.2 宿主の反応と免疫

　　寄生虫症は感染症の一種であり，したがって寄生虫の侵入や寄生に対し宿主側ではこれを死滅させたり，排除し，生体を恒常的に保とうとする反応が出現する．この反応には**免疫応答**が深くかかわっている．細菌やウイルスでみられる免疫応答の基本的原理は寄生虫感染でも同一であるが，いくつかの点で異なることも判明している．また，単細胞の原虫感染と多細胞の蠕虫感染で，宿主側の免疫応答に違いのあることも知られている．

1.6.3 自然免疫と獲得免疫

　　遺伝的素因などの関与により，生まれつきある種の寄生虫に感染しない現象を**自然免疫**とよび，鎌形赤血球貧血者でみられる熱帯熱マラリア抵抗性や，加齢とともに感受性が減少する年齢抵抗などがこのなかに含まれる．一方，寄生虫に自然感染したり，ワクチンの人為的接種により，同種の寄生虫感染に後天的に抵抗性を獲得する現象は**獲得免疫**とよばれる．抵抗性の程度や持続期間などはウイルスや細菌感染と比較して弱く，再感染の寄生虫に対して完全に感染を阻止する完全免疫の成立はきわめてまれであり，感染量の低下，発育阻止，産卵数の減少など不完全な部分免疫の形で現れるに過ぎない．また，マラリアなどでは，少数の虫体が存続しているあいだは，その寄生虫の外部からの侵入に対し強い感染抵抗性を示すが，虫体の消失とともに抵抗性もなくなり，外部から感染型が侵入すると再び感染する場合があり，このような免疫を**感染免疫**という．

1.6.4 体液性免疫と細胞性免疫

　　免疫応答は，一般的に体液性免疫と細胞性免疫の共同作業により行われていることが知られている．

　　体液性免疫は，抗原刺激によりB細胞の分化した形質細胞から産出する抗体が関与する免疫であり，この抗体の機能を担うものは免疫グロブリンとよばれる一群のタンパク質で，IgG，IgM，IgA，IgD，IgEの5つのクラスに大別される．ある種の蠕虫感染では即時型アレルギーに関係するIgE抗体の強い上昇が認められ，これら抗体の産生に関する情報は

免疫学的診断によく用いられる．

遅延型過敏症，移植免疫，ある種の感染防御免疫などでは，T 細胞が直接免疫応答を担っていると考えられるものがあり，これを**細胞性免疫**とよぶ．寄生虫感染でも，抗原の感作を受けた T 細胞により細胞性免疫応答の起こることが知られている．

1.6.5 アレルギー

抗原抗体反応は宿主につねに有利に働くとは限らず，結果として病的な反応の現れることがあり，これをアレルギーとよぶ．**寄生虫アレルギー**では，アニサキスの再感染時の腹痛など体液性免疫が主役の**即時型過敏症**と，組織内の虫卵結節形成など細胞性免疫が主体の**遅延型過敏症**が知られている．

1.6.6 好酸球増加症

好酸球増加症は，蠕虫感染に特異的な所見として宿主に広く観察される．**好酸球増加**は末梢血のみでなく，寄生虫の種類や寄生部位によっては脳脊髄液や胸水などにもみられ，また寄生虫や虫卵が組織に存在するときには，そのまわりに好酸球の浸潤による**好酸球性肉芽腫**が形成される．

1.7 新興・再興感染症と寄生虫症

1.7.1 名前の由来

歴史的に見て，感染症の状況が様変わりしたのは 1929 年のアレキサンダー・フレーミングによるペニシリンの発見がきっかけであり，その後各種の抗生物質の出現により先進国では細菌性の疾病の多くが大幅に減少し，一般の人たちに感染症の時代は去ったとの印象を与えた．

ところが，1990 年代に入り，AIDS，エボラ出血熱，重症急性呼吸器症候群（SARS），高病原性トリインフルエンザなど，今までに知られていない新しい感染症が続々と出現し，医療関係者，行政関係者の注目の的となった．また，メチシリン耐性黄色ブドウ球菌（MRSA）やバンコマイシン耐性腸球菌（VRE）などの各種薬剤耐性菌，赤痢，結核など近い将来に制圧されると考えられていた感染症が再び流行する状況が生じた．

1995 年，アメリカのクリントン大統領は科学技術会議にこのことに関する答申を求め，その答申の中で使われた言葉が，「emerging and re-emerging infectious disease」であり，1996 年クリントン・橋本会談でこの日本語訳として使われたのが**新興・再興感染症**であった．WHO でも 1997 年の標語として「emerging and re-emerging infectious disease」を採択している．

1.7.2 新興感染症としての寄生虫症

WHO では過去 20 年間に医学が初めて知りえた 30 種類以上の感染症を**新興感染症**と定義したが，その中にはクリプトスポリジウム症やサイクロスポーラ症などの寄生虫症が含まれている．また，衛生動物を介しての新興感染症が多く含まれており，媒介動物としての衛生動物にも注目する必要がある．

1.7.3 再興感染症としての寄生虫症

WHO によると「既知の感染症で，すでに公衆衛生上の問題とならない程度までに患者

が減少していた感染症のうち，この 20 年間に再び流行しはじめ，患者数が増加したもの」と定義している．すなわち，かつて脅威であったものが，いったんはほとんど制圧されたものの，最近再び勢いを盛り返して流行し始めた感染症を**再興感染症**という．日本ではコレラ，結核などとともに，デング熱，マラリア，住血吸虫症，エキノコックス症などが再興寄生虫感染症としてあげられている．

1.7.4 要　因

このような新興・再興感染症の増加をもたらした要因は，国際化，交通機関の発達によるヒトの大量・高速移動（日本→外国：1,600 〜 1,700 万人／年，外国→日本：1,500 〜 2,000 万人／年）や，食料品の輸出入（日本の食料自給率：約 40 ％），都市化による過密（人口の集中，貧困），地球環境破壊（温暖化），薬剤抵抗性微生物の出現，病原性の変化，易感染性宿主（高齢者，糖尿病，HIV や AIDS など）の増加などが考えられる．また，最近まで，日本を含めた先進諸国では感染症を「解決された過去の疾患」と錯覚し，その対策を怠ってきたことも増加要因のひとつにあげられる．

1.8　感染症法により届出が必要となった寄生虫症

1897（明治 30）年に制定され，100 年にわたり用いられてきた伝染病予防法は，地球的規模で取り組むことが必要となった感染症の出現，医学・医療の進歩に伴う状況の変化により，1999 年，エイズ予防法，性病予防法とともに統合・廃止され，**感染症の予防及び感染症の患者に対する医療に関する法律**（感染症法）として新たに制定された．2003 年には分類の一部改定などの改正が行われた．

感染症法では，国が感染症の発生動向の調査を行い，その結果にもとづいて必要な情報を提供・公開し，発生や蔓延を防止すべき感染症予防対策疾患を，1 類感染症から 5 類感染症に分類している．1 〜 4 類感染症は診断後直ちに届出が必要であり，5 類感染症は診断後 7 日までに届出が必要である．日本に存在する寄生虫症のうち，エキノコックス症，マラリアは 4 類感染症に，アメーバ赤痢，クリプトスポリジウム症，ジアルジア症は 5 類感染症として扱われている．また，動物由来感染症として 40 以上指定されている 4 類感染症では，ほぼ半数が，ツツガムシ病，マラリア，日本脳炎，デング熱など節足動物（昆虫やダニ）により媒介されるものであり，感染症対策のうえで節足動物対策がいかに重要であるかを示している．

1.9　国際的に問題のある寄生虫症

日本では戦前，戦後を通じて，回虫，鉤虫，鞭虫などの消化管寄生虫症が広く蔓延し，その他にも，肝吸虫，肺吸虫，住血吸虫，フィラリア，無鉤条虫感染など多くの寄生虫症が発生していたが，現在これらの寄生虫症は衛生環境の整備，衛生教育の充実，適切な予防対策などが効を奏して，ほとんど消失した．また，シラミ，ノミ，ハエなどの外部寄生虫や衛生昆虫も激減した．

一方，開発途上国では衛生環境の不備や予防対策を実施するにいたっていないため，以前に日本で問題となっていた寄生虫症や，その土地に風土病として土着している寄生虫症

表1.2 海外で感染の恐れがある寄生虫症

A. 食べ物や飲み水から感染する寄生虫症（経口感染）

疾病	病原体	感染経路	潜伏期	分布
アメーバ赤痢	赤痢アメーバ	嚢子で汚染された飲み水，野菜	数日～数週間	世界各国（熱帯・亜熱帯）
ジアルジア症	ランブル鞭毛虫	嚢子で汚染された飲み水，野菜	2～8週間	世界各国（熱帯・亜熱帯）
クリプトスポリジウム症	クリプトスポリジウム	オーシストで汚染された飲み水	4～8日間	世界各地
回虫症	回虫	感染幼虫包蔵卵で汚染された飲み水，野菜	2～3か月	世界各地
鉤虫症	ズビニ鉤虫・アメリカ鉤虫	感染幼虫で汚染された飲み水，野菜	1～2か月	世界各地
鞭虫症	鞭虫	感染幼虫包蔵卵で汚染された飲み水，野菜		世界各地
有棘顎口虫症	有棘顎口虫	雷魚内の幼虫		中国，東南アジア
剛棘顎口虫症	剛棘顎口虫	ドジョウ内の幼虫		ヨーロッパ，アジア
ドロレス顎口虫症	ドロレス顎口虫	サンショウウオ，ブルーギル?内の幼虫	1～3週間	東南アジア，インド，東アジア
旋毛虫症	旋毛虫	ブタ（豚肉の自家製ソーセージ）内の幼虫	1～2週間	ヨーロッパ，北米
メジナ虫症	メジナ虫	ミジンコ内の幼虫	9か月～1年	インド亜大陸，アラビア半島
肝吸虫症	肝吸虫	コイ科の淡水魚内のメタセルカリア	数か月～数年	東南アジア，東アジア
肺吸虫症	ウエステルマン肺吸虫	淡水産カニ内のメタセルカリア	2～3か月	アジア，南米
有鉤条虫症	有鉤条虫	豚肉内の嚢尾虫	約3か月	世界各地（ブタを食用としない地域を除く）
有鉤嚢虫症	有鉤嚢虫	虫卵で汚染された食料や手指		世界各地（ブタを食用としない地域を除く）
無鉤条虫症	無鉤条虫	牛肉内の嚢尾虫	約2か月	世界各地（ウシを食用としない地域を除く）

B. 皮膚から侵入する寄生虫（経皮感染）

疾病	病原体	感染経路	潜伏期	分布
日本住血吸虫症	日本住血吸虫	淡水産巻貝より遊出したセルカリア	4～6週間	中国，フィリピン，インドネシア（スラウェシ島）
マンソン住血吸虫症	マンソン住血吸虫	淡水産巻貝より遊出したセルカリア	3～4週間	アフリカ，中南米
ビルハルツ住血吸虫症	ビルハルツ住血吸虫	淡水産巻貝より遊出したセルカリア	2～3週間	熱帯アフリカ，地中海沿岸
メコン住血吸虫症	メコン住血吸虫	淡水産巻貝より遊出したセルカリア		ラオス，カンボジア
鉤虫症	ズビニ鉤虫，アメリカ鉤虫	汚染された土壌中の感染幼虫	1～2か月	世界各地

C. 吸血動物の刺咬により感染する寄生虫

疾病	病原体	感染経路	潜伏期	分布
マラリア	マラリア原虫（4種類存在）	ハマダラカ唾液内のスポロゾイト	2～4週間	世界各地
内臓リーシュマニア症（カラアザール）	ドノバンリーシュマニア	サシチョウバエ体内のリーシュマニア	数週間～数か月	アジア，アフリカ
皮膚リーシュマニア症	熱帯リーシュマニア	サシチョウバエ体内のリーシュマニア	数週間～数か月	アジア，中近東，アフリカ
粘膜・皮膚リーシュマニア症	ブラジルリーシュマニア	サシチョウバエ体内のリーシュマニア	数週間～数か月	中南米
アフリカトリパノソーマ症（睡眠病）	ガンビアトリパノソーマ，ローデシアトリパノソーマ	ツェツェバエ体内のトリパノソーマ	2～4週間	アフリカ
アメリカトリパノソーマ症（シャーガス病）	クルーズトリパノソーマ	サシガメ糞内のトリパノソーマ	1～3週間	中南米
バンクロフト糸状虫症	バンクロフト糸状虫	蚊唾腺内の感染幼虫	6か月～1年	アジア，アフリカ，中南米
マレー糸状虫症	マレー糸状虫	蚊唾腺内の感染幼虫	6か月～1年	アジア
オンコセルカ症（河川盲目症）	回旋糸状虫	ブユ唾腺内の感染幼虫	1年	アフリカ，中南米

がごく当たり前の病気としていまだに広く蔓延している．

　日本から年間に1,600万人の日本人が仕事や観光で海外に出かけるようになった現状においては，海外旅行先で感染し，知らないあいだに日本に持ち込むことがある．寄生虫症はウイルスや細菌性の感染症と異なり，感染してから1年くらい経ってから発病する潜伏期間が長期であるものも多く，受診時に患者が医師に渡航経験について報告することがなく，他の疾病を念頭において検査が行われることが多い．また，寄生虫症の特性として，一部を除けば症状は軽微で，命にかかわることは少ないので，寄生虫症に対応できる知識や経験をもった医療従事者が現在の日本では少なく，的確に診断できないことも十分考えられる．治療が遅れればそれだけ体に及ぼす影響も大きくなり，死ぬことはなくても重大

な障害を残すことも考えられる．外国からの輸入寄生虫症や新興・再興寄生虫症など無視できない問題も新たに発生しており，対策の手を抜くことはできない．

1.9.1 海外で感染の恐れがある寄生虫症

海外で感染の恐れがある寄生虫症を，感染様式別に表1.2に示した．

1.9.2 海外で個人的に感染を予防するための注意

表1.2に示すように，国外にはさまざまな寄生虫症が流行している．日本人はこのような疾病に関する知識を持っている人が少なく，国外においても日本にいる生活様式を持ち込むために，思いがけない疾病に感染して帰国する人も多い．海外において寄生虫症の感染を防ぐためには，次のような注意が必要である．

1. **水や氷**：水道設備のある国でも，いろいろな病原体に汚染されている危険性があり，衛生的に問題のあることが多い．水は加熱したものを使うこと，都会地のミネラルウォーターはほぼ安全であるが，氷は危険である．氷の入ったジュースやアイスキャンディーなどは口にしないよう注意する．
2. **乳製品**：アイスクリームやヨーグルトなどの乳製品は，温度管理が悪いと雑菌が急激に増殖する危険性がある．
3. **野菜**：寄生虫卵や消化管寄生原虫の囊子に汚染されている可能性がある．加熱調理したものを食するように心がけるべきである．
4. **魚介類・肉**：魚介類には肝吸虫，肺吸虫，広節（日本海）裂頭条虫など種々の寄生虫症をヒトに媒介するものが多い．また，豚肉，牛肉，猪肉も種々の寄生虫を媒介する．特にブタとヒトは有鉤条虫の中間宿主であるとともに，それを食することにより感染したヒトの小腸に成虫を宿し(終宿主)，その糞便に含まれる虫卵を摂取すると自家感染により，有鉤囊虫症に感染する．いずれも食品を十分に加熱調理すれば危険性はない．
5. **吸血動物対策**：蚊，ノミ，ダニ，吸血性ハエなどの外部寄生虫は，マラリアやリューシュマニア，フィラリアなど問題の多い寄生虫症を媒介する．また，黄熱，日本脳炎，デング熱などウイルス感染症やツツガムシ病などリケッチア感染症の媒介者でもある．ホテルでは網戸が設置された部屋に宿泊することに心がけ，就寝時には蚊帳を使用する．外出時には長袖，長ズボンを着用し，蚊取り線香，防虫スプレーを用いることにより，虫に刺されないようにする．
6. **水遊び**：淡水の湖や河川はさまざまな病原体に汚染されている可能性がある．特に住血吸虫症の流行している地域ではむやみに水に入ることは避けなければならない．
7. **性感染症対策**：外国から帰国してAIDSや梅毒などのウイルス疾患，細菌疾患に感染するとともに，腟トリコモナス，疥癬，ケジラミなどの性行為に伴う寄生虫感染症に悩まされている人は後を絶たない．同性愛者同士の性的関係から感染するアメーバ赤痢や，ランブル鞭毛虫症も問題となる．不特定の人との性的関係を避けることが必要である．

1.10 日和見感染を起こす寄生虫症

日和見感染とは，健康な人では病気を起こさないような弱毒または非病原性病原体が原因で，発症する感染症をいう．これらの病原体に感染し，発症する場合は，ほとんどが宿

主側に原因することが多い．すなわち，各種基礎疾患を有する宿主，臓器移植などで免疫抑制剤を使用している宿主，AIDS など免疫抵抗能力が減少した宿主などで発症する．日和見という言葉から軽度の感染症の語感があるが，発症するとその多くは重篤で，治療が困難であり，死に至ることも稀ではない．

　日和見感染症としてあげられる代表的な寄生虫症に，カリニ肺炎，サイクロスポラ症，クリプトスポリジウム症，トキソプラズマ症，糞線虫症などがある．

　日和見感染でしばしば見られる病原体として，抗生物質の効かないウイルス，真菌，原虫などは効果的な治療が難しく，また，細菌の中で病原性の弱い菌でも，抗生物質に耐性の菌，たとえば MRSA や緑膿菌などは，治療が難しく特に問題となっている．

　診断技術や医療技術の進歩により，重篤な疾患の患者であっても延命期間を長くすることが可能になっている．しかし，高齢社会となり感染に弱い高齢者の増加や，もともとの疾病による基礎体力の消耗，および治療に用いる放射線療法，免疫抑制剤，ステロイド剤，抗がん剤などの繁用によって感染防御能が低下している人も多く，日和見感染が生じる機会も増加している．このようなことが背景となり，近年，日和見感染が増加したといえる．

　日和見感染の発症は一般に入院中に起きることが多いため，院内感染症としても取り扱われる．また，単一菌種の感染というよりは複数の菌種によって感染するパターンがしばしば見られる．

ＡＩＤＳの死因に原虫症浮上

　原虫症の中には，通常はほとんど無症状に経過するものがある．ところが免疫機構が抑制された状態，たとえば先天性免疫不全症，後天性免疫不全症（AIDS など），悪性腫瘍，免疫抑制剤投与，消耗性疾患などではこれらの感染により急性症状を起こし，日和見感染症とよばれる．

　その典型的なものはカリニ肺炎である．これは以前から戦争などで疲弊した国々で虚弱児や栄養不良児のあいだで死亡率の高い肺炎の病原体として問題となっていた．その後，悪性腫瘍や臓器移植に免疫力を低下させる薬剤が使用され始め，子どもばかりでなく大人にもみられるようになった．さらに最近では，AIDS（後天性免疫不全症候群）の発症に伴い，多数のカリニ肺炎患者が発生し，直接の死亡の原因となることも多く，大きな問題となっている．

　トキソプラズマ症も AIDS の発生とともに脚光を浴びることとなった．AIDS の発症とともに，嚢子の中に閉じこめられて不顕性感染の状態で潜んでいた休眠中の虫体が，賦活化されて活発な栄養型となり，急性トキソプラズマ症となって全身感染を誘発し，死亡する症例もみられる．欧米では AIDS 患者がかなり高い頻度でトキソプラズマ症を併発し，脳炎や脳膿瘍を生じた例が報じられている．

　また，無症状か軽い下痢で自然治癒するクリプトスポリジウム症も，AIDS 患者が感染した場合，1 日 10 l 以上の激しい下痢が長期間続き，体力を消耗させ，死亡の原因となることも多い．AIDS 患者は著明な細胞性免疫不全であるため，普段注目されていない感染症に感染しやすい．その疾患の対応には，細菌性および寄生虫性疾患についての総合的知識が要求される．

2. 原虫類

2.1 総論

　原虫類は原生動物ともよばれ，1個の細胞からなる運動性をもった動物性独立有機体であり，さまざまな細胞器官の分化と，それに関連した多様な機能の営みがなされている．

　この地球上には約65,000種の原虫類が知られ，その中には約55,000種の自由生活を営む原虫と約10,000種の寄生生活性の原虫が含まれるが，ここではヒトに病原性のある**寄生性原虫類**を取り扱う．

2.1.1 基本構造

　体は単細胞で，分化した細胞器官によりその生命が維持されている．大別すると**細胞質**と**核**から構成され，細胞質は細胞膜に覆われ，体表を形成している（図2.1）．

　細胞質を外肉と内肉に区別することがある．**外肉**はゲル状で細胞の外側を占め，おもに運動，食物摂取，排泄を司り，赤痢アメーバなどでは半透明ガラス状である．種類により，原形質流動により形成される足状構造物の仮足（偽足），細胞質から細胞膜を貫いて外出するむち状構造物の鞭毛，体表全面から外出する細毛様構造物の繊毛，鞭毛と虫体本体とのあいだに張られた膜様構造物の波動膜などの運動小器官や，栄養分を取り込む口器，老廃物を排出する排泄口などの小器官を形成するものもある（図2.2）．**内肉**はゾル状で細胞の中心部を占める．核，ミトコンドリア，小胞体，ゴルジ体，食胞や収縮胞などを内蔵し，消化，代謝，生殖，栄養貯蔵を司る．

　細胞質内にはヘマトキシリンに好染する，球形の核膜で覆われた核が存在する．内部にクロマチン（染色質）が散在し，ときに団塊を作っている**胞状核**と，クロマチンが充満している**充実核**に分けられる．胞状核は繊毛虫以外の原虫にみられ，DNAを含むカリオソームが核の中央部に存在し，RNAを含む顆粒が核膜の内側に沿って分布するアメーバ類や，それらをもたない胞子虫類がある．

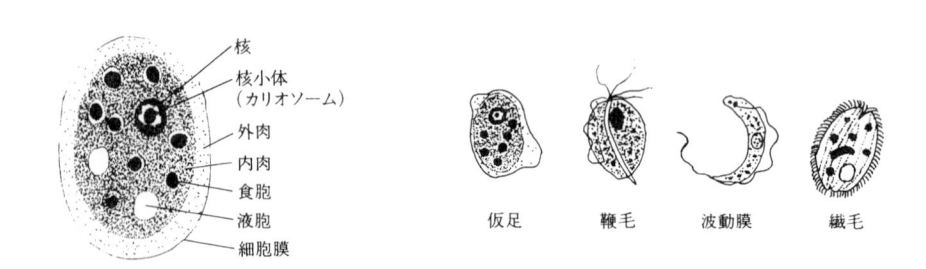

図2.1　原虫栄養型の一般形態

図2.2　原虫の運動器官

2.1.2 生活史

それぞれの種により特徴的な生活史を有し，それに伴い各発育段階での形態的および生理的特徴もさまざまに変化する．

活発に運動し，栄養摂取する時期の虫体は**栄養型（体）**とよばれ，宿主の体内で無性的に活発な増殖を行い，宿主に急性期の症状を発現させる．

無性的増殖を営む寄生性原虫が新しい宿主に移行するに際し，一時期外界に存在することが必要となり，外界の環境に耐える抵抗型が形成される場合がある．この抵抗型を**シスト（嚢子）**とよぶ．嚢子は抵抗型であると同時に感染型である．

有性生殖の世代をもつ胞子虫類は，生殖を営む雌雄の細胞が形成され，これはそれぞれ**雌性生殖母体**，**雄性生殖母体**とよばれる．雌，雄の生殖母体はそれぞれ**雌性生殖体**，**雄性生殖体**となり，受精して**オーシスト（卵嚢子）**が形成される．

2.1.3 感染経路

赤痢アメーバやランブル鞭毛虫など1種類の宿主の消化管に寄生し，一生を過ごす原虫では嚢子の経口感染が多い．トキソプラズマやクリプトスポリジウムなど細胞内で有性生殖を行う胞子虫類の場合は，オーシストを経口摂取して感染する．

マラリア原虫，トリパノソーマ，リーシュマニアなど2種類の宿主を必要とする二宿主寄生性原虫では，吸血昆虫の吸血時に感染型の原虫がヒトに**接種感染**する．また，腟トリコモナスや熱帯リーシュマニアなど皮膚や粘膜の接触により患部の栄養型がそのままの形で**接触感染**し，トキソプラズマでは妊娠中に母親が初感染を受けると，母体より胎盤を介して胎児に虫体が移行する**経胎盤感染**で感染する．

マラリア原虫，クルーズトリパノソーマなどでは，輸血に伴い血液中の虫体が移入されて感染することがあり，これは**輸血感染**とよばれる．流行地では無視できない問題であり，献血者の血清学的検査や血液への殺原虫剤の添加が考慮されている．

2.1.4 生殖

無性生殖と有性生殖に分けられる．原虫類の生殖は無性生殖が一般的であるが，胞子虫類や繊毛虫類では有性生殖も行う．

無性生殖には，核の二分裂が先行し，次いで体が2分する**二分裂**と，はじめに核分裂が起きて多核状態となり，次いでそれぞれの核に細胞質が伴っていっせいに分裂増殖をする**多数分裂（増員生殖）**，親虫体内の核付近から2個の虫体が出現し，成長後親虫を破って出てくる**内部出芽**がある．

有性生殖は胞子虫類，繊毛虫類，ヒトに直接関係のない鞭毛虫類の一部で営まれている．

生殖に特別に関与する雌性生殖体と雄性生殖体の融合により**融合体**が形成され，胞子虫類ではこれをとくに**オーシスト**とよぶ．その後オーシスト内で胞子形成が生じ，数個から数千個の**スポロゾイト**が形成される．

2.2 アメーバ類

2.2.1 消化管寄生の病原性アメーバ類

■ **赤痢アメーバ** *Entamoeba histolytica* / *E. dispar*

病名：腸アメーバ症(アメーバ赤痢 amebic dysentery，アメーバ性大腸炎 amebic colitis)，アメーバ性肝膿瘍 amebic liver absess

分布と疫学　世界中に分布し，とくに熱帯，亜熱帯の衛生状態の悪い地区に多い．WHO は世界全体での感染率を約 10 ％と推定している．

日本でも 1950 年ごろには年間で 500 例の届け出があったが，衛生状態の改善などに伴い減少傾向を示していた．ところが，1980 年代に入って急に増加を示すようになった．その原因には海外での感染例もあるが，同性愛者間での性行為に伴う感染も多くみられ，これは都会型とよばれる．

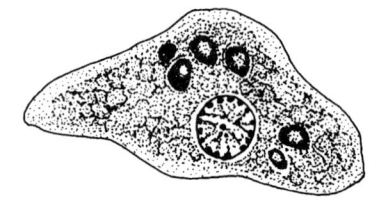

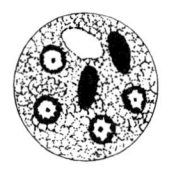

栄養型　　　　　　　　　　　囊子　　図 2.3　赤痢アメーバ

形態　栄養型と囊子に大別される(図 2.3)．新鮮な粘血便の粘血液性部分を検鏡すると活発に仮足を出して運動する栄養型虫体(直径 20 〜 50 μm)をみることができる．この虫体をハイデンハイン鉄・ヘマトキシリン染色による永久標本で観察すると，核膜で覆われた直径 4 〜 5 μm の 1 個の核が認められ，中心に濃く染まった核小体(カリオソーム)，核膜の内側には顆粒状にそろって配列している**核膜下染色質顆粒**がみられる．細胞質は透明な外肉と顆粒を含んだ内肉に分けられ，内肉には外部から取り込んだ宿主の赤血球や細菌で満たされた食胞があり，他種にはみられない赤血球の存在は鑑別，診断上の重要な目安となる．

栄養型の一部は大腸腔内で丈夫な囊子壁を形成し，核が分裂し，一核囊子から二核囊子となる．この時期に染色標本を作製して検鏡すると，核のほかにヘマトキシリンに濃染する棒状の**類染色質体**や**グリコーゲン胞**が認められる．成熟囊子(直径 7 〜 20 μm)は内部に 4 つの核が認められる以外，ほかの構造物は消失している．

感染と生活史　成熟囊子を経口摂取することで感染する．栄養型はたとえ経口摂取されても胃液で破壊され，感染しない．囊子が小腸に達すると，囊子壁に小穴が生じ，そこから 4 つの核をもった後囊子が脱出する．後囊子はさらに分裂して 8 個の小さい栄養型(脱囊後栄養型)となり，大腸に寄生し，正常の栄養型となる．栄養型は二分裂により増殖し，腸管に病巣を形成し，また血流を介して肝臓や脳などに転移することがある(図 2.4)．

囊子は抵抗力が強く，28 〜 34 ℃の土壌中で少なくとも 8 日間は感染能力を保持している．また，塩素による通常の水の殺菌法では囊子を死滅させることはできないが，68 ℃

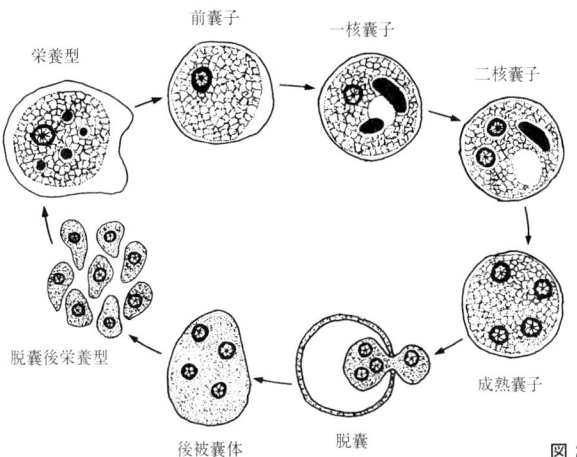

図2.4 赤痢アメーバの生活史

以上の加熱処理により容易に死滅させることができる．

一般的な感染経路は，囊子で汚染された水や食物の経口摂取であり，便所や上下水道の敷設されていない開発途上国や衛生状態の劣悪な農村に感染者が多い．しかし，最近欧米や日本でも同性愛者の oral-anal sex などの行為による都会型の感染が多く，本症は性感染症の一つとして規定されるようになった．

ヒト以外にイヌ，ネコ，サル，ブタなどにも自然感染がみられるが，ヒトからヒトへの伝搬が主要な感染経路である．

病理・症状　赤痢アメーバは大腸に寄生し，栄養型虫体は通常その粘膜上に細菌と共生して生活しているが，この状態では病害性を示さない．これがなんらかの原因によって粘膜に侵入を開始し，組織融解酵素を分泌して組織を破壊し，つぼ型に掘れ込んだ潰瘍を形成する．この症状は**腸アメーバ症（アメーバ赤痢，アメーバ性大腸炎）**とよばれ，潰瘍好発部位は盲腸，上行結腸，直腸，S字結腸，虫垂，左結腸曲，横行結腸，下行結腸，右結腸曲の順である（図2.5）．

寄生虫体数，株による病原性の強弱，宿主の抵抗力などによって無症状から重症のものまで症状の程度はさまざまである．アメーバ赤痢は典型的な症状は，4日から数か月の潜伏期間の後，腹痛や下痢で始まる．下痢は一日に数回から数十回に及び，粘液と血液の混

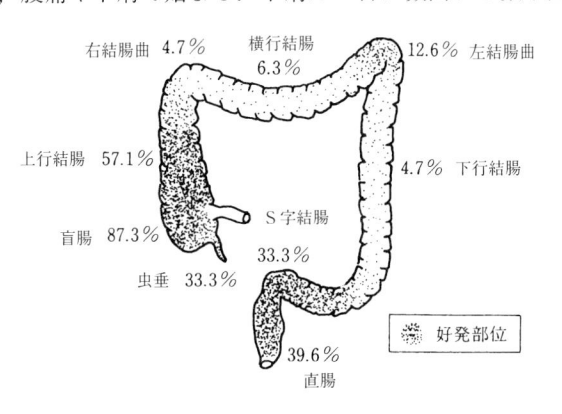

図2.5 赤痢アメーバの潰瘍好発部位

じったイチゴゼリー状の粘血便が特徴である．治療を行わないと慢性化し，体重減少，貧血をきたし衰弱する．免疫抑制剤の多用などでときに激症型となり，激しい下痢，出血，腸穿孔を起こし，死亡することもある．アメーバ赤痢は5種類感染症（全数把握疾患）である．

症状の現れるのは10人に1人程度であり，残りの9人はほとんど無症状，無自覚で，糞便内に囊子を排出し続ける**囊子保有者**である．ほかのヒトへの感染源として注目される．1993年，Diamondらは従来赤痢アメーバとされていたものが病原性株と非病原性株に生化学および免疫学の観点から分けられることから，非病原性株を *E. dispar* と命名し，別種であると報告している．しかし，光学顕微鏡で観察する限り，差異は認められない．

大腸の組織で増殖した栄養型が門脈系血管に入り，肝臓に転移すると，**アメーバ性肝膿瘍**を起こす．次いで肺，肛門周囲の皮膚，脾臓，脳などに転移することもあり，これらの疾病を総称して**腸管外アメーバ症**とよぶ．アメーバ性肝膿瘍は右葉に1個生じることが多く，膿瘍壁付近に多数の栄養型が存在する．肝臓上部の痛み，肝臓の腫大，発熱などで，適切な治療を施さないと次第に衰弱し，死亡することもある．肺に膿瘍のできたときには胸痛，咳，血痰，発熱などがみられ，脳にできた場合には種々の神経症状を示す．

診断

栄養型の検出：急性期の粘血便からは栄養型が，無症状または慢性期の軟便や普通便からは囊子が検出できる．いずれにしろ検体採取後，速やかに検査をしなければならない．とくに栄養型は検体を体温程度の温度で保存し，数時間以内に検査する必要がある．同時に塗抹標本を作り，染色標本の準備をする．

囊子の検出：栄養型に対し，囊子は抵抗力が強く，壊れないので検体を冷蔵庫か，5～10％ホルマリン液で保存し，囊子集積法により囊子を集めて検査をする．栄養型，囊子のいずれも塗抹染色標本を作製し，形態的特徴により大腸アメーバなど他の種との鑑

表2.1 赤痢アメーバと大腸アメーバの鑑別

	鑑別点		赤痢アメーバ	大腸アメーバ
栄養型	生鮮標本	運動性 赤血球	活発 捕食している	不活発 捕食していない
	染色標本	外肉 赤血球 染色性顆粒 核小体	発育が良い 捕食している 小さくて粗い 中心にある	発育が悪い 捕食していない 大きくて密 中心から外れる
囊子	染色標本	直径 成熟囊子の核数 類染色質体 核小体	7～15 μm 4個 こん棒状，楕円状 中心にある	10～30 μm 8個 両端が尖り，裂片状 中心から外れる

別をし，確認しなければならない(表2.1).

免疫学的診断法：酵素抗体法(ELISA)，ラテックス凝集反応(LA)，間接蛍光抗体法(IFA)，ゲル内二重拡散沈降反応(DD)などの方法が用いられている．これらを組み合わせることによりアメーバ性肝膿瘍などではほぼ100％，腸アメーバ症では組織に侵入する程度が強いほど高く90〜95％，無症状の囊子保有者では20〜40％の確定診断率が報告されている．しかし，抗原の入手が困難であることなどの理由から，限られた研究施設で研究的に行われているのが実情である．

2.2.2 その他の腸管寄生アメーバ類(図2.6)

ヒトの消化管内には赤痢アメーバ以外に数種の非病原性アメーバの寄生が知られており，とくに大腸アメーバは赤痢アメーバとの鑑別上重要となる．

■ **大腸アメーバ** *Entamoeba coli*

世界中に分布し，ヒトのほかサルやイヌにも寄生がみられる．赤痢アメーバと異なり組織に侵入する性質はなく，大腸粘膜上で雑菌を捕食しながら生活をしている．

■ **小形アメーバ** *Endolimax nana*

広く世界中に分布する．名前の示すように小さく，栄養型(6〜15μm)は1核で大腸粘膜上に寄生し，組織侵入性はない．成熟囊子(5〜8μm)は4核を有する．

■ **ヨードアメーバ** *Iodoamoeba buetschlii*

本虫も広く世界中に分布する．囊子は大きなグリコーゲン胞をもち，永久染色標本ではこの部分が大きな空胞として認められる．栄養型(6〜25μm)および囊子(6〜15μm)は大腸粘膜上に寄生し，腸内細菌を捕食しているため，病原性はない．

■ **歯肉アメーバ** *Entamoeba gingivalis*

口腔内に寄生し，歯垢などから検出される．不潔な口腔に寄生率が高く，歯槽膿漏の患

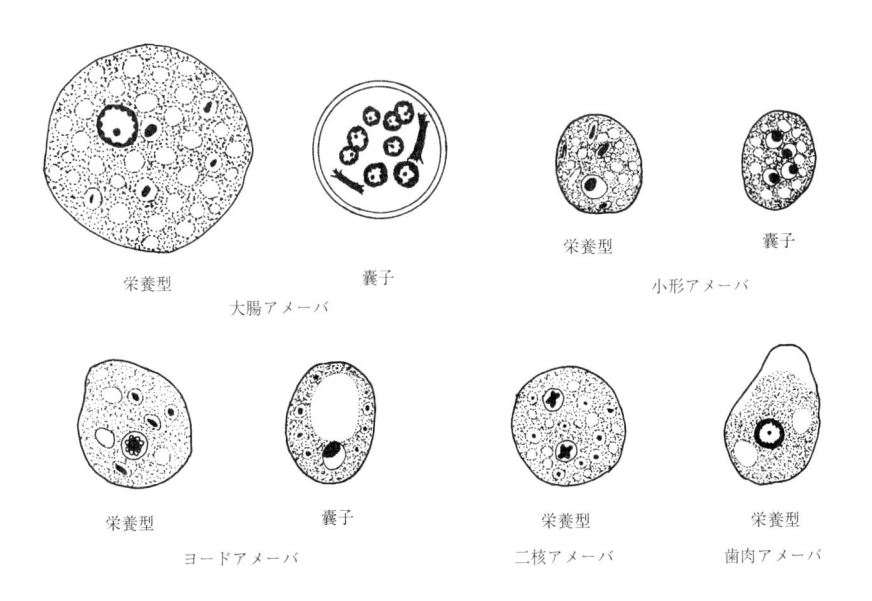

図2.6 腸管寄生アメーバ類

者でよくみつかるが，直接の関係はない．栄養型(5～20μm)は仮足を出して活発に運動する．囊子が存在しないため，感染は接吻など直接接触によるものと考えられる．

2.2.3 病原性自由生活アメーバ(図2.7)

水や土壌のなかには自由生活をしている多くの種類のアメーバがいる．これらのうちのある種がヒトに感染し，目の角膜炎を起こしたり，髄膜脳炎を起こすことが最近になって発見され，**自由生活アメーバ感染症**の病原体として注目されている．

1) 目に寄生する自由生活アメーバ

水泳時にアメーバが目に入り角膜炎を起こし，ときに失明することが1974年以来世界各国で数十例報告された．また，ソフトコンタクトレンズ使用者でレンズ保存液中に発生したアメーバによると考えられる角膜炎の生じることも分かってきた．その多くは自由生活をしているアメーバの仲間の *Acanthamoeba castellani* が病原体であり，一部は *A. polyphaga* によるものと同定されている．

2) *Naegleria fowleri* による髄膜脳炎

1965年オーストラリアで人体感染の第一例が発見されて以来，世界各国で百数十例の報告がある．本症は原発性アメーバ性髄膜脳炎とよばれ，湖沼で水泳などをしたときに鼻粘膜からアメーバが侵入し，嗅神経に沿って直接脳に入り，3～7日の潜伏期を経て突然頭痛，発熱をもって発症する．精神・運動障害，嘔吐，眼振，病的反射，項部強直，昏睡などが加わり，急性経過をとって発病後ほぼ1週間で死亡する．

3) *Acanthamoeba culbertsoni* による肉芽腫性脳炎

このアメーバは多数のとげ状の突起をもち，ヒトの肺，生殖器，皮膚などから侵入し，無害のまま組織に日和見感染をしているが，なんらかの原因で免疫能の低下したときに増殖し，血行性に脳に転移し，発症する．経過は亜急性もしくは慢性で，組織学的にはアメーバ性肉芽腫性脳炎の像を呈する．

> **形態と発育史**　アカントアメーバ属の生活史は栄養型と囊子よりなる．栄養型は通常10～30μmの大きさで，多数の突起が出ている．囊子は外壁と内部の虫体の細胞膜が数か所で接近して環状構造を取り，顕微鏡でみると星形にみえる．

Naegleria 属は栄養型(10～40μm)，鞭毛型(8～15μm)，囊子(10～20μm)の3つの発育期からなる．栄養型は通常細長く，1個の核を有し，核内部には大きな核小体がみら

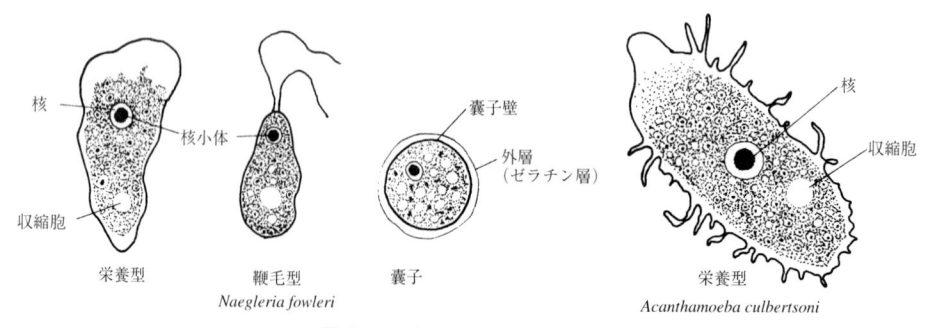

図2.7 病原性自由生活アメーバ

れる．環境の変化に対応し速やかに，2本の鞭毛をもち活発に運動する鞭毛型に変わり，次いで囊子となる．囊子は1個の核を有し，環境が好転すればまた栄養型に戻る．

[診断]　*Naegleria* 属による急性の髄膜脳炎では，髄液中に虫体のみられる確率が高い．髄液を21℃以上に保温し，数時間静置した沈渣からアメーバを検出する．髄液では細胞増多があり，出血性のため赤血球が認められる．一方，慢性経過をたどるアカントアメーバによる脳炎では髄液中からアメーバを見いだす可能性は少なく，画像診断である程度の病態を把握できる以外は，生前の診断がなかなか難しい．アカントアメーバ属による角膜炎では病変部位の擦過標本を染色し検出を試みるとともに，寒天平板に大腸菌をまいた培地で培養する．

2.3　鞭毛虫類

2.3.1　消化管寄生の病原性鞭毛虫類

ランブル鞭毛虫 *Giardia lamblia*

病名：ジアルジア症 giardiasis，ランブル鞭毛虫症 lambliasis

[分布と疫学]　世界的に広く分布し，衛生状態の悪い地区にはとくに多い．世界各地の調査結果から，その衛生状態や気候の違いにより2〜25％以上の感染率が得られている．日本でも第二次世界大戦後の混乱期には5〜10％の感染率が認められていたが，その後次第に減少している．ところが最近熱帯地方，とくにインド，ネパールからの帰国者に多くの感染が認められ，旅行者下痢の病原体として重要な疾病の一つとなっている（5類感染症）．また同性愛者のあいだで感染が増え，AIDSとの関連でも注目されている．

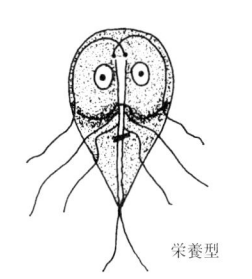

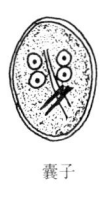

図2.8　ランブル鞭毛虫

[形態]　栄養型と囊子に大別される（図2.8）．栄養型（12〜15×6〜8μm）は左右対称の洋ナシ形で，前方は円く後方は尖る．背面は凸状で腹面はへこみ，吸着吸盤を形成し，これで粘膜に吸着する．核は2個あり，中央にカリオソームを有する．4対8本の鞭毛により活発に運動し，二分裂により増殖する．囊子（8〜12×6〜8μm）は楕円形で，成熟囊子は4個の核と曲刺や鞭毛がみられる．ほとんど成熟した形で糞便中に出現し，これが幼稚園や託児所などでの集団感染を起こす原因となっている．

[感染と生活史]　汚染された手や食器，生野菜，飲料水などを介して囊子を経口摂取することにより感染する．小児は成人に比べて感受性が高く，感染率や発症頻度に違いがみられる．同性愛者間の性感染症としてみると，赤痢アメーバと比べて感染率は低く，5〜7％程度である．また，水系を介して多数の感染者の発生した例が報告されている．ヒト

のランブル鞭毛虫がイヌやビーバーに実験的によく感染し，水源に生息するビーバーがかなりの率で感染していることから，これらの種が保虫宿主となる可能性が強い．

栄養型は十二指腸，空腸上部，ときに胆囊や胆管などの粘膜上に寄生する．栄養型が腸管を下る途中で被囊して囊子となり，糞便とともに排出される．

<u>病理・症状</u>　従来は粘膜面に虫体が吸着し，粘膜面を覆ってしまうために生じる病原性が問題とされていたが，内視鏡下で採取した生検材料を検査した結果などから，小腸に潰瘍を形成することもあり得ることが認められた．

少数寄生の場合にはほとんど無症状で，糞便中に囊子を持続的に排出する囊子保有者にとどまり，ほかのヒトへの感染源として問題になる．多数寄生では1～2週間の潜伏期のあと，下痢，腹痛を主とした症状が発現する．下痢の回数は1回から数回で，ときに粘液，血液が混じることもあり，脂肪含有量の多い脂肪性の下痢便が多くを占め，ジアルジア性下痢，ランブリア性下痢とよばれる．その他消化器症状として鼓腸，食欲不振，悪心，嘔吐などがある．これをそのまま放置しておくと，ときに吸収不良症候群に発展することがあり，熱帯地方の流行地では小児に栄養不良や発育遅延をもたらすことがある．また，胆囊炎，胆管炎の原因となり，ときに肝機能異常値を示すことがある．

<u>予防</u>　下痢便または十二指腸ゾンデを用いて採取した十二指腸液や胆汁を1滴とって検鏡することにより，活発に運動する栄養型を観察することができる．十二指腸ゾンデ採取液中に活動する小虫体を認めたときにはまず本虫を想定する．囊子の検出は赤痢アメーバに準じる．免疫診断法として間接蛍光抗体法や酵素抗体法などが検討されているが，免疫学的手法は本症の診断にはあまり用いられない．

<u>診断</u>　囊子は抵抗力が強く，水中では21℃で1か月，8℃で2～3か月，−20℃で10時間生存する．また1～3％クロラミン24時間処理で90％，10％クロラミン1時間処理で70％の囊子が生存していることから，飲料水の通常の塩素消毒では感染を防ぐことができない．しかし，60℃，数分間の加熱で殺すことができる．流行地では生水，生野菜のみならず，汚れた食器やコップにも注意を払う必要がある．

2.3.2　その他の腸管寄生非病原性鞭毛虫類(図2.9)

ランブル鞭毛虫以外にも人体腸管寄生鞭毛虫としていくつかのものが知られているが，病原性はない．ランブル鞭毛虫との鑑別上問題となる．

■ **メニール鞭毛虫** *Chilomastix mesnili*

世界中に広く分布し，衛生状態の悪い地方ではかなり多い．栄養型と囊子がある．栄養型(10～15×6～10 μm)は洋ナシ形で，前端の生毛体より3本の鞭毛が前方にでている．核は体前方に位置し，なかにカリオソームを認める．ひょうたん型の細胞口があり，細菌などを捕食する．囊子(6～10×5～6 μm)はレモン状で，核や細胞口の痕跡が認められる．

本虫は囊子の摂取により感染し，ヒトの大腸に寄生するが，病原性はほとんどない．

■ **口腔トリコモナス** *Trichomonas tenax*

世界中に広く分布し，不潔な口腔に寄生することが多いが，とくに病原性はない．栄養型(6～8×5～6 μm)は腟トリコモナスよりやや小さく全体として細長い．4本の鞭毛が

2.3 鞭毛虫類

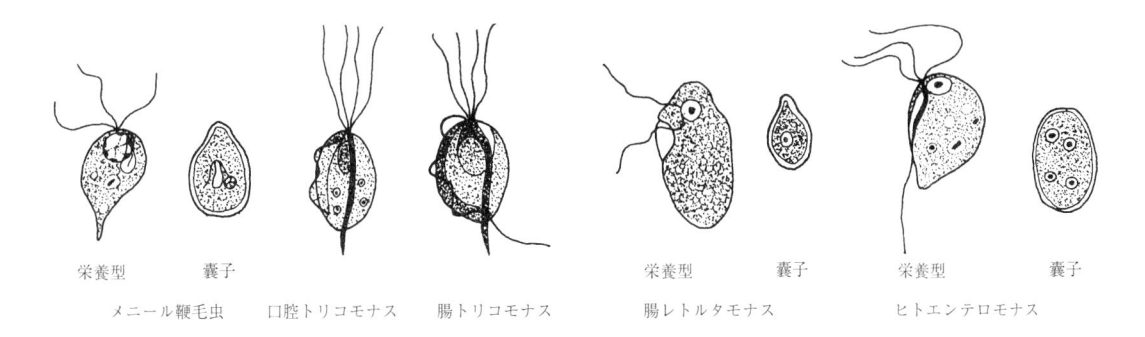

図中ラベル：
栄養型　嚢子　　　栄養型　嚢子　　　栄養型　嚢子
メニール鞭毛虫　口腔トリコモナス　腸トリコモナス　腸レトルタモナス　ヒトエンテロモナス

図 2.9 腸管寄生非病原性鞭毛虫類

前方に向かい，ほかの1本は後方に向かって虫体とのあいだに波動膜を形成し，その先端は遊離しない．大きな核と後端に突出した軸索を有する．嚢子の時期はなく，接吻や飛沫により直接ヒトからヒトへと伝播する．

■ **腸トリコモナス** *Trichomonas hominis*

ヒトの大腸，とくに熱帯地方の小児の盲腸に寄生する．栄養型($5〜14 \times 5〜8\,\mu m$)のみで嚢子はない．前方に走る3〜5本の遊離鞭毛と後方に走る波動膜をもった鞭毛をもつ．この鞭毛は体後端近くで遊離し，長い遊離鞭毛を形成する．細胞口を有し細菌を捕食する．組織侵入性はないが，下痢の原因となる．

2.3.3 泌尿・生殖器寄生の鞭毛虫類

■ **腟トリコモナス** *Trichomonas vaginalis*

病名：**腟トリコモナス症** trichomoniasis

分布と疫学　世界的に広く分布し，年齢では19歳以下と50歳以上に少なく，婦人科領域の患者では20〜30％の感染率を示すといわれる．妻が感染している場合，夫の70〜80％に感染がみられ，性感染症の病原体として重要な原虫である．日本でも成人女性で5〜10％，成人男性で1〜2％が感染している．

形態　栄養型($7〜23 \times 5〜12\,\mu m$)のみで嚢子はない（図2.10）．洋ナシ形で軸索が縦に走り，後端で体外に突出している．体前端部から4本の遊離鞭毛と，後方に走る1本の鞭毛が出ている．後方に走る鞭毛は虫体とのあいだに波動膜を形成し，体のほぼ中央で終わり，先端は遊離しない．

感染と生活史　性感染症の一つである．嚢子の時期はなく，性交により栄養型が直接移行する．性経験のない女性や幼児にも感染のみられることがあり，汚染物を介しての感染もあり得る．直射日光，乾燥状態に置くとただちに破壊される．水中では40分以内に死滅するが，湿っ

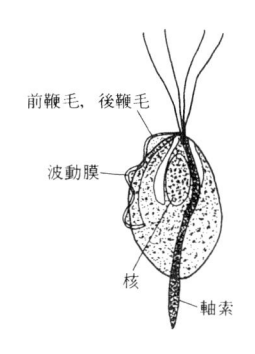

図ラベル：前鞭毛，後鞭毛　波動膜　核　軸索

図 2.10 腟トリコモナス

たスポンジ上で数時間, 尿中では 24 時間以上生存可能である.

女性では腟粘膜上に寄生する. 尿道やバルトリン腺にも寄生するが, 子宮に侵入することはない. 男性では尿道や前立腺に寄生する.

病理・症状　腟粘膜に蓄積されているグリコーゲンを虫体が消費するため, このグリコーゲンを用いて乳酸を生成し, 腟の pH を酸性に保ち, 腟内部を清浄に保つ役目を果たしている優先種の Döderlein 桿菌が生息できなくなり, 他の細菌, 真菌の増殖が可能となり, 腟炎を起こすにいたる.

女性では腟炎が主症状であり, 外陰部のかゆみ, 灼熱感, 白色の帯下の増量を訴える. 混合感染がしばしばみられ, とくにカンジダ腟炎との合併が多い. 男性では多くは無症状であるが, ときに尿道炎を起こすことが知られている.

診断　腟の上皮を軽く掻き取って検鏡する. 腟分泌物, 尿沈渣中からも検出される. 男性では尿沈渣, 前立腺分泌物中に見いだされる. いずれも塗抹標本を作り, ギムザ染色をする. 虫体が少数で同定の困難な場合には, 市販の浅見培地などを使用し培養法を試みる. 腟トリコモナスが存在すれば約 72 時間で試験管底部に雲状に増殖した虫体を観察できる.

治療　メトロニダゾール, チニダゾールなど 5-ニトロイミダゾール系の薬剤が第一選択薬として用いられる.

2.3.4　血液・組織寄生の鞭毛虫類

分類上トリパノソーマ科の原虫が含まれる. ヒトに寄生し, 病原性をもつものにトリパノソーマ属とリーシュマニア属の2属がある. 日本には分布しないが, 重篤な症状を呈することから, いずれも世界的に重要な人体寄生原虫である.

形態　トリパノソーマ科の原虫は発育段階でさまざまに変態する.

錐鞭毛期：体は細長くほぼ中央に核があり, キネトプラストは体後端近くにある. 生毛体からでた鞭毛は体表に現れ, 虫体とのあいだに波動膜を形成して体表を走り, 体前端で遊離鞭毛となる. 従来のトリパノソーマ型に相当する.

後鞭毛期：キネトプラストが体後方にあり, ここからでた鞭毛には波動膜がない.

上鞭毛期：体は細長くキネトプラストが核の前側にあり, 鞭毛は短い波動膜を形成し, 体前端で遊離鞭毛となる. 従来のクリシジア型に相当する.

前鞭毛期：体はやや丸くなる. キネトプラストは体前端にあり, 波動膜はなく, 遊離鞭毛を出す. 従来のレプトモナス型に相当する.

無鞭毛期：球形で鞭毛を欠く. 従来のリーシュマニア型に相当する.

生活史　この科の原虫は昆虫を媒介者として生活を営み, そのあいだに変態をする.

トリパノソーマ属のうち, ガンビアトリパノソーマやローデシアトリパノソーマは昆虫の吸血時に原虫が昆虫の吻から出てほ乳類の体内に侵入する. クルーズトリパノソーマでは原虫が肛門から糞とともに出て刺し口から侵入する. ヒト体内に侵入したガンビアトリパノソーマとローデシアトリパノソーマは, 細胞内に入ることなく, 錐鞭毛期型のままで発育・増殖するが, クルーズトリパノソーマは, 錐鞭毛期型では増殖することなく, マクロファージや神経細胞などに侵入後, 無鞭毛期型に変態した後に分裂を開始する.

リーシュマニア属もいくつかの種よりなるが, その生活史は基本的には同一である. 媒

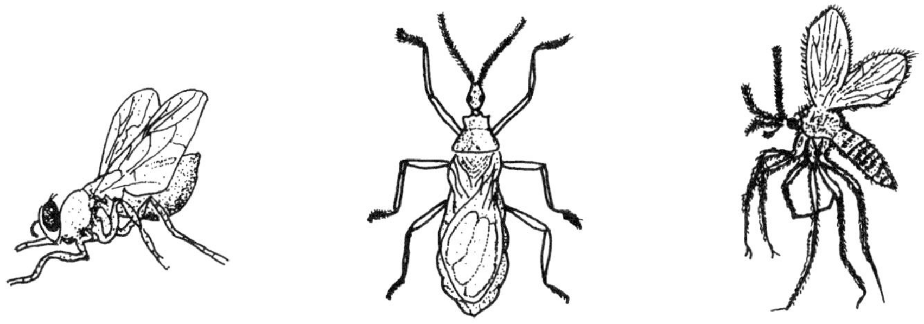

ツェツェバエ　　　　　サシガメ　　　　　サシチョウバエ

図2.11 トリパノソーマ，リーシュマニアを媒介する昆虫

介昆虫はいずれも吸血昆虫の一種**サシチョウバエ**(または**スナバエ**．体長2～3mm，図2.11)であり，吸血時に前鞭毛期型の虫体がヒト体内に侵入し感染する．前鞭毛期型は細網内皮系細胞，とくにマクロファージに入り，無鞭毛期型に変態した後に分裂増殖する．

■ **アフリカトリパノソーマ**(**ガンビアトリパノソーマ** *Trypanosoma gambiense*，**ローデシアトリパノソーマ** *Trypanosoma rhodesiense*)

病名：**アフリカ睡眠病** African sleeping sickness,

アフリカトリパノソーマ症 African trypanosomiasis

分布と疫学　アフリカにはヒトに寄生する2種のトリパノソーマが知られている．ガンビアトリパノソーマは中央アフリカから西アフリカに，ローデシアトリパノソーマは東アフリカに分布し，その分布域はほとんど重なり合わない．

形態　両種は形態的に区別できない．ヒト血液中の錐鞭毛期型虫体 (14～33×2～4 μm) は細長い紡錘形で，一端にキネトプラストが存在し，生毛体より鞭毛がでている．

感染と生活史　両種はいずれも吸血昆虫の**ツェツェバエ**(図2.11)により媒介される．トリパノソーマの種によりツェツェバエのグループが異なる．ガンビアトリパノソーマは河川周辺に生息する *Glossina palpalis* グループにより感染し，ローデシアトリパノソーマはサバンナ地帯に生息する *Glossina morsitans* グループにより感染を受ける．

症状　初発症状はツェツェバエ刺咬部に出現する痛みを伴った2～5cmの皮膚の硬結で，2～3週間後自然に消退する．刺咬後1～3週間目には原虫が流血中に出現し，次いでリンパ節に入り増殖する．この時期にはリンパ節腫脹，発熱，肝腫，脾腫などを示す．原虫が中枢神経系に侵入する時期になると頭痛，意識混濁，嗜眠，貧血などを起こし，全身衰弱で死亡する．両種の症状は類似するが，ローデシアトリパノソーマの症状のほうが重く，急性の経過をたどり，死亡率も高い．

診断

臨床症状：頸部の無痛性リンパ節腫脹の出現(**Winterbottom 徴候**)や尺骨の圧迫により数分後に出現する強い痛み(**Kerandel 徴候**)などは初期の補助診断となる．

原虫の検出：血液，リンパ節穿刺液，脳脊髄液などの塗抹・ギムザ染色標本の検鏡により原虫を検出するが，虫体の少ないことが多く，見いだしにくい．

免疫学的診断法：酵素抗体法がよく用いられる．

[治療]　感染初期にはスラミン，ペンタミジンが，中枢神経に侵入した後期の治療にはメラルソプロールなどヒ素製剤が主要な治療薬である．

■ アメリカトリパノソーマ（クルーズトリパノソーマ *Trypanosoma cruzi*）

病名：シャーガス病 Chagas' disease,

　　　アメリカトリパノソーマ症 American trypanosomiasis

[分布]　中南米に分布する．アメリカ合衆国南部には媒介昆虫は存在するが，患者は発生していない．

[形態]　ヒト血液中の錐鞭毛期型虫体（体長 18～22 μm）は，固定標本では C 字形に湾曲し，キネトプラストは大きく明瞭に染色される．筋肉，肝臓，脾臓，心臓などの細胞内ではやや楕円形をした無鞭毛期型（直径 2～4 μm）となり，二分裂で増殖する．

[感染と生活史]　吸血性昆虫の**サシガメ**（図 2.11）が媒介する．刺されると激しい痛痒があり，そこを掻くとき皮膚上に排出された昆虫の糞の中のトリパノソーマが傷口に擦り込まれて感染する．ヒトへの感染経路には母体から胎児への胎盤を介しての先天感染や輸血による感染もある．イヌ，ネコ，オポッサム，アルマジロなど自然界に生息する多くの動物が保虫宿主として伝播に重要な役目を果たしている．

[症状]　昆虫に刺された部位にシャゴーマとよばれる発赤を伴った小硬結ができ，その後 1～2 週間の潜伏期を経て虫血症が起こるとともに発病する．急性期の症状は普通小児にみられる．高熱，発疹，リンパ節炎，肝脾腫，片側性の眼瞼浮腫（Romaña 徴候），心筋炎，髄膜脳炎などを起こし，小児の心筋炎ではしばしば致命的である．急性期を脱した小児は慢性期に移行する．成人でははじめから慢性の経過をとることが多い．慢性期の主症状は心筋炎と巨大結腸などの消化管の変化である．

[診断]

臨床症状：シャゴーマ，Romaña 徴候など特徴的な臨床症状に注意する．

原虫の検出：リンパ節，骨髄，血液などの生検材料の塗抹・スタンプ-ギムザ染色標本を検鏡し，原虫を検出する．

培養法：生検材料を乳剤にして，寒天と食塩からなる NNN 培地などを用いて培養する．

動物接種：乳剤をマウス腹腔内に注射し，その体内で増殖させたのちに虫体を検出する．

体外診断法：未感染のサシガメに被検血液を吸わせ，2 週間後にサシガメ体内の上鞭毛期虫体を検出する．

免疫学的診断法：補体結合反応，間接蛍光抗体法などにより特異抗体を検出する．

[治療]　急性期の治療薬としてニトロフラン誘導体やベンズニダゾール誘導体がある．ほかのトリパノソーマ症やリーシュマニア症に有効な薬剤は本症には効果がない．

ドノバンリーシュマニア *Leishmania donovani*

病名：**カラアザール** kala-azar（黒熱病，ダムダム熱），
　　　内臓リーシュマニア症 visceral leishmaniasis

[分布と疫学] 最近までこの疾病に関与する病原体は1種とされていたが，現在では *L. donovani*（インド亜大陸），*L. infantum*（アフリカ，地中海沿岸，中東，中国），*L. chagasi*（中南米）の3種に分類されている．

[形態] ヒトなど哺乳類には球状，無鞭毛期型虫体（2〜4 μm）の状態で寄生する．

[感染と生活史] 媒介者は**サシチョウバエ**で，原虫は昆虫の中腸内で前鞭毛期型となって増殖し，再度吸血のときヒトに注入される．肝臓，脾臓，骨髄など細網内皮系細胞，とくにマクロファージ内に寄生し，分裂増殖する．保虫宿主としてイヌ，キツネ，アフリカでは齧歯類が知られている．

[症状] サシチョウバエに刺された部位に小丘疹ができるが，すぐに消失する．不定の潜伏期ののち高熱をもって始まり，肝・脾臓の腫脹・貧血などの症状が徐々に進行し，放置すると衰弱して死亡する．

[診断] 骨髄，リンパ節，脾臓などの生検材料の塗抹-ギムザ染色標本を検鏡して，無鞭毛期型虫体を検出する．NNN培地による培養や各種免疫反応も用いられる．

[治療] 5価のアンチモン剤が第一選択薬である．

熱帯リーシュマニア *Leishmania tropica*

病名：**東洋瘤腫** oriental sore，**皮膚リーシュマニア症** cutaneous leishmaniasis

[分布と疫学] これに関与する病原体も最近まで1種とされていたが，現在ではアジア，アフリカに分布する旧世界皮膚リーシュマニア症の病原体である熱帯リーシュマニア型の3種 *L. tropica*（中東，インド，パキスタン，イタリア南部，ギリシャ），*L. major*（アフリカ，ロシア南部，中央アジア，中東，インド），*L. aethiopia*（エチオピア，ケニア）と，アメリカ大陸に分布する新世界リーシュマニア症の病原体であるメキシコリーシュマニア型の3種 *L. mexicana*（メキシコ，グアテマラ），*L. amazonensis*（ブラジル，トリニダード），*L. venezuelensis*（ベネズエラ）に分類されている．

[形態] それぞれの種は形態的に区別ができない．鑑別は血清学的ならびにDNAレベルで行われている．

[感染と生活史] 媒介者はいずれも**サシチョウバエ**であるが，その属が異なりアジア，アフリカに分布する熱帯リーシュマニア型は *Phlebotomus* 属，アメリカ大陸に分布するメキシコリーシュマニア型では *Lutzomyia* 属のサシチョウバエの吸血により感染する．*L. tropica* ではイヌが，そのほかのものでは齧歯類が主要な保虫宿主として知られている．

[症状] サシチョウバエに刺されて1〜2か月を経てかゆみを伴った小丘疹が出現する．数か月後にその部が潰瘍化し，周囲に多数の病巣ができ，融合して拡大することがある．潰瘍は3〜6か月後に斑痕を残して治癒し，種に特異的な終生免疫が確立される．

[診断] 臨床症状と潰瘍周辺部から得た生検材料より無鞭毛期型の虫体を検出する．

[治療] 5価のアンチモン剤が第一選択薬である．

■ **ブラジルリーシュマニア** *Leishmania braziliensis*

病名：**アメリカリーシュマニア症** American leishmaniasis,
　　　粘膜皮膚リーシュマニア症 mucocutaneous leishmaniasis

[分布]　この種も4種の病原体に分けられ，*L. braziliensis* がブラジル，ペルー，ボリビア，ベネズエラなど，*L. guyanensis* が赤道ギアナ，ブラジル北部，*L. panamensis* がパナマとその周辺，*L. peruviana* がペルー，アルゼンチンの高地に分布する．

[形態]　他種とは形態上区別がつかず，血清学的および DNA レベルで鑑別する．

[感染と生活史]　媒介昆虫は *Lutzomyia* 属の**サシチョウバエ**で，保虫宿主としてイヌや齧歯類が知られている．

[症状]　皮膚リーシュマニア症として始まり，数か月から数年後に鼻腔や咽頭などに転移し，壊死性肉芽種を形成する．粘膜病変は中心部に潰瘍を形成し，終局的には組織欠損に至る．この病変を起こす原虫は *L. braziliensis* が多く，まれに *L. panamensis* が原因となる．*L. peruviana* の感染では顔面露出部に病変を形成し，これをペルーでは "uta" とよんでいる．

[診断]　熱帯リーシュマニア症と同じである．

2.4　胞子虫類

2.4.1　消化管寄生の胞子虫類

■ **戦争イソスポーラ** *Isospora belli*

[分布]　世界各地に分布し，日本でも何例か報告されている．"belli" とは戦争の意味で，第一次世界大戦の際に多くの兵士が感染したところから名付けられた．

[形態と生活史]　オーシスト（20〜33×10〜19 μm，図2.12左）は長楕円形で，厚い壁を有する．糞便中の成熟オーシストを経口摂取すると，遊離したスポロゾイトが小腸上皮細胞に侵入し，多数分裂により増殖し，多数のバナナ状のメロゾイトを生じる．このメロゾイトは新しい上皮細胞に侵入し，増殖を繰り返すとともに，一部は雌雄の生殖母体を形成し，融合体からオーシストとなり糞便とともに体外に排出される．

[症状]　食欲不振，下痢，腹痛などの消化器症状を示す．ときに激しい下痢と吸収不良を起こし，放置すると死亡することがある．

[診断]　糞便検査によりオーシストを検出する．

■ **クリプトスポリジウム** *Cryptosporidium* spp.

病名：**クリプトスポリジウム症** cryptosporidiosis

[分布と疫学]　クリプトスポリジウムは熱帯，亜熱帯に限らず世界中に分布している消化

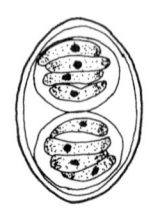

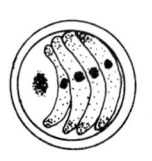

戦争イソスポーラ　　　　クリプトスポリジウム

図2.12　消化管寄生の胞子虫類のオーシスト

管寄生原虫で，ヒトでは *C. parvum* および *C. hominis* が主な起因病原体である．

ヒトの感染例は1976年に初めて重症腸炎症例として報告され，新興感染症の1つとして注目された．その後，米英両国で1980年代中ごろより毎年のように集団発生が報告され，その中でも大規模であった例は米国ウィスコンシン州ミルウォーキー市で人口80万人のうち40万人余りが汚染した水道水を介して感染した事例であった．一方，わが国の集団発生としては1994年に神奈川県平塚市の雑居ビルでの461人の患者発生や，1996年には人口14,000人の埼玉県越生町で町営水道水が原因となり，8,800人が下痢を発症した．

形態　オーシスト（直径約5～6 μm）は類円形で小さく，内部にはバナナ状の4個のスポロゾイトと1個の球状の残体を有する．

生活史　感染経路は糞便中に排出されるオーシストの経口摂取であり，汚染された水や食物を介した経路と患者や感染動物との接触による経路に大別される．寄生宿主から排出されたオーシストはすでに感染性を有している．水中で数か月間は感染性を保持しており，冷所では1年間以上生存する．ヒトでの1日の下痢便中の排オーシスト数は10億個，ウシでは100億個に達するとされる．

経口摂取されたオーシストは小腸で脱出し，消化管粘膜上皮細胞の膨化した微絨毛の中に寄生し，無性生殖と有性生殖で増殖する．経口摂取されたオーシストが小腸に達するとスポロゾイトが遊離して微絨毛に侵入，虫体は微絨毛の膜に覆われ球形の栄養型になり，無性生殖（シゾゴニー）で8個のメロゾイトを形成する．遊離したメロゾイトは無性生殖を繰り返す一方，あるものは有性生殖で雌雄の生殖体になり，受精してオーシストになる．オーシストは微絨毛内で成熟し4個のスポロゾイトを形成，放出されたスポロゾイトは絨毛内で同様の過程を繰り返す（自家感染）．また，成熟オーシストの多くは腸管内でスポロゾイトを放出せず，糞便とともに体外に排出され，ほかの個体への感染源になる．

症状　クリプトスポリジウム症は感染症法の5類感染症（全数把握疾患）に位置付けられ，すべての医師に患者の届出が義務付けられている．潜伏期間は4～8日で，7日（2～26日）持続する非血性の水様性下痢，腹痛，倦怠感，食欲低下，悪心などがあげられる．37℃台の微熱を伴う例もある．オーシストの排出は症状消失後も続き，2か月間の長期にわたることがある．免疫不全患者では長期化，重症化の傾向がある．

診断　糞便の遠心沈殿法（MGL変法）やショ糖水浮遊法により集オーシストを行い，蛍光抗体法，抗酸染色，ネガティブ染色などにより染色標本を作製し，顕微鏡観察により検出を行う．市販の検査試薬（染色キット）による蛍光抗体法は検出感度に優れており，水道水の検査でも活用されている．

クリプトスポリジウム属は哺乳類，爬虫類，魚類など多様な動物から13種が報告されている．種の鑑別が必要な集団感染における感染経路や汚染源の特定には分子疫学的手法が行われる．

治療　免疫正常者の軽度の下痢については食事制限，スポーツ飲料水など水・電解質の摂取，腹痛や激しい下痢症例では鎮痙剤や止痢剤の対処療法が用いられているが，抗微生物薬を用いなくても，自然治癒する．AIDSに合併した症例の長期持続の下痢症に対しては，硫酸パロマイシン（2g・3週間，経口投与，保険適用外）を投与，症状が寛解した段

階で硫酸パロマイシンの維持投与を行うこともある．

|感染予防|　強い感染力を持ち，130個程度の経口摂取で半数のヒトが感染した報告がある．オーシストは水中で数か月間感染力が保持され，直径4〜5 μmと小型であるために，浄水場における通常の浄水処理で完全に除去することは困難であるとされる．また，塩素消毒にも抵抗性があり，水道に用いられている消毒濃度では死滅しない．可能な限り非加熱の飲食物や水道水の摂取は避けるべきである．

　国内外で大規模な水系感染が発生したことから，日本では1996年10月に「水道におけるクリプトスポリジウム暫定対策指針」を定め，水道事業体や都道府県が講ずべき予防的措置や応急措置を示している．

■ **人肉胞子虫** *Sarcocystis hominis*

　世界各地に分布する．オーシスト（20×15 μm）は4個のスポロゾイトを含む2個のスポロシストを有する．従来ヒトイソスポラ *Isospora hominis* といわれたもので，中間宿主としてウシを必要とすることから *Sarcocystis* 属に移された．

　ヒトは不完全調理の牛肉内のメロゾイトを含む肉胞嚢を食べて感染する．腸管上皮細胞に侵入したメロゾイトは配偶子形成により生殖体となり，受精してオーシストとなる．

　食欲不振，腹痛，下痢を示すことがある．

■ **サイクロスポーラ** *Cyclospora cayetanensis*

病名：**サイクロスポーラ症** cyclosporiasis

|分布|　従来はラン藻類の一種ではないかと考えられていたが，1993年に胞子虫類の仲間であることが確認された新興感染寄生虫症の1つである．サイクロスポーラ感染が最初に確認され，報告されたのは1979年であり，1980年代にはいくつかの症例報告がなされている．本症の集団感染は1996年に米国およびカナダで相次いで報告され，推定を含め1,465名の患者の発生をみており，1997年も引き続き集団感染が報告されている．開発途上国の住民からは比較的普通に検出することが調査で判明し，その分布は世界的である．わが国においては数件の散発例が指摘されているが，食品との関連性は不明である．

|形態|　オーシストは直径8〜10 μmの類円形で，未熟オーシストでは顆粒が充満し，成熟すると，内部に2個のスポロシストを生じ，各々のスポロシスト内部に2個ずつのスポロゾイトが生じる．

|生活史|　クリプトスポリジウムによく似ている．下痢便とともに体外に排出された未熟オーシストは内部に顆粒を含む8〜10 μmの球状構造物であり，外界で5〜11日で成熟し，飲料水や食べ物とともに経口的に取り込まれることにより，感染する．排出されてから感染可能な成熟オーシストになるまでに長時間を要することから，ヒトからヒトへの感染が起こることはない．動物への感染および動物がヒトへの感染源となりうる可能性については不明である．

　すべての年齢層で感染の危険性がある．以前には開発途上国に居住または旅行したヒトの感染が一般的であると考えられていたが，最近では全世界で感染の危険性がある．感染を媒介するものは汚染飲食物が多く，1996〜1997年にかけて米国とカナダで輸入された木イチゴやバジルなどによる広域集団発生が報告されている．感染は国により異なるが，

春から夏にかけて多発する傾向がある．

[症状] 潜伏期は1週間(2〜12日)，臨床症状は下痢(非血性，水様性)，食欲不振，倦怠感，体重減少，鼓腸，腹痛などが主であり，発熱を伴う例もある．数週間から数か月間にわたって増悪，寛解を繰り返す慢性下痢症の原因となる．症状としてはクリプトスポリジウム症や戦争イソスポーラ症に似るが，免疫機能正常者であっても長期間にわたり症状が断続的に出没する点で異なる．時には無症状の場合もある．

[診断] 糞便検査により特有のオーシストを検出する．ショ糖遠心浮遊法を用いて集虫し，自家蛍光があるので，蛍光顕微鏡で検査すると効率がよい．

[診断] 患者糞便から特徴のあるオーシストを顕微鏡下で検出する．オーシスト壁がネオンブルーの自家蛍光を発するため，蛍光顕微鏡による確認が行われる．

免疫不全者(AIDSなど)で長期間持続する重症下痢症が発症し，細菌性など既知の腸管系病原微生物が検出されない症例では，本原虫症を含めた検査を行う．

2.4.2 血液・組織寄生の胞子虫類

マラリア原虫 *Plasmodium* spp.

病名：マラリア malaria

[分布と疫学] マラリア原虫の感染で起こる病気はその特異の症状によりヒポクラテスの時代から存在が知られており，Torti(1753)はその疾病をマラリア malaria と名付けた．"mal"は悪い，"aria"は空気を意味し，悪い空気が熱病を起こす原因と考えられた．その後1880年に Laveran が患者の血液中からマラリア原虫を発見し，1897年には Ross がハマダラカ属の蚊により媒介されることを見いだし，その原因と感染経路が判明した．病原体は胞子虫類，*Plasmodium* 属の原虫で，ヒト寄生の種として，三日熱マラリア原虫 *P. vivax*，熱帯熱マラリア原虫 *P. falciparum*，四日熱マラリア原虫 *P. malariae*，卵形マラリア原虫 *P. ovale* の4種がある(表2.2)．

マラリアは世界において最も問題となる感染症の一つであり，人類の約1/3に当たる21億人が103か国の流行地に居住し，年間に罹患数3〜5億人，発病者1.7億人，死亡者約150〜270万人と推定されている．最も多いのは熱帯熱マラリアで全体の約6割を占め，次いで三日熱マラリアが多く，四日熱マラリアと卵形マラリアは特定の地域に限られる．日本でも古くから三日熱マラリアが流行していたことは古文書などから明らかであり，20世紀始めには約20万人のマラリア患者の常在していたことが推定されている．しかしその後次第に減少し，1930年代後半にはほぼ撲滅された．しかし，第二次世界大戦の勃発により国外で感染して日本にもち帰る輸入マラリアが急増し，1945年以後1〜2年間に約60万人のマラリア患者が帰国した．日本に生息する蚊を介しての流行が心配されたが，一部で小流行の発生がみられたのみで急速に減少した．ところが，日本経済が発展し，海外との交流が盛んになるにつれ，最近では年間に100例前後の輸入マラリアが見いだされるようになり，地球温暖化にともないその増加が問題となっている．4種類感染症に分類されている．

表2.2 人体寄生マラリア原虫の特徴

	三日熱マラリア原虫	熱帯熱マラリア原虫	四日熱マラリア原虫	卵形マラリア原虫
末梢血中にみられる原虫の型	輪状体，アメーバ体，分裂体，生殖母体が普通にみられる	輪状体と生殖母体のみが普通にみられるが，アメーバ体，分裂体はまれである	輪状体，アメーバ体，分裂体，生殖母体が普通にみられる	輪状体，アメーバ体，分裂体，生殖母体が普通にみられる
輪状体の性状	赤血球径の1/3～1/4大，クロマチン顆粒はほとんど1個	直径約1.5 μmで小さく，クロマチン顆粒は2個のことがよくある．1つの赤血球にしばしば2個以上が寄生する	赤血球径の1/3～1/4大，クロマチン顆粒はほとんど1個	赤血球径の1/3大，クロマチン顆粒は2個のことがある
後期栄養型の性状	不整形，アメーバ状	小さく，細胞質は充実し，円形または卵円形．末梢血には認めがたい	細胞質が緻密で，しばしば帯状体となる	細胞質が緻密で，円形または卵円形
分裂体の性状	丸く輪郭は不規則で，12～18個のメロゾイトは2列輪状に並ぶ．黄褐色，微細な色素顆粒は中央に集まる	楕円ないし円形で正常赤血球より小さい．メロゾイト数8～32個．色素顆粒は黒褐色ないし黒色で粗大末梢血には認めがたい	楕円ないし円形，8～18個のメロゾイトが菊花状に1列に並ぶ．黒褐色ないし黒色の色素顆粒は中央に集まる	円形，メロゾイト数は6～12個．黒色を帯びた細かい色素顆粒は中央に集まる
生殖母体の性状	円形，赤血球のほぼ全体を占める	半月状，バナナ状	円形，三日熱より小さい	円形，三日熱よりやや小さい
感染を受けた赤血球	膨大し，シュフナー斑点がみられる	膨大せず，大小不整のモーラー斑点がみられる	膨大しない．まれに微細なチーマン斑点がみられる	やや膨大し，卵円形でときに一端が鋸歯状となる．シュフナー斑点がみられる
赤内期の分裂周期	48時間	48時間	72時間	48時間
赤外期の発育期間	7～8日	5～6日	14～15日	9日
肝内休眠原虫の有無	あり	なし	なし	あり

形態　赤内期の各発育期虫体の形態的特徴を表2.2および表2.3に示した．

三日熱マラリア原虫：輪状体（直径2.5～3 μm）はギムザ染色では赤いクロマチン顆粒と青く染まる細胞質からなり，これが次第に発育し，原形質がアメーバ状の栄養型となる．感染赤血球は膨大し，赤血球膜にはギムザ液をpH 7.2～7.4に調整して染色するとよく染まる多数のシュフナー斑点が認められる．多数分裂により12～18個のメロゾイトが形成され，分裂体となる．雌性生殖母体（直径12～14 μm）は球状で，ギムザ液で赤く染まった核が虫体の周辺に位置する．雄性生殖母体はやや小さく，核は中央に位置し，境界が鮮明でない．

熱帯熱マラリア原虫：輪状体（直径1.5 μm）は小さく，ときに2個のクロマチン顆粒（核）をもったり，赤血球の周辺に位置することも多く，また1個の赤血球に2～3個の虫体が

表2.3 人体寄生のマラリア原虫

	輪状体	栄養型	分裂体	雌性生殖母体	雄性生殖母体
三日熱マラリア原虫					
熱帯熱マラリア原虫					
四日熱マラリア原虫					
卵形マラリア原虫					

侵入する．感染赤血球は膨大せず，少数で大型のモーラー斑点を認める．分裂体は脳や心臓の毛細血管に付着し，通常末梢血には現れないが，重症になると8～32個のメロゾイトからなる分裂体が末梢血にも認められる．生殖母体は半月状を呈することが特徴で，これを半月体とよんでいる．雌性生殖母体は雄性生殖母体に比べて細長く，染まり方が強い．

四日熱マラリア原虫：輪状体は三日熱マラリア原虫に似るが，感染赤血球は膨大せずシュフナー斑点もみられない．ときにチーマン斑点とよばれる斑点が出現する．栄養型は感染血球内に帯状に位置し，これを帯状体とよぶ．分裂体は菊花状に並んだ8～10個のメロゾイトから形成される．生殖母体も三日熱マラリア原虫に似るが，これより小さい．

卵形マラリア原虫：輪状体は三日熱マラリア原虫に似る．感染赤血球はやや大きく，しばしば卵形を示し，一端が鋸歯状を呈する．シュフナー斑点が認められる．分裂体は6～12個のメロゾイトを有する．

感染と生活史　マラリア原虫の生活史(図2.13)は，**ハマダラカ**の中腸内で両性生殖により増殖の行われる有性生殖世代と，人体内で多数分裂により増殖の行われる無性生殖世代の世代交代が行われている．さらに無性生殖世代は，肝細胞内で増殖する赤外期と赤血球内で増殖する赤内期の2つに分けられる．

赤外期の発育：感染ハマダラカの吸血時に蚊唾液腺内のスポロゾイトが人体内に入り，血流により運ばれ，肝細胞に侵入する．侵入した虫体の一部がヒプノゾイトとなって休眠期

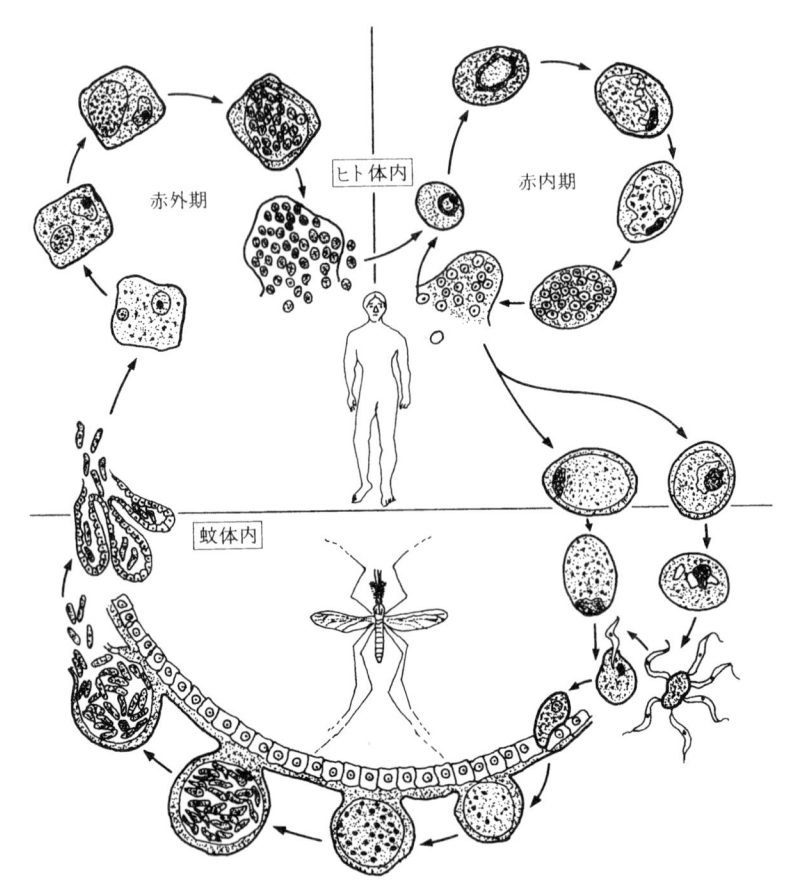

図2.13 マラリア原虫の生活史

に入る種類もあるが，ほかのものはやがて多数分裂を行い，1万個を越えるメロゾイトからなる分裂体が形成される．この時期の虫体を赤外型または組織型という．分裂体が成熟すると肝細胞は破壊され，出現したメロゾイトは赤血球に侵入し，赤内期の発育が始まる．

赤内期の発育：赤血球に侵入したメロゾイトは輪状体，栄養型を経て，多数分裂により分裂体を形成する．内部のメロゾイトが成熟すると赤血球を破壊して脱出し，さらに新たな赤血球に侵入し，同様のサイクルを繰り返す．この1サイクルに要する時間は種類により一定である．このサイクルを繰り返すうちに一部の虫体は雌性生殖母体と雄性生殖母体となり，吸血時に蚊に吸われて蚊体内での発育が始まる．

蚊体内の発育：侵入した雌雄生殖母体は蚊の中腸内で成熟し，雌雄生殖体が形成される．これらは合体受精して融合体となり，運動性のある虫様体となり，中腸壁に侵入してその外側にオーシストを形成する．オーシスト内部には多数のスポロゾイトが形成され，体腔内に放出され，やがて蚊の唾液腺に集まり，吸血時に人体内に注入される．

症状　人体に寄生する4種のマラリアでその症状は類似するが，最も症状が重く死亡率の高いのは悪性マラリアとよばれる熱帯熱マラリアで，ほかのそれほど症状の重くならない良性マラリアと区別されている．

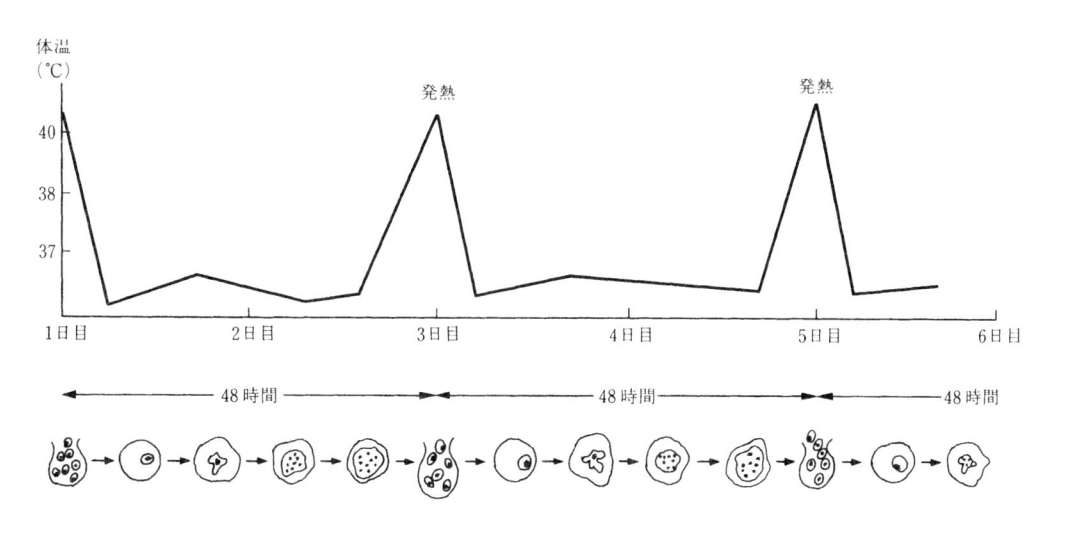

図 2.14　三日熱マラリアの発熱パターンと原虫の発育期

潜伏期：人体内に侵入したスポロゾイトは赤外期から赤血球に侵入し，赤内期に移行する．その後何回か赤内期のサイクルが繰り返され，原虫数が発熱限界数に達すると発症する．感染から発症までの最短の潜伏期間は2週間ぐらいであるが，種類により異なる．

マラリアの三大徴候：マラリアには共通して熱発作，貧血，脾腫の3つの主症状がある．最も特徴的なものは周期的な熱発作であり，三日熱マラリア（図2.14）と卵形マラリアで48時間，四日熱マラリアは72時間の周期をもって反復して起きる．熱帯熱マラリアでは通常48時間の周期で繰り返されるが，不規則なことが多い．症状は次の3期に分けられる．

1) **悪寒期**：悪寒が激しく，戦慄を伴うことが多い．顔面蒼白となり，体温が上昇を始める．この状態が30分から1時間続く．
2) **灼熱期**：頭痛が激しく，目が充血し，皮膚は乾燥する．体温が40℃に達し，血圧が下降し，意識障害を起こすことがある．通常4～5時間で発汗期に移行する．
3) **発汗期**：多量の発汗を伴って解熱し，爽快となる．

　発熱を繰り返すうちに脾臓が次第に大きくなり，数kgに達することもある．また，赤血球の破壊が繰り返されると貧血が起こってくる．

　熱帯熱マラリア原虫感染の場合，原虫による毛細血管の栓塞により重篤な症状を引き起こすことがしばしばある．とくに中枢神経系の障害による脳性マラリアは頭痛，幻覚，痙攣，昏睡などを起こし，死に至らしめる．黒水熱とよばれる合併症は腎障害，血圧降下などを起こし，またキニーネ投与中に急に黒色の尿を出し，重篤となることが知られている．

　いったん治癒した患者の肝細胞内に残存したヒプノゾイトが眠りから覚めて分裂を開始し，数か月あるいは1年以上経過してから再度マラリアの症状が生じた場合，これを再発という．再発の生じるのはヒプノゾイトをもつ三日熱マラリアと卵形マラリアに限られる．一方，治療により赤内期虫体が減少し，見かけ上治癒した患者の血液中に残存していた原

虫が増殖し，再度発症した場合は，これを再燃とよぶ．

診断

流行地での居住歴：海外旅行後に高熱を発した場合にはマラリアを疑う．ときに帰国後1年以上たってから発病することもある．

原虫の検出：末梢血を厚層あるいは薄層に塗抹し，ギムザ染色をした標本より原虫を検出する．

免疫診断法：間接蛍光抗体法，酵素抗体法，DNA診断法などによるマラリアの免疫診断法が開発されつつあり，疫学調査や供血者の検査などに利用することができる．

治療　栄養型や分裂体に有効な殺赤内型繁殖体剤(熱発作治療剤)，生殖母体に有効な殺生殖母体剤および肝細胞内の繁殖体に有効な殺組織型繁殖体剤はそれぞれ別の薬剤であり，目的に応じて薬剤を選択し，治療を行う必要がある．

殺赤内型繁殖体剤としてはクロロキンが第一選択薬であるが，クロロキン耐性熱帯熱マラリアが各地で発生しているので，それらの地区では薬剤を選択する必要がある．重症熱帯熱マラリアでは脳症状を起こし危険な状態を伴う．このような場合には硫酸キニーネ(塩酸キニーネ)の点滴静注で対処する．三日熱マラリアと卵形マラリアではヒプノゾイトを殺し，再発を防ぐため，クロロキンなど赤内型に有効な薬剤を投与し，症状の消失した後に，組織型に有効なプリマキン投与により根治療法を行う．最近使用されている主なマラリア治療薬を表2.4に示す．

表2.4　最近のマラリア治療薬

薬品名	成分など	投与量	効果のある発育期
クロロキン chloroquine	リン酸クロロキン(レゾヒン) 硫酸クロロキン(ニバキン) アモディアキン(カモキン)	塩基として600 mgを経口投与，6時間後，第2日目，第3日目にさらに300 mgずつ投与	赤内型繁殖体，熱帯熱マラリア以外の生殖母体にも有効
ファンシダール Fansidar	1錠中ピリメサミン25 mg，サルファドキシン500 mg含有	3錠頓用	赤内型繁殖体に有効
メフロキン mefloquine	塩酸メフロキン	成人1〜1.5 g 1回投与で有効	三日熱，熱帯熱，四日熱マラリアの赤内型繁殖体に有効
ファンシメフ	ファンシダールにメフロキン250 mgを加えた錠剤	3錠を1回投与	赤内型繁殖体に有効
キニーネ quinine	硫酸キニーネ，注射薬(キニマックス)	1.2〜1.5 g／分3／日，3〜5日経口投与	赤内型繁殖体，熱帯熱マラリア以外の生殖母体にも有効
チンハオスウ Quinhaosu		第1日1 g，第2日1 g頓用	
ST合剤	1錠中にトリメトプリム80 mg，サルファメトキサゾール400 mg含有(バクタ，バクトラミン)	トリメトプリムとして10 mg/kg／日，3〜4日間投与	赤内型繁殖体に有効
プリマキン primaquine	(パマキン・プラスモヒン)	15 mg／日，14日間連用	ヒプノゾイトと生殖母体に有効

> 予防　個人的な蚊の対策には昆虫忌避剤，蚊帳，蚊とり線香，殺虫剤の使用があげられる．部屋に蚊を入れないために空調機や網戸を設置する．外出時には長袖，長ズボンを着用する．流行地に入って3〜4日後から，クロロキン300 mgを週に1回予防内服し，熱発作を抑える．予防内服は流行地を離れてからも6週間は継続しなければならない．

流行地よりマラリアを駆除するための集団的対策には，屋内壁面に殺虫剤を散布し，侵入した蚊を殺滅し，沼沢地や溝のかんがいや排水により蚊の生息地をなくす対策と，発熱患者の発見，検査，治療を徹底させ，感染源を消失する対策の両者が並行して行なわれる．

バベシア *Babesia* spp.
病名：**バベシア症** babesiosis, piroplasmosis

> 分布と疫学　バベシアは家畜や野生の哺乳動物に寄生する胞子虫類，ピロプラズマの仲間の原虫であり多くの種類がある．世界的に分布し，特にウシやイヌに被害を与えることから獣医学関係で重要視されている．ヒトへの感染は1957年にユーゴスラビアで最初の人体感染例が報告されて以来，アメリカやヨーロッパで数十例の報告がある．日本においても最近2〜3例の感染が報告されている．

> 形態　大きさは種によりさまざまであるが，2個の長径にして1.5〜5 μmの洋ナシ状のメロゾイトが赤血球内で「ハ」の字状に観察される．

> 生活史　マダニの吸血時に宿主体内に侵入したスポロゾイトは赤血球内で二分裂により増殖し，メロゾイトとなる．成熟メロゾイトは赤血球を変えながら，無性生殖（二分裂）により増殖する．マダニの吸血時，マダニ体内に侵入したスポロゾイトの一部は中腸腺細胞に侵入し，有性生殖を行う．形成されたキネートは卵巣内の卵に侵入し，やがて次世代のマダニ体内で形成されたスポロゾイトが唾腺に集合し，吸血時新しい宿主に感染する．ヒトでの感染もマダニ（わが国では**フタトゲチマダニ**が重要媒介種）の偶発的な吸血による．

> 症状　多くの感染者は無症状の保虫者であるが，時に発熱，悪寒，貧血，食欲不振，筋肉痛が現れ，軽度の肝腫大や脾腫の出現も見られる．

> 検査　マダニに刺されてから2〜4週間後に作成した血液塗抹標本より虫体を検出する．

トキソプラズマ *Toxoplasma gondii*
病名：**トキソプラズマ症** toxoplasmosis

> 分布と疫学　世界に広く分布する．日本でも一般的であり，抗体陽性率でみると1970年代には東京で25％の妊婦が抗体陽性であったが，最近では減少の傾向がみられている．また日本各地のブタ，イヌ，ヤギなどの筋肉から10〜30％の率で嚢子が検出され，子ネコの約1％にオーシストが見いだされている．

> 形態　タキゾイト（急増虫体，4〜7×2〜3 μm）は中間宿主の細胞内で分裂増殖している時期の虫体で，後方は鈍円，先方はやや尖った半月形を呈する．中央に大きな核が認められる．慢性感染になると抗体の影響を受けにくい筋肉や脳で嚢子（直径20〜100 μm）が形成される．嚢子は球形で被膜に覆われ，内部に形態的にはタキゾイトと同じであるが，内部出芽によりゆっくり増殖するブラディゾイト（緩増虫体）を多数蔵する．ネコの糞便とともに排出され，外界で発育した成熟オーシスト（12×10 μm）はなかに8個のスポロゾイトを生ずる（図2.15）．

タキゾイト　　　　　　オーシスト　　　　　　　囊子

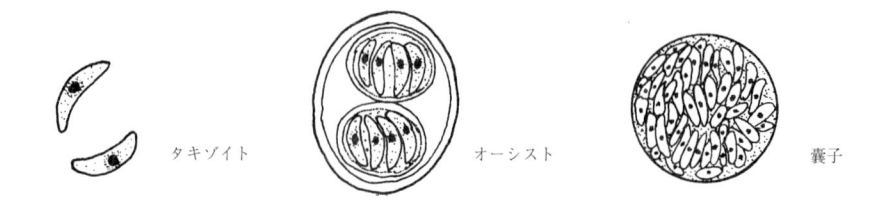

図2.15　トキソプラズマ

感染と生活史　図2.16に示すように，ネコがタキゾイト，囊子あるいはオーシストを摂食すると，初感染の場合にはその腸管上皮細胞で有性生殖を行い，1〜3週間糞便内にオーシストを排出する．成熟オーシストをヒトやネズミなどの中間宿主が経口摂取すると，タキゾイトとなり内部出芽により増殖する．慢性感染になると筋肉や脳で囊子が形成され，別の動物に摂食される機会を待つ．ネコ科の動物が終宿主，**ヒト，ブタ，ネズミ**など200種以上の哺乳類や鳥類が中間宿主となる．ヒトへの感染には後天感染と先天感染の両者がある．輸血，臓器移植，実験中の事故により目，鼻，皮膚の傷口などから多量のタキゾイ

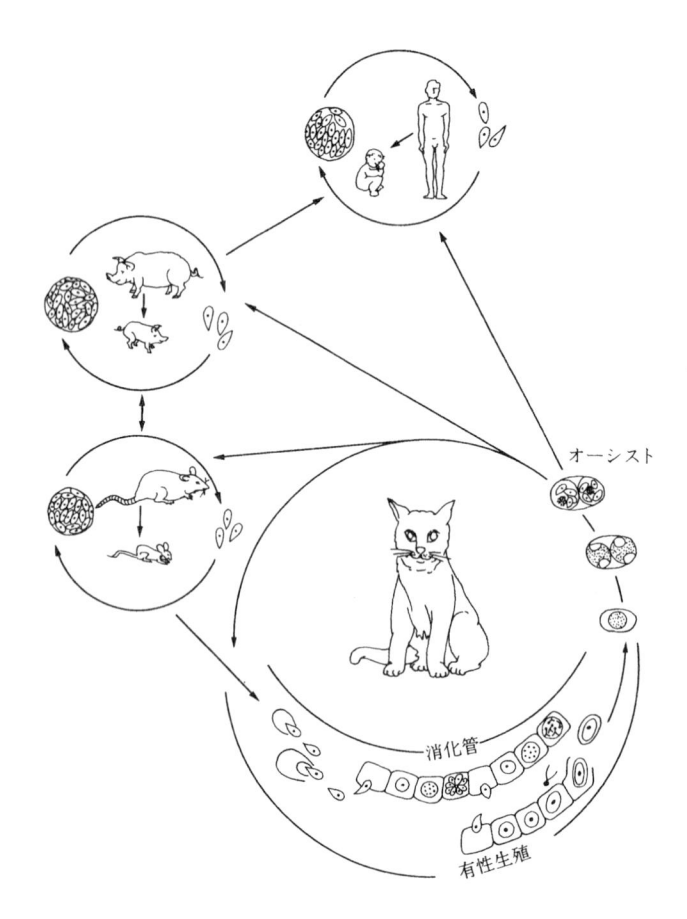

図2.16　トキソプラズマの生活史

トが侵入すると急性感染を起こす．ブタやヒツジの肉などを生で食べて嚢子を摂取すると，遊離したブラディゾイトが腸管壁から侵入し，感染する．ネコの糞便中のオーシストを経口摂取すると，スポロゾイトが腸管壁から侵入し，感染する．また妊婦がトキソプラズマの初感染を受けると，流血中に虫体が出現する虫血症を起こし，これが胎盤を通って胎児に移行し，先天性トキソプラズマ児を分娩する．

症状　正常なヒトが感染した場合，抗体陽性になっても不顕性感染となることが多い．しかし小児が感染した場合には成人よりも発症しやすい．また白血球，AIDS，がん治療，免疫抑制剤の投与などで免疫能が低下すると顕性化し，リンパ節炎，発熱，網脈絡膜炎，トキソプラズマ脳炎などの症状を呈する．妊娠中の母体が初感染を受けると，母体は無症状に経過するが，タキゾイトが胎盤を通って胎児に移行し，先天性トキソプラズマ症を起こすことがある．免疫機能の未発達な胎児では発症率が高く，したがって，妊娠前期の感染では感染率は低いが発症率は高く，妊娠後期の感染では胎児への移行率は高いが発症率は明らかに低い．先天性トキソプラズマ症の4大徴候として網脈絡膜炎，水頭症，脳内石灰化像，精神・運動障害があげられる．これらの患児の12％が4年以内に死亡するといわれるが，生存者でも後遺症を残すことが多い．生まれたときには外見上正常であっても，数年後に眼疾患や精神発育障害が生じてくることがある．

診断
虫体の検出：脳脊髄液の沈渣やリンパ節組織など被検者の生検材料の塗抹標本より虫体を検出する．またこれら生検材料をマウス腹腔に接種し，さらに数代にわたり盲目継代接種し，原虫を増殖させたマウス腹水より虫体を検出する．この方法で虫体が検出されれば確実であるが，虫体検出の困難な場合が多い．

免疫診断法：間接赤血球凝集反応，ラテックス凝集反応，間接蛍光抗体法，酸素抗体法，色素試験など種々の方法が用いられている．色素試験が最も信頼性の点で優れているが，アクセサリーファクターとして用いられるヒト血清の入手が困難であり，実用的でない．しかし不顕性感染の多いことから，抗体価が高いからといってトキソプラズマ症と断定することは危険であり，血清反応の結果はあくまで参考資料と考えるべきである．

治療　第一選択薬としてファンシダールが用いられる．この薬剤はタキゾイトに有効であるが，嚢子には効かない．

2.5　繊毛虫類・酵母様真菌類

大腸バランチジウム　*Balantidium coli*

分布　世界各地に分布する．ブタの感染率は高いが，ヒトへの感染はあまり報告がない．

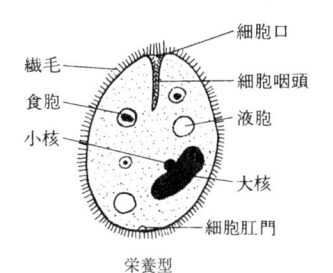

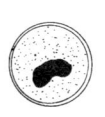

図2.17　大腸バランチジウム

|形態| 人体寄生原虫のなかで最も大型のものである．栄養型(50〜85×40〜60 μm，図2.17左)は長楕円形で体表は繊毛で覆われる．細胞内小器官として口器，排泄口，大核，小核，食胞，収縮胞などが観察される．嚢子(45〜65 μm，図2.17右)は球形で，内部に1個の虫体が含まれる．

|生活史| 嚢子がブタやヒトに経口摂取されると，腸管内で脱嚢し，大腸に寄生する．この原虫は生活史の過程で接合を行い，これによって核物質の一部を交換し活力を得ているといわれているが，詳細は不明である．

|症状| 大腸腔に寄生しているが，ときに組織に侵入し，腸管に潰瘍を形成し，赤痢様症状を起こすことがある．日本での症例はいまだ数例に過ぎない．

|診断| 糞便検査により下痢便からは栄養型が，有形便からは嚢子が検出される．混入しているゾウリムシなど自由生活の繊毛虫と混同しないよう注意が必要である．

ニューモシスチス・イロヴェチ　*Pneumocystis jirovecii*

病名：**ニューモシスチス肺炎**　Pneumocystis pneumonia

|分布と疫学| 広く世界各地でニューモシスチス肺炎の報告がある．アメリカでは1955年に第一例の報告後，多数の患者が報告されている．日本では1961年に第一例が発見され，抗がん化学療法や免疫抑制剤の普及とともに急増し，1961年から1985年のあいだに1,143例の症例が登録されたが，その90％以上が免疫抑制剤投与中の発症であることが報告されている．このように平素は無害で常在菌として存在しているものが，宿主の免疫不全に乗じて増殖し，病原性を発揮する疾患を日和見感染という．以前は原虫類に属していたが，遺伝子解析の結果，酵母様の真菌の一種（子嚢菌門タフリナ菌亜門）であると判明した．

|形態| 栄養型(2〜10 μm)はアメーバ状で，ギムザ染色標本では淡青色の細胞質と赤色点状の核が認められる．嚢子(4〜6 μm)は球状で，成熟嚢子では内部に8個の円形またはバナナ形の嚢子内小体が認められる．

|生活史| 栄養型や嚢子が咳やくしゃみの際に感染する飛沫感染が主である．寄生部位は肺である．増殖法として二分裂，内部出芽および有性生殖が観察されている．

|症状| 発症の初期にはしばらくのあいだ空せきや息苦しさが続く．突然38〜40℃の発熱があり，呼吸困難となり，チアノーゼを示し，呼吸不全に陥る．

|診断| 喀痰，気管支洗浄液，あるいは経皮的に採取した肺浸出液より虫体を検出することが最も確実な診断法である．胸部X線像では磨りガラス状陰影が特徴的である．

|治療と予防| ST合剤，ファンシダール，ペンタミジンが有効である．免疫不全患者や免疫抑制療法中の患者にこれらの薬剤を予防薬として定期的に投与することにより，カリニ肺炎の発生を防ぐことも可能である．

3. 人体寄生蠕虫類

3.1 総論

　　蠕虫類とは，左右相称，体が前後に延び，節足動物のような関節肢がなく，神経系が軟体動物のように分化していない下等動物の総称であり，腸管に限らず，各種の臓器に寄生する線形動物，扁形動物，鉤頭虫などの内部寄生虫はすべてこの仲間に含まれる．また，寄生種のみでなく自由生活種も包含して用いられている．したがって，蠕虫類という名は動物自然系統分類上の名でなく，人為的な分類名である．人体に寄生する蠕虫類を扱う学問を人体寄生蠕虫類学(医寄生蠕虫学)という．

3.1.1 基本構造

　　寄生蠕虫類の特徴は，その形態が寄生生活に適応できるようにある器官は退化したり，ある器官は新しく出来たり，変形したりしていることである．たとえば宿主の消化管に寄生するものであるなら，食物とともに流されないように固着器官として吸盤や鉤を有している．線形動物の線虫類のように円筒状で雌雄異体のものもあれば，扁平で葉状をした吸虫類や，さなだひも状で多数の体節からなる条虫類のように雌雄同体のものもある．これらの蠕虫類は嫌気性の場所で生活し，かつ養分も豊富であるため，消化器官の退化が顕著であり，とくに条虫類のようにこれを欠いて体表より養分を吸収しているものもある．

　　これに対して生殖器官は異常に発達しており，吸虫類(住血吸虫類は雌雄異体)では1虫体内に雌雄の生殖器を有している．条虫類では各片節に雌雄の生殖器を備えており，少ない種(エキノコックスなど)では数片節にすぎないが，多い種(日本海裂頭条虫など)では数千の片節がある．一般に蠕虫類は有性生殖を行うが，ある種の線虫類(糞線虫)は単為生殖を，またある種の吸虫類や条虫類では幼虫時にも幼生生殖を営む．

3.1.2 生活史と感染

　　線虫類の回虫や蟯虫のように比較的簡単な生活史を有する種類から，吸虫類のように中間宿主を必要とする複雑な種類まである．蠕虫類の生活史を大きく分けると次のようになる．

1) **全生涯をほとんど寄生生活するもの**：産卵時の虫卵は卵細胞であるが，数時間後には卵内は幼虫にまで発育して感染能力をもち，ヒトに経口摂取されたのち，腸管内で孵化し，徐々に下降し成虫となる(蟯虫)．または，産卵時の虫卵は単細胞期であるが，糞便とともに外界に出た虫卵は発育し，幼虫包蔵卵となりヒトに経口摂取されたのち，腸管で孵化し，ある種は体内移行後成虫に，あるいはそのまま下降しながら発育し，成虫になる(回虫，鞭虫)．

2) **発育の途上で一時期自由生活をするもの**：産卵時は数個の卵細胞の虫卵が，外界で発

育後孵化し，ラブジチス(R)型幼虫，さらに2回脱皮してフィラリア(F)型幼虫(感染幼虫または被鞘幼虫)となり，ヒトに経口あるいは経皮感染する(鉤虫，東洋毛様線虫，糞線虫).

3) **発育の途上で中間宿主を必要とするもの**：アニサキス類はサバやイカなどの魚介類が待機宿主となる.

中間宿主を1つ取るもの：媒介昆虫を取るもの(糸状虫類，小形・縮小・瓜実条虫)
　　　　　　　　　　　淡水巻貝を取るもの(広東住血線虫，住血吸虫類，肝蛭)
　　　　　　　　　　　海産甲殻類を取るもの(アニサキス類)
　　　　　　　　　　　哺乳類を取るもの(有・無鉤条虫，単・多包条虫)
中間宿主を2つ取るもの：大部分の吸虫類，擬葉目条虫類，顎口虫類

4) **全生涯寄生生活をするもの**：終宿主と中間宿主とが同一個体である(旋毛虫)

3.1.3 栄養摂取

蠕虫類は栄養豊富な場所に寄生しているため，一般的に消化管の発達は悪いか，退化している．線虫類や吸虫類は消化管を備えているので，宿主の血液，粘液，上皮細胞などを摂取しているが，条虫類は消化管をもたないので，体表面の外皮にある外皮微小毛とよばれる無数の微小な突起から宿主により消化された栄養物を吸収し，取り入れている．

3.1.4 生　殖

線虫類は雌雄異体であるが，吸虫類や条虫類は雌雄同体(住血吸虫類は雌雄異体)である．線虫類は通常1個の虫卵からは1匹の成虫にしかならないが，吸虫類や一部の条虫類(多頭条虫，単包条虫，多包条虫)では幼生生殖を行い，その数を増やし，種類によっては1個の虫卵から数千，数万匹の虫体になる．

3.1.5 代表的人体寄生蠕虫類の分類

線形動物門 Phylum Nemathelminthes
　線虫綱 Class Nematoda
　　　ファスミド亜綱 Subclass Phasmidia：回虫，糞線虫，鉤虫，広東住血線虫，顎口虫，糸状虫など
　　　アファスミド亜綱 Subclass Aphasmidia：鞭虫，旋毛虫など
　類線虫綱 Class Nematomorpha
　　　鉄線虫目 Order Gordiacea
扁形動物門 Phylum Platyhelminthes
　吸虫綱 Class Trematoda：肝吸虫，肺吸虫，日本住血吸虫，横川吸虫など
　条虫綱 Class Cestoda：日本海裂頭条虫，無鉤条虫，エキノコックス，小形条虫など
鉤頭虫門 Phylum Acanthocephala：大鉤頭虫，鎖状鉤頭虫など

4. 線虫類

4.1 総論

　体は糸状あるいは円柱状の虫で,現在約50万種類が知られ,その大部分は海水中,淡水中あるいは土壌中で自由生活をしている.寄生生活を営む種は約8万種といわれ,そのうち人体に寄生するものとして約50種が知られ,日本および世界的に問題となっている種類も多い.線形動物は,線虫綱と類線虫綱(鉄線虫目 Gordiacea と游線虫目 Nectonematoidea)の2綱に分けられるが,ヒトに寄生のものはそのほとんどが線虫綱に属する.しかし,一部鉄線虫目の *Gordius* 属の虫体で,ヒトに寄生する種が知られている.

4.1.1 一般形態(図4.1)

　線虫はその名のように糸状あるいは円柱状で細長く,小さい虫体は数ミリから,大きい虫体ではヒトの皮下に寄生するメジナ虫の雌のように,1m以上に達する種類まである.

　体壁は外皮(角皮),角皮下層および筋層からなり,擬体腔を形成している.擬体腔内は漿液により満たされて,このなかに消化管,生殖器などがある.体表はケラチンからなる

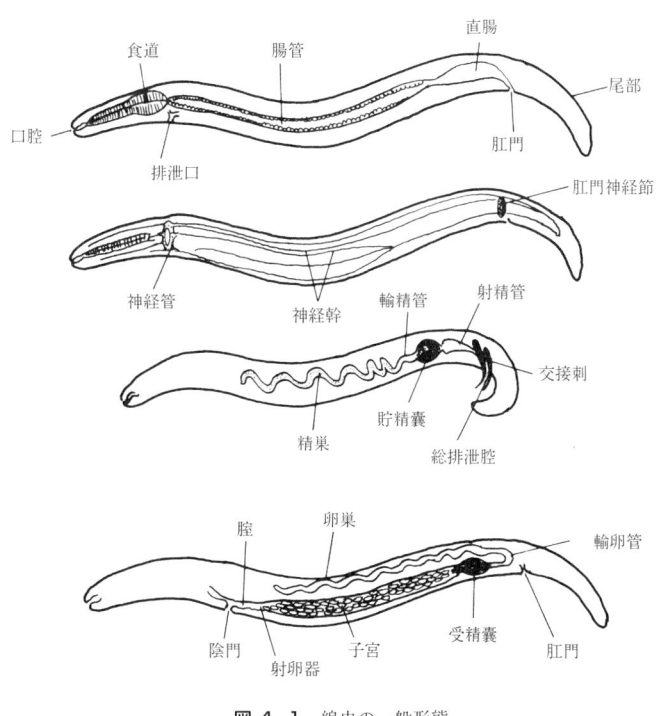

図4.1 線虫の一般形態

クチクラ(角皮)で覆われ，さらにその下層は角皮下層および筋肉からなる．

　線虫の体は生鮮時には白色，乳白色，淡紅色や鮮紅色を呈する．一般に雄は通常雌より小形でその尾端は曲がっているものが多い．さらに交接囊(のう)，生殖乳頭などの付属器官を備えているために雌との区別がつきやすい．体表はなめらかなものが多いが，突起その他の付属物(棘，翼，交接囊，各種の乳頭，前肛吸盤，ファスミド，コルドン，頭球)を有すものもある．体の腹面正中線上には排泄口，肛門，陰門(雌性生殖口)が開く．

　消化系は図4.1に示すように口腔，食道，腸管，直腸，肛門からなる．口には回虫や蟯虫のように3個の口唇に囲まれているものや，鉤虫のように口腔(口囊)をもち，そのなかに歯牙や歯板をもっているものもある．食道は筋肉性のものと角皮性のものがある．鞭虫や旋毛虫などは巨大な細胞がじゅず状に並びスティコソームを形成し，種の特徴となっている．また食道の後端が球状に膨大し食道球を形成する種(蟯虫(ぎょうちゅう))もある．胃は通常みられないが，アニサキスの仲間では胃や胃盲囊を備える．腸管はまっすぐにのびる単管で，後端部は角皮に覆われた直腸に続き肛門に終わる．雌は独立した陰門と肛門をもつが，雄は射精管が開口して総排泄腔となっている．

　神経系は発達が悪く，神経の中枢は食道を囲む神経環でそこから前方と後方へ6本の神経幹が走り，所どころに神経節およびそれから出る神経繊維からなる．特殊な感覚器官として体前端部に1対のアンフィッドと称する器官が，また肛門後方の1対の乳頭上にファスミドと称する器官がある．

　生殖器は通常雌雄異体であるが，土壌線虫には雌のみの種類もある．雄性生殖器系は単管構造で精巣に始まり輸精小管，輸精管を経て貯精囊となる．射精管は交接刺を伴い総排泄腔に開く．また交接囊，副交接刺，テラモンなどを有する(図4.1)．雌性生殖器系は鞭虫や旋毛虫のように単管構造のものもあるが，一般的には1対からなる．卵巣から始まり輸卵管，受精囊，子宮へと続きそれぞれの子宮は合流して膣となり陰門に開く．陰門は肛門とは別に開口している．

4.1.2　寄生部位

　線虫の寄生部位は幼虫と成虫では異なり，部位別に次のように分けることができる．

1) **腸管内成虫寄生**：ヒトを固有宿主とし，その腸管内に成虫が寄生している(回虫，鉤虫，鞭虫，蟯虫，東洋毛様線虫，糞線虫など)
2) **組織内成虫寄生**：ヒトを固有宿主とし，腸管以外の組織に成虫が寄生している(バンクロフト糸状虫，回旋糸状虫，メジナ虫など)
3) **組織内幼虫寄生**：ヒトが非固有宿主である幼虫が，ヒトに感染すると，成虫にまで発育しないで幼虫のまま腸管以外の組織に寄生する(イヌ回虫，イヌ糸状虫，広東住血線虫，顎口虫，アニサキスなど)

4.1.3　生活史

　線虫の生活史は簡単なものから中間宿主を必要とする複雑なものまで，その生活史は種類によりさまざまである．大きく中間宿主(媒介昆虫を含む)を必要としない種類と必要とする種類とに分けることかできる．

1) 中間宿主を必要としないもの
   a) 糞便とともに卵または幼(子)虫は外界に出て，そこで生活し，一定の発育後宿主に経口または経皮的に感染し，消化管で成虫となるもの(回虫，鞭虫，鉤虫)
   b) 成虫は宿主の腸管に寄生し，産出された幼虫は同一宿主の筋肉内に寄生し，生涯宿主の体外に出ないで生活するもの(旋毛虫)
   c) 成虫の母虫だけが宿主の消化管に寄生し，単為生殖を行い，糞便とともに外界に出た幼虫は，そこで一定の発育後，経皮感染し，消化管で雌成虫となる．雄は外界で生活している(糞線虫)

2) 中間宿主(媒介昆虫)を要するもの
   a) 糞便とともに外界に出た虫卵は，適温下で発育し，孵化後幼虫は中間宿主に捕食され，その体内で第3期幼虫にまで発育し，終宿主がこれを経口摂取して消化管で成虫となる(アニサキス類)
   b) 糞便や尿とともに虫卵は外界に出て，その後虫卵は中間宿主に捕食され，その体内で第4期幼虫にまで発育し，終宿主であるヒトや動物がこれを経口摂取して感染し，各種臓器で成虫となる(腎虫，旋尾線虫類)
   c) 宿主の血中に産出された幼虫は中間宿主の吸血昆虫に吸引されて，その体内で感染幼虫にまで発育し，終宿主であるヒトや動物へは吸血昆虫の吸血の際感染幼虫が侵入し，組織内で成虫となる(糸状虫類)
   d) 2種類の中間宿主を必要とするもの(顎口虫類)

4.2 消化管寄生の線虫類

4.2.1 回虫類

■ 回虫　*Ascaris lumbricoides*（round worm）

病名：回虫症 ascariasis

[分布と疫学]　世界中，とくに開発途上国に広く分布し，感染者は9億人ともいわれる．日本では第二次世界大戦前後は多くの感染者がみられたが，その後は肥料に人糞を使用しなくなったことや水洗便所の普及などにより急激に減少した．しかし現在，有機栽培農業や海外からの生鮮野菜の輸入などにより増加の傾向にある．

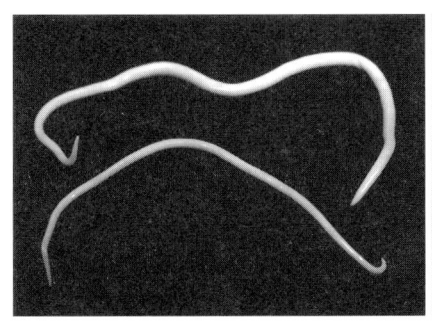

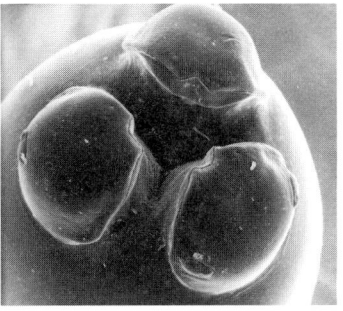

図4.2　回虫の成虫（左）と頭部（右）
左：上が雌，下が雄，右：3つの口唇よりなる（故 菊池 滋博士の厚意による）

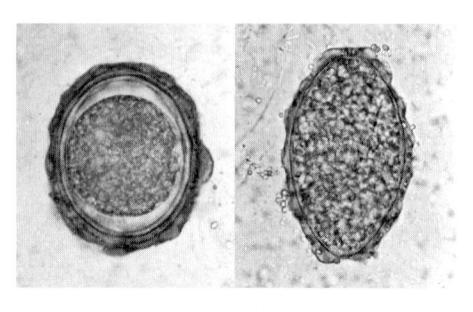

図 4.3 回虫の虫卵
a：受精卵，b：不受精卵

[形態] 消化管寄生線虫類のなかでは最も大きく（図4.2），頭部には3個の口唇がみられ，これらの口唇には小さい感覚乳頭を有する．雄（体長15〜31 cm × 2〜4 mm）は尾の先端が鈎状に屈曲し，この部に総排泄腔と2本の交接刺がみられる．雌（体長20〜35 cm × 3〜6 mm）は雄より大きく，体前端より1/3付近に輪状の絞作（交接輪）がみられる．この部に陰門が開口する．糞便内に出現する虫卵（図4.3）には受精卵と不受精卵があり，それぞれの構造は著しく異なる．受精卵は短楕円形（50〜70 × 40〜50 μm）で，子宮内の卵は無色であるが，糞便内の卵はタンパク膜が胆汁によって黄あるいは黄褐色に着色されている．卵殻は厚くその表面は粘着性のタンパク膜で覆われている．卵内は1個の卵細胞からなり，卵細胞と卵殻に三日月形のすきまがある．雌1匹1日当たりの産卵数は20〜30万個である．不受精卵（85〜95 × 40〜60 μm）は長楕円形または不正形で，卵殻もタンパク膜も受精卵のそれと比較して薄く，卵内は大小不同の油滴状の顆粒がつまっている．比重は受精卵が1.09〜1.171に対して不受精卵は1.16〜1.25である．

[感染と生活史] 感染は野菜などに付着した感染幼虫包蔵卵の経口摂取による．糞便とともに外界に出た受精卵は好適温度（25〜30℃）と好適湿度下で，約2〜3週間で卵殻内に感染幼虫を形成する．この幼虫包蔵卵は野菜などに付着してヒトに経口摂取されると，十二指腸で孵化する．孵化した幼虫は腸壁内に入り，腸間膜の血管やリンパ管内に入り，肝臓，心臓を経て肺に到達する．さらに幼虫は肺胞内に侵入し，ここで数日間留まり，2回脱皮して第4期幼虫となり（体内移行），気管を経て喉頭→咽頭→食道→胃→小腸に達し，最後の脱皮を行い成虫となる．感染から成虫にまで2〜3か月を要する．虫体の寿命は約1年である．寄生部位は小腸上部であるが，しばしば胃，胆管，虫垂突起などに迷入する．

[病理・症状] 回虫症は幼虫の体内移行時における障害として，高濃度感染では虫体の移行途上の肝・肺臓に障害を起こす．肝臓では肝小葉に線維化を，肺では炎症を起こし，呼吸困難，咳，ラッセル音，発熱が1週間ほど続き，好酸球増加が著明である（レフラー症候群）．成虫による障害は食欲不振・異常，嘔気，腹痛，栄養障害，倦怠感，下痢など種々の消化器症状がみられる．まれに成虫の迷入による虫垂炎，胆管寄生による肝虫症，虫体による閉塞性イレウスなどを起こす．

[診断] 確定診断は糞便中の虫卵検出による．この場合1日の産卵数が多いので直接塗抹法で十分である．雄のみや異所寄生例のときはX線や免疫学的検査法などの補助診断が有効になる．

[予防] 現在，日本では畑に糞尿を撒くことが少なくなったので問題はないが，開発途上

国などの流行地では糞尿の処理が重要である．また流行地では生野菜に付着した卵を経口摂取し，感染することが多いので，食物は熱処理を行うことが必要である．

ブタ回虫 *Ascaris suum*

ブタの小腸に寄生している．形態的には区別できないが，生態学的に異なる．まれにヒトの体内で成虫にまで発育することがあり，さらに回虫性肺炎の症例も報告されているので注意を要する（人獣共通寄生虫症を参照）．

4.2.2　鉤虫類 hookworms

鉤虫は古くは十二指腸虫といわれた虫で，口唇を欠き，口腔内に咬器を備え，宿主の小腸粘膜に固着して寄生する線虫である．ヒトに感染するのは主としてズビニ鉤虫，アメリカ鉤虫，セイロン鉤虫の3種で，そのうち前2種が重要である．

病名：**鉤虫症** ancylostomiasis．hookworm disease

ズビニ鉤虫 *Ancylostoma duodenale*

[分布と疫学]　広く世界中に分布するがとくにアジア，地中海沿岸などに多い．日本では，農村に多くの感染者がみられたが，近年は減少している．

[形態]　生鮮時の成虫は灰白色あるいは淡紅色で，体はやや腹側に湾曲している．また固定標本虫体はC字形をしていることが多い（図4.4）．口腔内に2対の歯牙をもつ．雄（体長 8～12 × 0.4～0.6 mm）の尾端は左右の側葉と背葉からなり，それぞれに肋のある交接嚢を備える．雌（体長 10～13 × 0.5～0.7 mm）は雄よりやや大きく，体中央よりやや後方には陰門が開口する．尾端は円錐状を呈す．虫卵（56～72 × 35～40 μm）は単楕円形，無色で卵殻は著しく薄く，1本の線のようにみえる．新鮮な糞便中から検出される虫卵内には通常4～8個の卵細胞を有する（図4.5）．しかし，夏期など気温の高い時期は外界で発育が進み，多細胞のものや幼虫にまでなっている虫卵もある．アメリカ鉤虫卵との区別

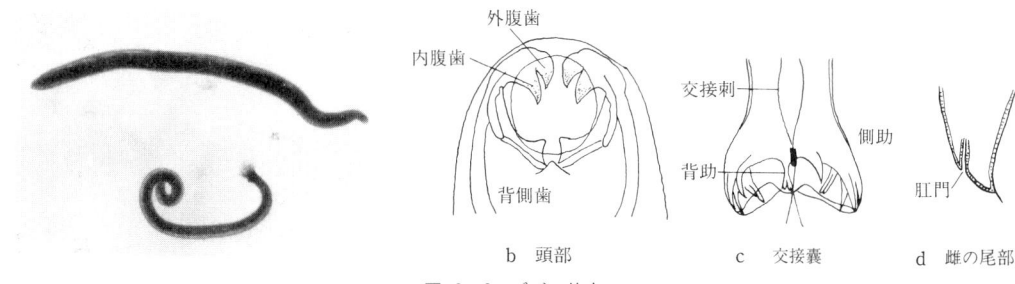

図 4.4　ズビニ鉤虫

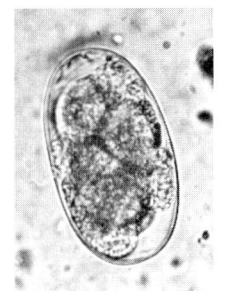

図 4.5　ズビニ鉤虫の虫卵

は困難であるため，両種の鑑別は培養法によりフィラリア型幼虫（F型幼虫）にして行う．

感染と生活史　糞便とともに外界に排出された虫卵は好適温度下（25～30℃）では1～2日で食道に2か所の膨大部をもったラブジチス(R)型幼虫となり，孵化する．R型幼虫は，さらに2回脱皮して食道が細長いF型幼虫（被鞘幼虫，感染幼虫，第3期幼虫）となり感染能力をもつ．感染はF型幼虫の経口摂取による．小腸に達した幼虫は小腸壁に侵入して2～3日そこに留まり，再び小腸管腔にもどり成虫になる．また，経皮感染により皮膚から侵入した幼虫は血行を介し肺に達し，数日間留まったのち，気管→喉頭→咽頭→食道→胃を経て小腸へ下行し，成虫となる．感染から約50日後に成虫となり雌虫は産卵を始める．

アメリカ鉤虫 *Necator americanus*

分布と疫学　世界中，とくにアフリカ，アメリカなどに広く分布する．日本では関東地方より南西地域に多い．

形態　ズビニ鉤虫によく似るが，固定標本虫体はS字あるいはΩ型をしている．口腔には1対の歯板を有すること，交接嚢の形態などでズビニ鉤虫と区別できる（図4.6）．

感染と生活史　ズビニ鉤虫と同様，外界でR型幼虫からF型幼虫まで発育した幼虫は，主として皮膚から侵入し，血管やリンパ管に入り血流やリンパ流を介して肺に到達する．ここで約1週間ほど留まり，気管から喉頭→咽頭→食道→胃を経て小腸に達し成虫となる．

症状
皮膚炎：経皮感染の場合にはF型幼虫の皮膚侵入箇所に点状皮膚炎が生じ，ときに水泡もでき，かゆみが強い（肥かぶれ）
若菜病：幼虫移行にともない起こるもので，汚染された若菜の一夜漬けを食べて1～2日後に，咽頭部のかゆみ，咳，嘔吐，悪心などの症状がみられる
成虫による消化器症状：小腸粘膜からの吸血による貧血とそれにともなう諸症状，すなわち顔面や眼瞼の蒼白，動悸，めまい，重症では爪の変形．土，木炭，生米などを食べる異味症がある．ズビニ鉤虫の吸血量はアメリカ鉤虫よりも多く，貧血などの病害も強い

診断　糞便内の虫卵を検出する．この場合，飽和食塩水浮遊法で検査するとよい．なお両種は虫卵での区別は困難であるので，虫卵培養法によりF型幼虫にまで発育させ鑑別する．

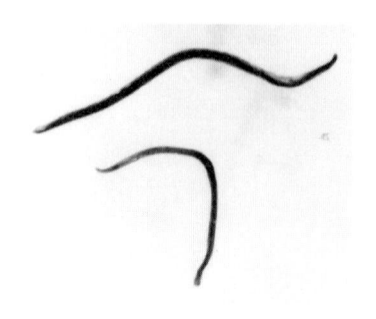

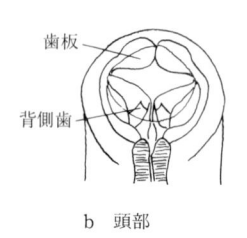

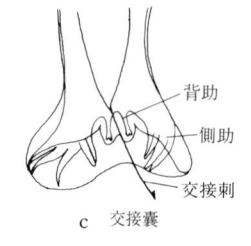

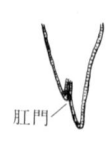

b　頭部　　c　交接嚢　　d　雌の尾部

図4.6　アメリカ鉤虫

4.2.3 その他の線虫類

■ 蟯虫 *Enterobius vermicularis*（pin worm）

病名：**蟯虫症** enterobiasis

[分布と疫学] 世界中，なかでも温帯の人口密集地に多い．現在の日本ではもっとも感染者の多い寄生虫で，とくに幼小児に多くの感染がみられる．

[形態] 白色で小形の細長い虫体，3個の口唇を備え，頭部にはよく発達した頭翼がある．雄（体長 2～5 × 0.1～0.2 mm）は小さく，尾部に尾翼があり，その先端は鉤状に屈曲した1本の交接刺がみられる．雌（体長 8～13 × 0.3～0.5 mm）は雄より大きく，尾端は鋭く尖っている（図 4.7）．虫卵（45～55 × 25～30 μm）は無色半透明で，前端はやや尖り，1側は直線状で他側は強く湾曲し，カキの種子状を呈する．卵殻は比較的厚く，ガラス様で粘着性に富む．卵内には2つに折れた形で運動している幼虫が見られる（図 4.8）．

[感染と生活史] 盲腸に寄生する成熟した雌成虫は，夜間，大腸を下行して肛門周囲や会陰部に約1万個の卵を産卵した後死滅する．これらの虫卵は数時間後には感染力をもつ幼虫包蔵卵になる．感染は卵が手指，下着，寝具などに付着したり，塵などを通じて経口摂取される．小腸で孵化した幼虫は発育しながら下行し，盲腸に達して成虫となる．感染から成虫までの期間は約6～7週間を要する．宿主の再感染抵抗性がなく，再感染はきわめて容易である．家族内感染，園内感染などが頻繁に認められる．

[症状] 蟯虫が肛門周囲を這いまわるときの不快感，かゆみなどのため，睡眠障害，神経過敏など**蟯虫性神経症** pinworm neurosis を起こす．まれに女性では虫体が腟に侵入し，腟炎や膀胱炎の原因になることもある．さらに肺や肝臓などに肉芽腫を形成したり，虫垂炎の誘因の1つともなる．

[診断] 糞便中から虫卵の検出されることはまれで，肛囲に産出された虫卵を検出する．起床直後にセロファンテープを利用して採取する肛囲検査法がよい．セロファンテープ法で検査した場合は気泡とまぎらわしい．検出率を高めるため3日以上連続して検査するのが望ましい．

[予防] 虫卵が手指や下着に付着するので，手指を清潔にし，爪を切って虫卵の付着を防ぐ．下着や敷布はよく洗い直射日光にあてる．家族内感染や集団内（幼稚園，学校）の感染が多いので，集団検査と集団駆虫を行うことが望ましい．

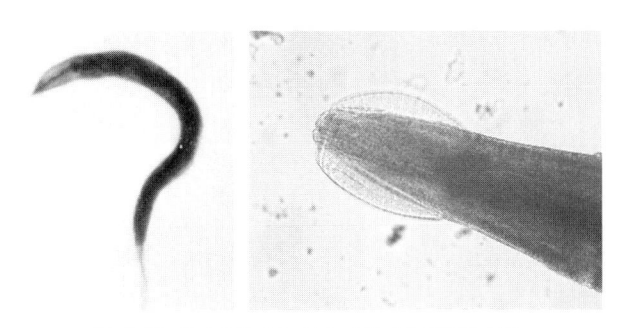

図 4.7 蟯虫の雌成虫（左）と雄成虫の頭部（右）

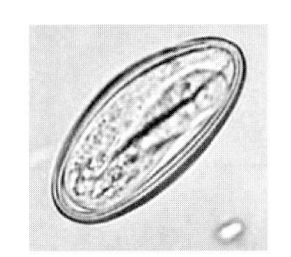

図 4.8 蟯虫の虫卵

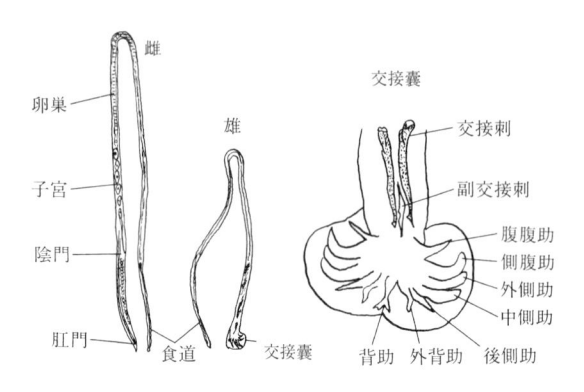

図4.9 東洋毛様線虫の成虫（左）と雄の交接嚢（右） 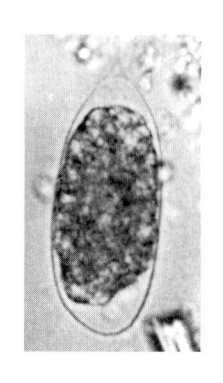　　**図4.10** 東洋毛様線虫の虫卵

■ 東洋毛様線虫 *Trichostrongylus orientalis*

〔分布と疫学〕　中国，韓国，台湾など極東地域に分布する．日本では鉤虫が南西部に分布するのに対して本虫は東北や北陸地方など日本海側の農村部に多い．

〔形態〕　成虫はきわめて細く，肉眼では毛糸くずのようにみえる．雄（体長 3～5 × 0.09 mm）は特有な交接刺と交接嚢をもつ．雌（体長 5～7 × 0.08～0.09 mm）の陰門は体後方に開口する（図4.9）．子宮内には1列に15～20個の虫卵が入っている．虫卵（90～95 × 43～45 μm）は鉤虫卵に似るがそれより大きい．短軸に対してわずかに非対称的な砲弾型で無色，卵殻は薄いが鉤虫卵のそれよりは厚い．卵内は細胞が16～32個くらいに分裂してブドウの房状となり，桑実期卵となっている（図4.10）．

〔感染と生活史〕　糞便とともに外界に排出された虫卵は，外界で孵化し，1週間ほどでF型幼虫となる．F型幼虫は鉤虫のそれに似るが，腸管の細胞が明瞭で，その管腔も特有で稲妻型を呈する．感染はF型幼虫の経口摂取による．幼虫は体内移行せずに小腸内で発育し，20日前後で成虫となる．

〔症状〕　少数感染例では無症状であるが，多数寄生例では腹痛，悪心，下痢や一過性の好酸球増加が認められる．

〔診断〕　鉤虫症の診断を参照．また本虫は寄生部位が十二指腸部であるから，十二指腸液からも虫卵が検出される．

■ 鞭虫 *Trichuris trichiura*（whip worm）

病名：**鞭虫症** trichuriasis

〔分布と疫学〕　世界中に広く分布し，とくに開発途上国の農村部では，回虫とならび普通の寄生虫である．日本でも古くからよく知られている寄生虫の1つであるが，最近は回虫同様減少している．ニホンザルに高率に感染しており，サルから感染する可能性がある．

〔形態〕　図4.11に示すように成虫は鞭のような形をしている．雌雄ともに体の前端2/3は糸状で細長く，その内部には巨大な細胞がじゅず玉状に並び，スティコソームを形成し，その中を食道が走っているのが特徴である．雄（体長30～40 mm）の尾端は腹側に巻き，1本の交接刺を有する．雌（体長35～50 mm）は雄よりも大きく尾端は鈍円である．陰門

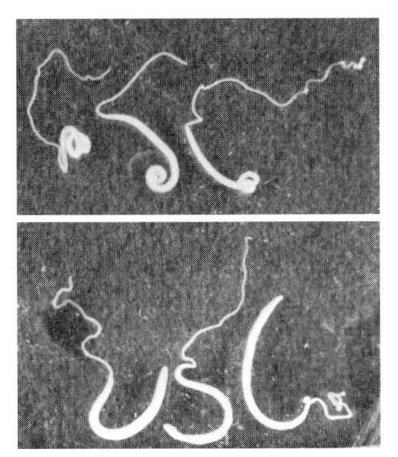

図4.11 鞭虫の成虫（上：雄，下：雌） 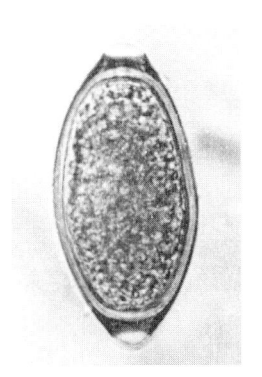　　**図4.12** 鞭虫の虫卵 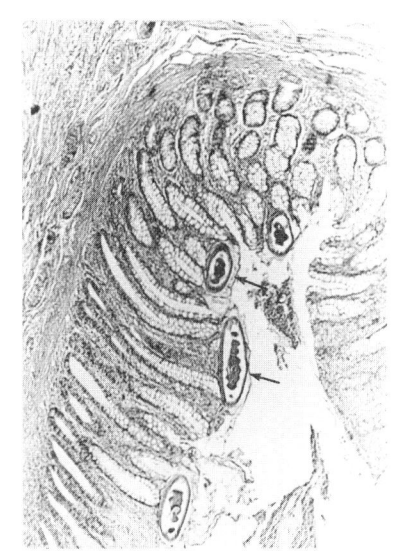　　**図4.13** 患者の盲腸に寄生している虫体（←印）

は膨大部が始まる部分にある．虫卵（50〜55×20〜30 μm）は「ビヤダル形」または「レモン形」で，黄褐色ないし褐色を呈する．卵殻は厚く両端に無色の特有な栓がある．卵内は回虫卵と同様多数の卵黄顆粒と1個の卵細胞からなる（図4.12）．

感染と生活史　糞便とともに外界に排出された虫卵は，好温湿度下では3週間ほどで卵内に感染能力を備えた幼虫が形成される．この幼虫包蔵卵を経口的に摂取すると感染する．虫卵は小腸で孵化し，幼虫は小腸粘膜に侵入して3〜10日間留まり，再び管腔に出て発育しながら下行し，盲腸や結腸の粘膜に寄生する．感染3か月で成虫にまで発育し，雌は産卵を始める．寿命は長く数年に及ぶ．

症状　少数感染では無症状であるが，多数感染では寄生部位の粘膜に炎症が起こり，充血，出血，糜爛を生じる（図4.13）．さらに病変が進行すると脱肛をきたす．慢性になると異食症，腹痛，貧血，下血などがみられ，ときには死亡する．

診断　糞便中より特有な虫卵を検出する．1日の産卵数が少なく，虫卵の比重が高いので，正確な診断をするためには，遠心沈殿法（MGL法，AMS Ⅲ法）による検査がよい．

糞線虫 *Strongyloides stercoralis*

病名：**糞線虫症** strongyloidiasis

分布と疫学　世界の熱帯・亜熱帯の湿潤な地方に広く分布する．日本では現在でも沖縄地方に濃厚に分布しており，とくに近年，ATL（成人T細胞白血病ウイルス）抗体陽性者や免疫不全者が本虫に感染すると重篤になることから問題になっている．

形態　寄生世代と自由世代の2つの生活史を有する．寄生世代の成虫は雌（体長2 mm）だけで，細長い食道を有する（図4.14a）．土壌中に生活している自由世代の成虫には雄（体長0.7 mm），雌（体長1.0 mm）があり，いずれも太く短かい食道をもつ．

感染と生活史　感染はF型幼虫の経皮感染と宿主の腸管壁や肛門皮膚からF型幼虫がそのまま侵入する自家感染がある．小腸粘膜内に寄生する雌は単為生殖により卵を産み，数

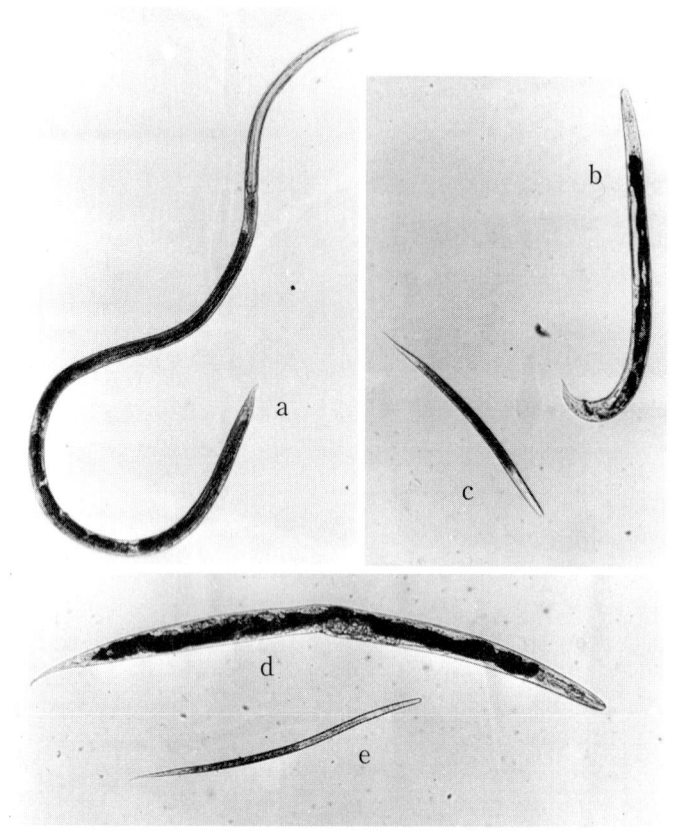

図4.14 糞線虫
a：寄生世代の雌成虫，b：自由世代の雄成虫，c：R型幼虫，
d：自由世代の雌成虫，e：F型幼虫
（長谷川英男博士の厚意による）

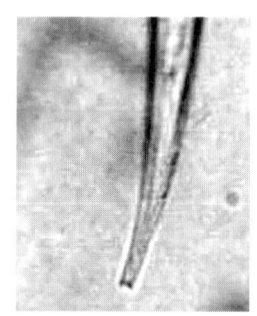

図4.15 糞線虫F型幼虫の尾端
尾端が切れこんでいる

時間後には卵内にR型幼虫が形成される．R型幼虫は小腸で孵化後，糞便とともに外界に排出される．外界に出たR型幼虫（図4.14c）は2～3日後には尾部に逆V字型切れ込みを有するF型幼虫となり（図4.14e，図4.15），ヒトに経皮感染する（直接発育）か，あるいはそのまま土壌中で4回脱皮して自由世代の雌雄の成虫（図4.14b, d）になり，産卵された虫卵はR型幼虫となり，さらにF型幼虫となってヒトに感染するか，そのまま発育して自由世代の成虫となる（間接発育）．R型幼虫は寄生世代と自由世代のいずれも形態や性質は同じで，環境条件に応じて直接発育か間接発育かを選択する．

　一方，R型幼虫が外界に出ずに腸管内でF型幼虫となり，そのまま寄生世代の雌成虫へ発育することもある．さらにR型幼虫が肛門周囲に付着してF型幼虫となり，肛門周囲の皮膚より再び経皮感染することもある．

　経皮感染したF型幼虫は血行を介して肺に到着し，肺胞より，気管→咽頭を経て小腸上部に移行，粘膜内に侵入し，2回脱皮後雌成虫になる．免疫不全などの基礎疾患をもつ場合には，小腸上部以外に小腸下部，胆管，肺，膀胱などにも寄生することがある．

症状 経皮感染した部位に搔痒感，幼虫移行による皮膚の線状発疹，幼虫の肺通過に伴う一過性の咳などの症状がみられることがある．成虫の小腸寄生では少数感染の場合には無症状のことが多い．しかし自家感染により多数の寄生が起こると腹痛，水様性下痢，全身倦怠などの症状が生じ，AIDS，ATL抗体陽性者など免疫不全者では，本虫が全身に播種することがあり，死亡例もある．

診断 糞便や十二指腸液中よりR型幼虫を検出する．さらに沪紙培養法や普通寒天平板培地培養法でF型幼虫を検出する．

予防 熱帯・亜熱帯地方を裸足で歩くのは危険である．また，感染者に対して免疫抑制剤，制がん剤投与を行うときは注意を要する．

■ **旋毛虫** *Trichinella spiralis*（trichina worm）

病名：**旋毛虫症** trichinosis

分布と疫学 世界中に広く分布するが，とくに北半球に多い．日本ではクマ肉の生食による患者の発生が青森県，北海道，三重県から報告されている．

形態 成虫は肉食獣（ライオン，クマ，ヒョウ，イヌ）や雑食獣（ヒト，ネズミ，ブタ）の小腸粘膜に寄生している．体はきわめて小さく，雄で体長1.4〜1.6 mm，雌は体長3〜4 mmである．雄の尾部には円錐形の交接囊が1対あるが，交接刺はない．雌では卵胎生であるため子宮内には幼虫が認められ，陰門は体前方に開口する（図4.16）．

感染と生活史 小腸内で雌成虫から産出された幼虫は，外界に出ることなく腸粘膜内に侵入し，血流やリンパ流を介して全身の横紋筋線維のなかに入り込み，図4.17にみられるような感染幼虫となり，やがて虫体全体は宿主側の線維性被膜によって囲まれ，その周囲に石灰沈着や好酸球の浸潤が起こる．日本での感染例はいずれも**ツキノワグマ**や**ヒグマ**などクマ肉の生食による．諸外国では主としてブタ肉（生ハムなど）での感染が多い．感染

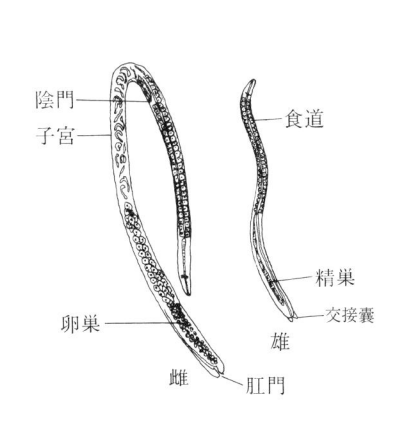

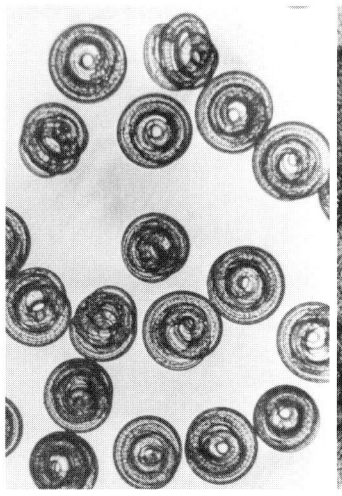

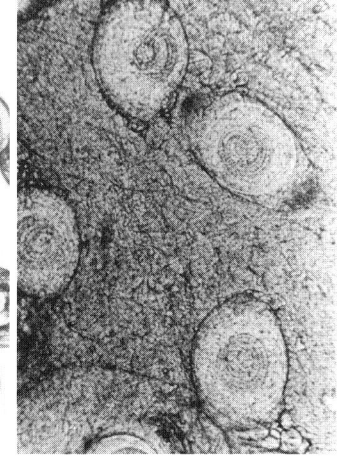

図4.16 旋毛虫の成虫

図4.17 旋毛虫の幼虫
a：筋肉内に被囊している幼虫，b：筋肉内より取り出した幼虫
（斎藤 奨博士の厚意による）

した幼虫は小腸上部で脱嚢し，腸粘膜内に侵入し，成虫となる．被嚢(感染)幼虫の寄生部位は咬筋，呼吸筋に多い．

症状　成虫による症状は，主に腸粘膜にカタル性炎症が起こるため下痢，血便などがみられる．幼虫による症状は筋肉への移行時に，顔面浮腫，筋肉炎による筋肉痛，呼吸困難，咀嚼困難，心筋炎などがみられ，ときには心不全により死亡することもある．

診断　筋肉の生検材料より幼虫を検出する(圧平法または消化法)．そのほか，初期では末梢血中の好酸球の増加が著明に認められ，免疫学的検査も有用である．

予防　獣肉(ことにブタ肉)の生食または不完全調理(燻製など)のまま食べることをさける．

4.3　血液および組織寄生線虫類

4.3.1　糸状虫類 filarial worms

糸状虫(フィラリア)は吸血性昆虫により媒介される一群の糸状の線虫で，リンパ管，結合組織，体腔に寄生している．母虫から産出された幼虫(**ミクロフィラリア**)は媒介昆虫の吸血の際取り込まれて，その体内で発育して感染幼虫となり，昆虫がヒトを吸血する際に感染する．ミクロフィラリアには末梢血中に定期出現性をもつ種類がある．

■ **バンクロフト糸状虫** *Wuchereria bancrofti*
病名：**バンクロフト糸状虫症** bancroftian filariasis

分布と疫学　熱帯から亜熱帯にかけて広く分布する．日本では以前は南九州から奄美，沖縄にかけて感染者がみられたが，撲滅対策の結果，現在新しい感染は起こっていない．しかし世界にはまだ2億人以上の感染者がおり，国際的に重要な寄生虫である．

形態　乳白色，木綿糸状で，成虫は雄(体長 40 mm)，雌(体長 80 〜 100 mm)ともに腋下リンパ管や鼠径リンパ管中に寄生しているが，まれに皮下，目，肺，乳房など異所寄生例もある．リンパ管内に産出された有鞘のミクロフィラリア(図 4.18)はやがて静脈血中に入る．ミクロフィラリアの形態は，種類により異なり，それぞれの虫種を鑑別する際の特徴になっている．鑑別の要点は鞘の有無，大きさ，固定時の曲がり方，尾部および頭部の体細胞核の配列，排泄口，生殖細胞，肛門などの距離関係で区別する．

感染と生活史　本虫の固有宿主はヒトのみである．末梢血中に出たミクロフィラリアは蚊(イエカ属，ヤブカ属，ヌマカ属，ハマダラカ属で，日本では**アカイエカやネッタイイエカ**が重要)の吸血時に体内に取り込まれ，中腸で脱鞘し，やがて幼虫は胸筋中に移動し，ここで2回脱皮をした後，感染幼虫に発育し，蚊の頭部や吻に集まり，吸血の際ヒトに侵入感染する．幼虫が侵入してから成熟するまで数か月から1年を要する．また，本虫のミクロフィラリアには定期出現性(ツルヌス)がみられる．昼間は肺の毛細血管中に潜んでおり，22時ごろになると末梢血中に出現する．しかし，サモア，フィジーなどの南太平洋諸島やフィリピンに分布する虫には定期出現性がみられない．虫体の寿命は4〜5年と考えられている．

形態　アレルギー性反応を示す急性期とリンパ管閉塞による慢性期とに分けられる．
急性期：ミクロフィラリアの死滅や虫体の代謝産物によるアレルギー性反応を主体とした

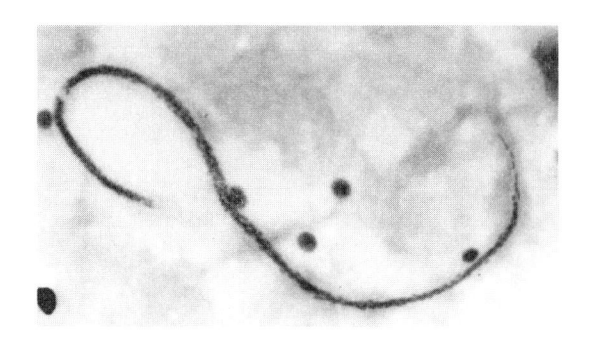

図4.18　バンクロフト糸状虫のミクロフィラリア

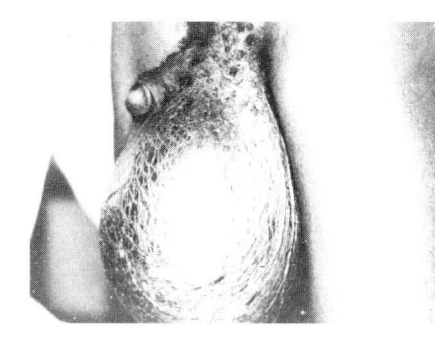

図4.19　陰嚢水腫

リンパ管炎やリンパ節炎が生じ，悪寒，熱発作（九州・南西諸島ではクサフルイ，クッツアとよぶ），鼠径部や陰嚢の疼痛を伴い，しばしばこれを繰り返す．

慢性期：リンパ系の閉塞が進行し，ミクロフィラリアが死滅すると，リンパ節に結合組織が増殖し，図4.19のような陰嚢水腫，乳糜尿，象皮病などの症状が現れる．

|診断|　末梢血液中のミクロフィラリアを検出する．血液中の幼虫密度の高い夜間（22時〜2時）に検査するとよい．また，昼間検査するときは誘発剤としてジエチルカルバマジンを服用させ，30分後に採血検査する．

|予防|　蚊の撲滅対策と，ミクロフィラリア陽性者をジエチルカルバマジンで集団治療するのがよい．

マレー糸状虫 *Brugia malayi*

病名：**マレー糸状虫症** malayan filariasis

|分布と疫学|　東南アジアから西南太平洋諸島，朝鮮半島，済州島，中国南部に分布する．日本ではかつて八丈小島に分布していたが，現在は絶滅した．

|形態|　バンクロフト糸状虫に似るが，雄（体長22 mm），雌（体長55 mm）ともに小形である．ミクロフィラリアでの区別は容易である．

|感染と生活史|　バンクロフト糸状虫と似るが，媒介昆虫が異なり，主としてヌマカ属の蚊で，ほかにハマダラカ属，ヤブカ属が媒介することもある．八丈小島での主要媒介昆虫は**トウゴウヤブカ**であった．本虫はヒト以外にネコ，サルにも感染し，人獣共通寄生虫症として知られている．

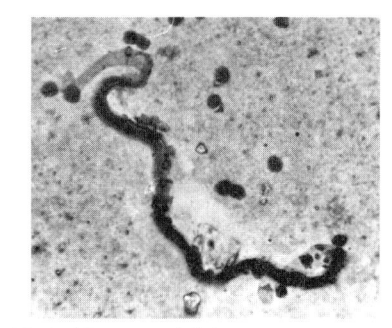

図4.20　マレー糸状虫のミクロフィラリア

|症状|　急性期におけるアレルギー症状が強く，皮膚の丹毒様の発赤，熱発作がみられる．慢性期には，乳糜尿や陰嚢水腫は原則として発現しないが，上下肢の象皮病はみられる．

|診断|　バンクロフト糸状虫に準ずる．本種も有鞘のミクロフィラリアであり（図4.20），流行の重なっている地域ではバンクロフト糸状虫のミクロフィラリアとの鑑別が必要である．

回旋糸状虫 *Onchocerca volvulus*（convoluted filaria）
病名：**回旋糸状虫症（オンコセルカ症）** onchocerciasis
　　　　（河川盲目症 river blindness, ロブレス病 Robles disease）

|分布と疫学|　　西アフリカから東アフリカおよび中南米（メキシコ，グアテマラ，コロンビアなど）に分布し，世界中で 1,800 万人以上の感染者がいる．

|形態|　　成虫は乳白色で絹糸様，皮下のオンコセルカ腫瘤のなかに，雄（体長 20～40 mm），雌（体長 30～50 cm）数匹が絡みあって寄生している．ミクロフィラリアは無鞘で，皮膚表層組織内に存在する．

|感染と生活史|　　媒介昆虫の**ブユ**の吸血の際に取り込まれたミクロフィラリアは胸筋に入り発育し，6～12 日間で感染幼虫となり，ブユが吸血する際ヒトに感染する．

|症状|　　図 4.21，図 4.22 に示すように成虫寄生部位の皮膚に腫瘤が形成され，遊出したミクロフィラリアの移動により皮膚に激しい掻痒感を伴った皮膚炎が生じ，皮膚の色素沈着，脱色素斑の生じることがある．ミクロフィラリアが眼球内に侵入すると，網膜の炎症，視力低下を起こし，ついに失明する．この症状をアフリカでは河川盲目症，中米では発見者の名にちなんでロブレス病とよぶ．

|診断|　　皮膚に存在するミクロフィラリアを検皮法により検出する．免疫学的検査法も実施されている．

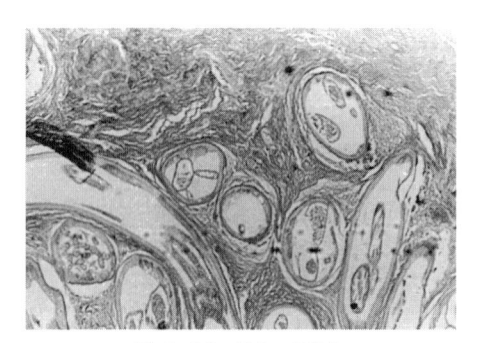

図 4.21　腫瘤の組織像

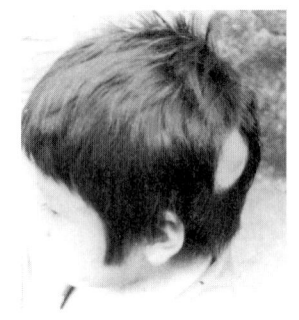

図 4.22　グアテマラの回旋糸状虫症患者

ロア糸状虫 *Loa loa*（eye worm）
病名：**ロア糸状虫症** loaiasis

　アフリカナイジェリアなどの中西部の熱帯雨林地帯に分布する．
　ヒトやサルの眼結膜や皮下に寄生し，**メクラアブ属**の *Chrysops dimidiata* により媒介される．雄（体長 30～40 mm），雌（体長 50～70 mm）は皮下を移動して，移動性の皮下腫瘤（一過性腫瘤またはカラバール腫瘤）が出現する．ミクロフィラリアは有鞘で主に昼間血中に現れる．

メジナ虫 *Dracunculus medinensis*
病名：**メジナ虫症** dracunchiasis

　中近東，アフリカに分布する．最近，日本でも 2 例報告された．成虫はヒトの皮下に寄生し，雄は体長 3～5 cm，雌は体長 80～120 cm である．**ケンミジンコ**が中間宿主とな

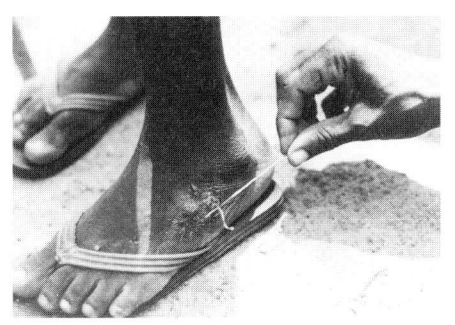

図 4.23 メジナ虫症の患者

る．主な症状は寄生部位の搔痒感，筋肉炎，皮膚の潰瘍などである（図 4.23）．
その他，ヒトに寄生する種として常在糸状虫 *Dipetalonema perstans*，イヌ糸状虫 *Dirofilaria immitis*，オザード糸状虫 *Mansonella ozzardi*，ウシの頸部鞘帯周辺に寄生する咽頭糸状虫 *Onchocerca gutturosa* などが知られる．

5. 吸虫類

5.1 総論

5.1.1 一般形態

　　吸虫類はすべて寄生生活を営み，形は一般に扁平葉状または舌状であるが，豆状（肺吸虫類），線虫様（住血吸虫類）を呈するものもある．口腔は前端にあり，これを囲んで口吸盤がある．体表はクチクラで覆われ種類により小棘がみられる．線虫のような体腔はなく柔組織よりなる．固着器官として吸盤（口吸盤，腹吸盤，生殖腹吸盤）や鉤をもつ．

　　消化器は図5.1aに示すように口腔に始まり，咽頭，食道と続き，腸管は左右に分かれ体側に沿って走行し，体後端で盲管に終わり，肛門はない．腸管は種類により樹枝状に分岐するもの（肝蛭類）や左右の腸管が途中で合流し，盲管に終わるもの（住血吸虫類，図5.1b）などがある．神経系の発達は悪く，1対の神経節が食道部にあり，そこからさらに神経幹が走行し，それらをつなぐ神経線維がみられるのみである．

　　排泄系は左右対称に分布する終末細胞（炎細胞）と，それにつながる細管（原腎管），集合管を経て，体後端の排泄嚢に集められ，排泄口より体外に排泄される．終末細胞の配列の様式は分類の重要な特徴となる（図5.1c）．

　　生殖器系は一般に雌雄同体であり，両性の生殖器を備えている．例外として住血吸虫類は雌雄異体である．雄性生殖器官は精巣（通常2個）に始まり，そこで形成された精子は小輸精管→輸精管を経て貯精嚢に貯えられる．貯精嚢の前部には毛状突起（陰茎）があり，これを囲んで前立腺がみられる（図5.1d）．雌性生殖器官は卵巣（1個）に始まり，卵巣からは輸卵管が出て，この管に卵黄腺からの卵黄輸管とラウレル管の2管が合流（この部に受精嚢をもつ種もある）して卵形成腔（周りにメーリス腺が囲んでいる）へと続き子宮→子宮口（生殖口）に終わる（図5.1e）．

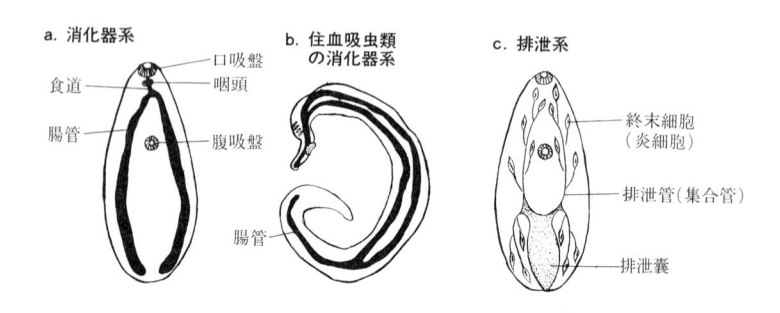

図5.1　吸虫の一般形態

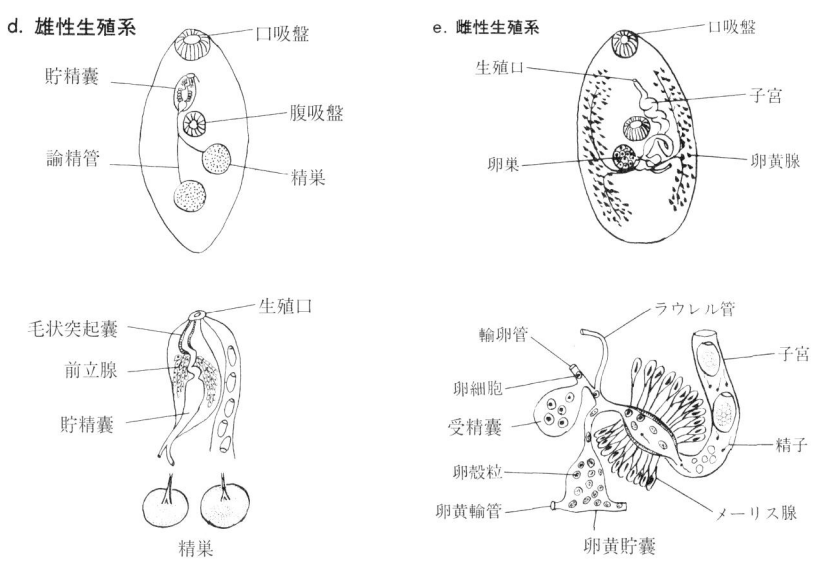

図 5.1 （続き）

5.1.2 生活史（図5.2）

ヒトに寄生する吸虫類はすべて複世代吸虫類（二世類）で，この仲間は複雑な生活史を営み，発育途上に宿主（中間宿主）の転換を必要とし，さらに幼生生殖する．

虫卵は，1）子宮内で幼虫を形成し，産卵時卵内がすでに幼虫のもの（肝吸虫，横川吸虫，住血吸虫類）と，2）卵細胞の状態で産卵し，その後外界で発育し幼虫を形成するもの（肺吸虫類，肝蛭類）がある．幼虫は繊毛で覆われて眼点をもち，**ミラシジウム**とよばれる（図5.3）．ミラシジウムの第1中間宿主への侵入には2つの方法がある．

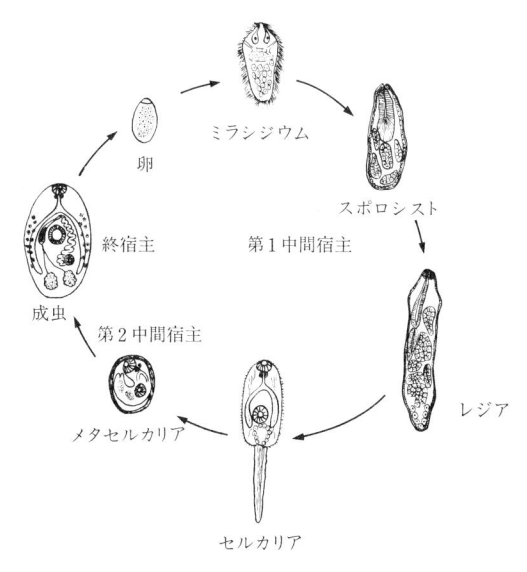

図 5.2 吸虫の生活史

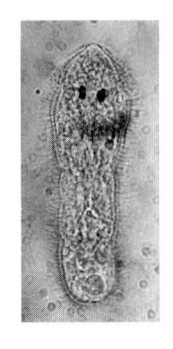

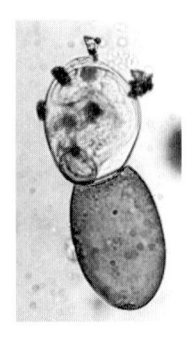

図 5.3 ミラシジウム
右はミラシジウムが卵から出るところ

1) 外界で孵化後, 第1中間宿主体内に侵入するもの(肺吸虫類, 肝蛭類, 住血吸虫類)
2) 虫卵が第1中間宿主に摂取されその体内で孵化するもの(肝吸虫, 横川吸虫)

ミラシジウムは第1中間宿主体内で発育し, **スポロシスト**となる. スポロシストは体内に多数の胚細胞を含み, これらの胚細胞はやがて囊状体となる. このスポロシストは母スポロシストとよばれ, 体内の囊状体は, さらにそれぞれの別の個体に発育して, 多数の娘スポロシストになる. 個々の娘スポロシストからは口吸盤, 咽頭, 腸管, 胚細胞を備えた**母レジア**が形成される. 母レジア体内の囊状体からは再び娘レジアが形成される. レジア内の胚細胞はやがて**セルカリア**を形成する. すなわち, 最終的には1つのスポロシストから数千のセルカリアが形成され, この生殖は幼生生殖とよばれる. セルカリアは体部と尾部からなり, 体部には口吸盤, 腹吸盤, 穿通刺腺, 排泄囊, 眼点などを備える. セルカリアは尾の状態により単口・胞尾・岐尾・短尾・剣尾セルカリアなどに分けられる. 第1中間宿主内から水中に出たセルカリアは第2中間宿主に侵入し, その筋肉内や皮下組織で**メタセルカリア**(被囊幼虫)となり, 終宿主に第2中間宿主とともに経口的に摂取されて成虫となる. 住血吸虫ではスポロシスト内(母)の胚細胞は娘スポロシストを形成し, このなかの胚細胞はレジアとならずセルカリアに発育していく. 住血吸虫はセルカリアで終宿主に経皮感染し, シストソミュールを経て成虫となり, 第2中間宿主は存在しない.

吸虫類の大部分は人獣共通種である.

5.1.3 分 類

吸虫類は大きく3群(単生吸虫類, 楯腹吸虫類, 複世代吸虫類)に分けられる. 単生吸虫類(単生目吸虫類)は魚や両生類のえらや膀胱内に寄生し, 水産関係で重要な吸虫類である. 楯腹吸虫類は腹足類(タコ, イカ)に寄生している吸虫類である. ヒトなど哺乳類に寄生する吸虫類は複世代吸虫類に限られている.

5.2 消化器系に寄生する吸虫類

5.2.1 肝吸虫類

■ **肝吸虫** *Clonorchis sinensis* (Chinese liver fluke)
病名:肝吸虫症 clonorchiasis

分布と疫学　極東地方(中国, 韓国, 台湾, 日本)に広く分布し, 中国や韓国では現在もかなりの感染者がいる. 日本での流行地は第1中間宿主のマメタニシの分布と一致し, 岡山, 秋田, 茨城, 千葉, 宮城, 埼玉, 滋賀, 広島, 福岡, 佐賀, 熊本等の各県にみられる.

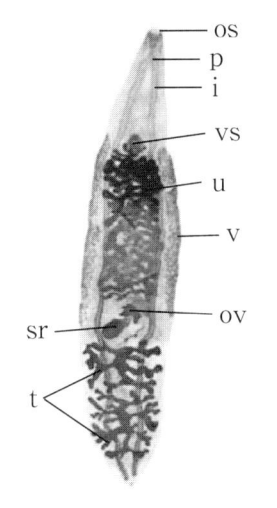

図5.4 肝吸虫の成虫
os：口吸盤, p：咽頭, i：腸管,
u：子宮, v：卵黄巣, ov：卵巣,
sr：受精囊, t：精巣, vs：腹吸盤

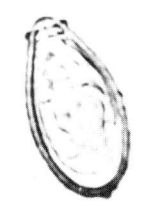

図5.5 肝吸虫の虫卵

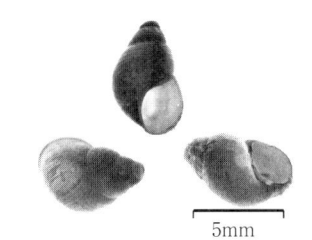

図5.6 第1中間宿主のマメタニシ

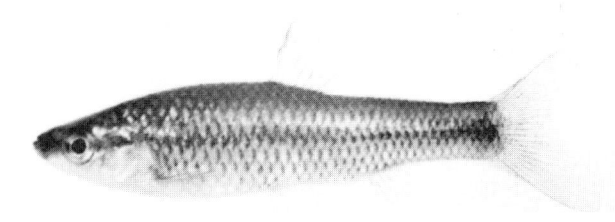

図5.7 第2中間宿主のモツゴ

形態　　雌雄同体(体長10〜25×3〜5mm)で，図5.4に示すように体は扁平で細長く柳葉状を呈す．口吸盤は体前端にあり，腹吸盤は口吸盤よりやや小さく体の前1/4のところにある．サンゴ状に分枝した精巣は体後半部に縦に2個並ぶ．卵円形をした卵巣は精巣前方にある．子宮は体中央部を迂曲しながら前方に走行し，生殖口に開口する．虫卵(27〜32×15〜17 μm)は「とっくり形」または「なすび形」で，淡黄褐色，陣笠状の卵蓋があり，卵殻との接合部が肥厚突出し，さらに卵蓋の反対側の卵殻に突起がみられる．卵殻表面に亀甲模様がみえる．卵内はミラシジウムである(図5.5)．

感染と生活史　　感染はモツゴやフナの筋肉内に寄生しているメタセルカリアの経口摂取による．成虫はヒト，イヌ，ネコの胆管やときには胆嚢内に寄生し，胆汁中に排出された虫卵は糞便とともに外界に排出される．虫卵は第1中間宿主である**マメタニシ**(図5.6)に摂食され，その消化管内で孵化し，スポロシスト→レジアと発育し，このレジアの内に多数のセルカリアができる．水中に遊出したセルカリアは第2中間宿主である**モツゴ**(図5.7)，ウグイ，タナゴなどのコイ科の魚に付着して，うろこ，ひれ，筋肉内で被囊し，メタセルカリアになる．終宿主であるヒトやイヌがメタセルカリアの感染した魚を生食すると，メタセルカリアは小腸上部で脱囊し，胆管を逆上って胆管枝に達し，成虫にまで発育する．メタセルカリア摂取後成虫になるには約1か月を要する．本虫の寿命は長く40年以上も生きている．

症状　　虫体が胆管へ持続的に機械的刺激を与えることと胆汁の流出障害による胆管粘膜の慢性的な炎症，剥離がみられる．その結果，胆管の拡張，肥厚，肝実質の限局性壊死，肝細胞の変性，萎縮が起こり，それに伴い小葉間結合組織は増殖し，肝硬変へと移行していく．

診断 最も確実な診断は糞便，または十二指腸ゾンデを用いて採取した胆汁（十二指腸液）沈渣により虫卵が検出することである．本虫は1日の産卵数が少ないので遠心沈殿集卵法（MGL法やAMS Ⅲ法）により検出するとよい．免疫学的検査も行われているが実用化されていない．

その他，肝吸虫の近似種として次の2種がヒトに感染することでよく知られている．

ネコ肝吸虫 *Opisthorchis felineus*

ロシア，ヨーロッパのイヌ，ネコに寄生し，人体寄生例も知られている．形態，発育史，症状など肝吸虫と類似する．

タイ肝吸虫 *Opistorchis viverrni*

タイの東北部にみられ，数百万人の感染者がいるといわれる．肝吸虫よりも一回り小さく体表面に小棘があること，精巣が分葉形であることから区別できる．発育史，症状は肝吸虫と類似する．

巨大肝蛭 *Fasciola gigantica* (sheep liver fluke)

病名：肝蛭症 fascioloasis

分布と疫学 世界中に広く分布し，草食獣（ウシ，ヒツジ）の肝臓に寄生する畜産上重要な寄生虫であるが，ヒトにも感染が認められる．肝蛭類は世界で9種知られているがそのうちの肝蛭と巨大肝蛭の2種が重要種である．日本の肝蛭は巨大肝蛭にその形態が似ているが，いまだ種の決定はされていない．

形態 人体寄生吸虫類のうちいちばん大きい．成虫（体長 40～50 × 8～15 mm，図5.8）は，木葉状を呈し，肝臓の胆管枝に寄生している．本種は消化管と精巣が樹枝状分岐しているのが特徴である．子宮は短く体の前方にある．虫卵（130～170 × 70～100 μm）も人体寄生虫卵のうちいちばん大きく，長楕円形あるいは長卵形を呈し，淡褐色，卵殻はやや薄く明瞭な卵蓋をもつ．卵内は卵細胞と卵黄細胞により充たされている（図5.9）．

感染と生活史 感染は水草（セリ，クレソンなど）に被嚢しているメタセルカリアの経口摂取による．終宿主は通常ウシ，ヒツジ，ヤギで，まれにヒト，実験的にはラット，ウサギにも感染する．糞便とともに外界に排出された虫卵は，適温度下でミラシジウムにまで

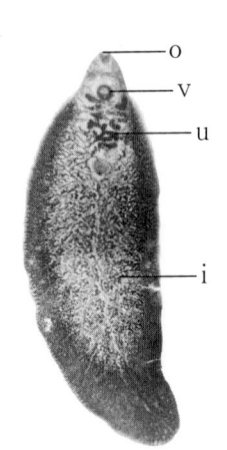

図5.8 巨大肝蛭の成虫
o：口吸盤，v：腹吸盤，
u：子宮，i：腸管
（故内田紀久枝博士の厚意による）

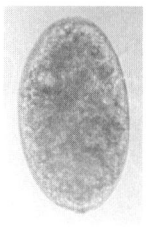

図5.9 巨大肝蛭の虫卵

発育し，水中で孵化して中間宿主の**ヒメモノアラガイ**(図 5.16 右)に侵入し，スポロシスト，レジア，娘レジア，セルカリアへと発育する．貝から出て水中に遊出したセルカリアは水草，稲の茎や葉などに付着してメタセルカリアになる．ヒトはセリやクレソンに付着したメタセルカリアを摂取して感染する．終宿主に摂取されたメタセルカリアは小腸内で脱嚢し，小腸壁を穿通し腹腔に出て，肝臓の表面から実質内に侵入し，さらに胆管枝に入り成虫となる．

病理・症状　病理学的所見は肝吸虫症とよく似るが，より病変が著明で，強度の胆管周囲炎がみられる．虫体が侵入した肝臓表面は白斑となっている．主なる症状は悪心，発熱，右季肋部の激痛，食欲不振，体重減少であり，また末梢血の著明な好酸球増加がみられる．

症状　糞便または胆汁内(十二指腸液)より虫卵を検出することにより診断されるが，産卵数が少ないので，多量の糞便を検査する必要がある．補助診断として免疫学的検査(皮内反応)や腹腔鏡による肝臓表面の白斑の有無も有効である．

5.2.2 異形吸虫類 Heterophyidae

横川吸虫 *Metagonimus yokogawai*

病名：**横川吸虫症** metagonimiasis

分布と疫学　日本，韓国，台湾など極東に広く分布するほか，ヨーロッパ(スペイン)からの報告もある．日本ではアユが生息する河川流域にはほとんど分布しており，肝吸虫や肺吸虫は減少しているが本虫はむしろ増加の傾向にある．静岡県，茨城県，高知県の一部の流行地では 70％以上のヒトが感染している地域もある．

形態　成虫は 1.0〜1.5 × 0.5〜0.7 mm とごま粒ほどの小型の吸虫で小腸に寄生する．腹吸盤は生殖口と合一して生殖腹吸盤となっている．体後方に斜めに 2 個の球形の精巣があり，その前方には球形の卵巣があり，その直後には卵巣と同じ大きさの受精嚢がある．子宮は体後半部を迂曲走行し，生殖腹吸盤に開口する(図 5.10)．虫卵(28〜32 × 16〜18 μm)は図 5.11 に示すように肝吸虫卵とよく似るが，卵円形，淡黄褐色で，卵蓋は滑らかに卵殻に接続し，卵表面も亀甲模様はみられないことから肝吸虫卵と区別できる．内容はミラシジウムである．

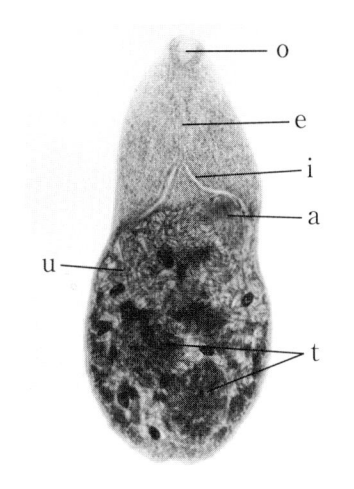

図 5.10　横川吸虫の成虫
　o：口吸盤
　e：食道
　i：腸管
　a：生殖腹吸盤装置
　t：精巣
　u：子宮

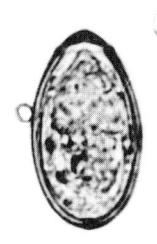

図 5.11　横川吸虫の虫卵

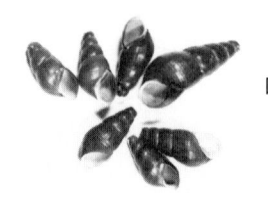

図5.12 横川吸虫およびウエステルマン肺吸虫の第1中間宿主のカワニナ

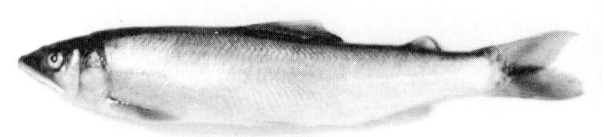

図5.13 横川吸虫の第2中間宿主のアユ

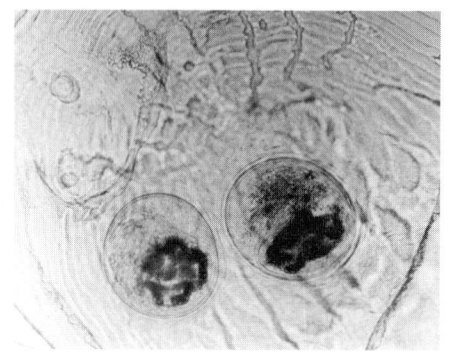

図5.14 アユのうろこに寄生している横川吸虫のメタセルカリア

感染と生活史　感染はアユ，シラウオなどに被囊しているメタセルカリアの経口摂取による．終宿主はヒト，イヌ，ネコのほかトビやゴイサギなどの鳥類も知られる．糞便とともに外界に排出された虫卵は，第1中間宿主の**カワニナ**（図5.12）に摂取され，その消化管内で孵化し，スポロシスト，レジア，セルカリアへと発育する．セルカリアは随時遊出し水中に出て，第2中間宿主である**アユ**（図5.13），**シラウオ**，ウグイなどのうろこ，ひれに付着し，被囊してメタセルカリアとなる（図5.14）．アユでは筋肉内にも被囊する．感染魚として重要なのはアユとシラウオである．とくにアユは天然アユはもちろん養殖アユにもその寄生がみられる．

症状　少数寄生例ではほとんど無症状であるが，多数寄生例では腹痛，慢性の下痢をみる．

診断　雌1匹当たりの1日の産卵数は少ないので，肝吸虫卵同様に遠心沈殿集卵法により糞便内の虫卵を検出する．なお，肝吸虫卵や，横川吸虫の仲間の有害異形吸虫，異形吸虫の虫卵はお互いにきわめてよく似るので鑑別時に注意が必要である．

予防　アユ，シラウオなどの生食を禁じる．

　横川吸虫に非常によく似ている高橋吸虫 *Metagonimus yokogawai takahashii* が知られるが，虫卵の大きさ，子宮が精巣後方にまで分布していること，第2中間宿主（ウグイ，フナ）に違いがある．

■ **有害異形吸虫** *Heterophyes heterophyes nocens*

　日本では瀬戸内海・有明海沿岸，浜名湖周辺に感染者がみられ，成虫の形態は異形吸虫に類似している（図5.15左）．虫卵は横川吸虫卵に似るがそれよりやや大きい．第1中間宿主は汽水域に生息する**ヘナタリ**，第2中間宿主は**ボラ**，**ハゼ**，**スズキ**などからメタセルカリアが認められている．小腸粘膜にカタル性の炎症や壊死がみられ，多数感染例では腹痛や下痢などの症状がみられる．ときに虫卵が血流に入って栓塞を起こし，心筋や弁膜に障害を生じることもある．

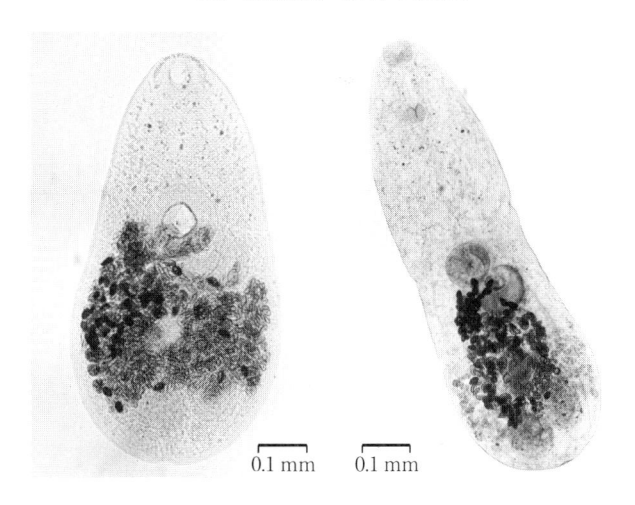

図 5.15 有害異形吸虫の成虫（左）と異形吸虫の成虫（右）
（目黒寄生虫館の厚意による）

- **異形吸虫** *Heterophyes heterophyes*

　エジプトのナイル河口地帯に分布する．成虫はヒトの小腸絨毛間に寄生し，形態は有害異形吸虫や横川吸虫に類似する（図5.15右）．第1中間宿主は**タテマキガイ**（*Pirenella* 属），第2中間宿主はボラで，症状は有害異形吸虫に似る．

5.2.3 棘口吸虫類 Echinostomatidae

　棘口吸虫類はその種類が多く，爬虫類，鳥類，哺乳類の腸管に寄生する．本類の特徴は口吸盤上に頭冠をもち，その周囲には頭冠棘が列生している．発育に第1中間宿主は必要とするが第2中間宿主は必ずしも必要とせず，第1中間宿主内でメタセルカリアとなる種類もある．ヒト寄生の種として日本では5種類が知られている．

- **浅田棘口吸虫** *Echinostoma hortense*

　最近，日本各地で「おどり食い」と称するドジョウの生食による感染者がみられ，現在までに数十例報告されている．

　成虫はヒト，ネズミ，イヌなど哺乳類の小腸に寄生する．虫体（体長7～10×1～1.5 mm）は細長い柳葉状で，頭部には頭冠を備え，その周囲に27～28本の頭冠棘がある．2個の精巣は分葉形を呈し，体中央よりやや後方に縦に並び，前精巣の直前に楕円形の卵巣が，さらにその前方には子宮が分布する（図5.16）．虫卵（120～140×70～90 μm）は卵形で褐色，寄生蠕虫卵のなかでは肝蛭卵に次いで大きい虫卵である．卵内は卵細胞と卵黄細胞で充たされている（図5.17）．

　外界に排出された虫卵は，適温下でミラシジウムにまで発育し，水中で孵化する．第1中間宿主は**モノアラガイ**（図5.18左），**ヒメモノアラガイ**（図5.18右），第2中間宿主は**ドジョウ**（図5.19），カエルである．ヒトへの感染は主にドジョウの生食による．

　少数感染例では軽微で無症状のことが多い．多数感染例では下痢，発熱，悪心，嘔吐，好酸球増加などの症状がみられる．

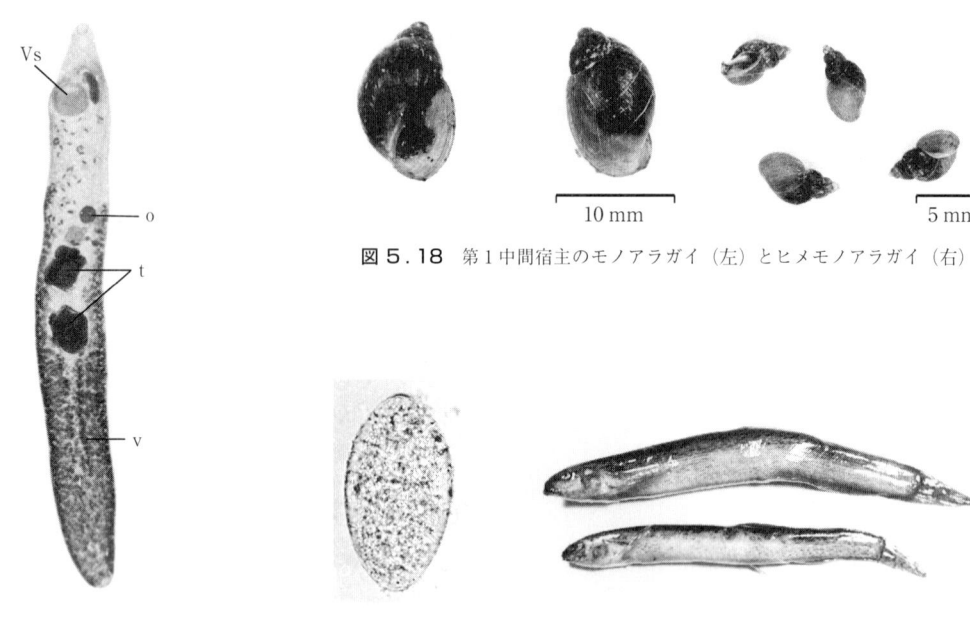

図 5.16 浅田棘口吸虫の成虫
Vs：腹吸盤，o：卵巣，
t：精巣，v：卵黄巣

図 5.18 第1中間宿主のモノアラガイ（左）とヒメモノアラガイ（右）

図 5.17 浅田棘口吸虫の虫卵

図 5.19 浅田棘口吸虫および剛棘顎口虫の中間宿主であるドジョウ

診断は糞便内の虫卵を検出すれば確実である．虫卵は巨大肝蛭卵と似るため鑑別に注意する．

■ その他の棘口吸虫類

そのほかヒトに感染する種類として Echinostoma cinetorchis, E. macrorchis, E. revolutum, E. ilocanum, Echinochasmus perfoliatus, E. japonicus などが知られている．

5.2.4 その他の消化器系寄生の吸虫類

■ 壷形吸虫　*Pharyngostomum cordatum*

ネコの小腸に寄生する吸虫で，虫体は 1.4 〜 2.3 × 0.8 〜 1.6 mm．形は壷状で，体前半に tribolic organ と呼ばれる特殊な付着器官があり，それで小腸粘膜に強く固着している（図 5.20，図 5.21）．虫卵は 104 〜 120 × 70 〜 90 μm と大型で肝蛭卵に似る．第1中間

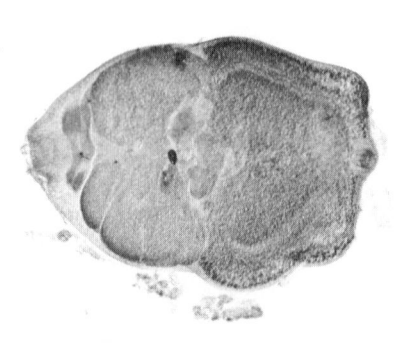

図 5.20 壷形吸虫成虫

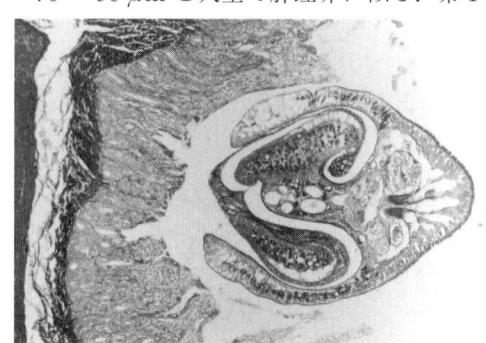

図 5.21 壷形吸虫の組織標本

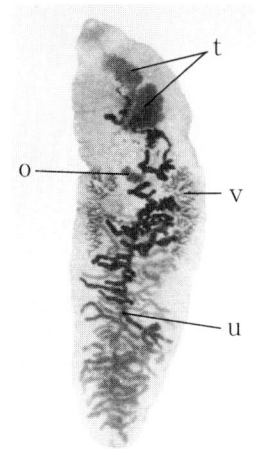

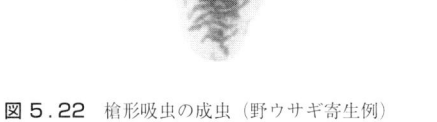

5.3 呼吸器系に寄生する吸虫類　　65

図5.22 槍形吸虫の成虫（野ウサギ寄生例）
　　t：精巣，v：卵巣，u：子宮，o：卵巣

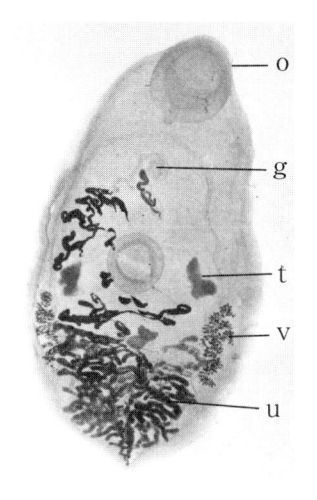

図5.23 膵蛭の成虫（ウシ寄生例）
　　o：口吸盤，g：生殖口，t：精巣，v：卵黄巣，u：子宮

宿主はヒラマキモドキ，第2中間宿主は各種両生類で，待機宿主としてカエル，ヘビ（シマヘビ，ヤマカガシ）が知られる．多数感染例では下痢などの消化器障害がみられる．東海地方から西に多く分布している．イヌ，ヒトでの感染例はない．

■ **槍形吸虫** *Dicrocoelium chinensis*

肝蛭同様ウシ，ヤギなど草食獣の胆管に寄生する小型（体長7〜10×1.5〜2.5 mm，図5.22）の吸虫で，日本では岡山県，長野県，愛知県，大阪府からそれぞれ人体感染例が知られる．第1中間宿主は陸産のヤマホタルガイ，第2中間宿主はクロヤマアリである．

■ **膵蛭** *Eurytrema pancreaticum*

槍形吸虫同様草食獣の膵管，胆管に寄生する吸虫（図5.23）で，人体感染は日本や中国から数例知られている．第1中間宿主は陸産のオナジマイマイ，第2中間宿主はササキリなどの昆虫である．

■ **肥大吸虫** *Fasciolopsis buski*

日本には分布しないが，中国，台湾，東南アジアでは多数の感染者がいる．成虫はブタやヒトの小腸に寄生し，その形態は肝蛭とよく似る．中間宿主はヒラマキガイ，第2中間宿主はなく，水草に被嚢しメタセルカリアとなる．流行地ではヒシの実に被嚢したメタセルカリアを食べて感染することが多い．

5.3 呼吸器系に寄生する吸虫類

5.3.1 肺吸虫

■ **ウエステルマン肺吸虫** *Paragonimus westermani*（oriental lung fluke）

病名：ウエステルマン肺吸虫症 paragonimiasis

分布と疫学　広く東南アジア諸国に分布，とくに韓国，台湾，日本，中国に多い．日本では北海道以外の全国の山間部に分布し，とくに九州地方に多くの感染者がみられる．

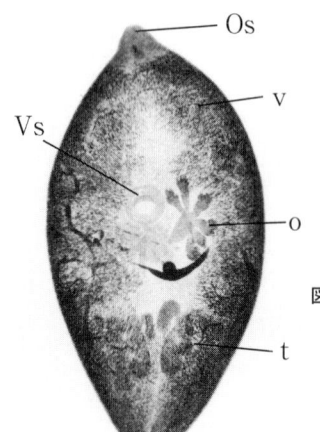

図5.24 ウエステルマン肺吸虫の成虫
Os：口吸盤,
v：卵黄巣,
O：卵巣,
t：精巣,
Vs：腹吸盤

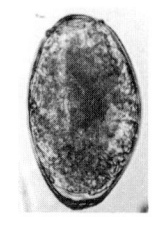

図5.25 ウエステルマン肺吸虫の虫卵

形態　虫体は肺に梅干大の虫囊を形成し，虫囊内には通常2匹の虫体が寄生している．成虫（体長7～15×5～8 mm，図5.24）はザクロの実状を呈し，生鮮時は淡紅色である．体表には小棘が密生している．腸管が太く，精巣，卵巣ともにサンゴ状の6本指状に分岐している．この分岐の状態はほかの肺吸虫との鑑別点となる．虫卵（80～90×45～54 μm，図5.25）は黄金色で，だ円形もしくは卵円形，卵蓋側が幅広く，後方はやや狭小で，卵殻は厚く（宮崎肺吸虫卵との区別点となる），卵内は卵細胞と卵黄細胞により充たされている．

感染と生活史　感染は淡水産のカニに被囊しているメタセルカリアの経口摂取とイノシシやブタなどの筋肉内に寄生している幼若虫の経口摂取による．終宿主はヒト，ネコ，イヌ，トラなどの哺乳類である．喀痰や糞便に混じって排出された虫卵は，適温下でミラシジウムが形成される．ミラシジウムは第1中間宿主である**カワニナ**（図5.10）の体内に侵入し，スポロシスト，レジア，娘レジアを経てセルカリアに発育する．セルカリアは短尾セルカリアとよばれ尾部が短いのが特徴である．貝から遊出したセルカリアは第2中間宿主である淡水産の**カニ**（**モクズガニ**，**サワガニ**図5.26，**アメリカザリガニ**）の脚の関節部などから経皮的に侵入し，えら，筋肉，肝臓などでメタセルカリアになる（図5.27）．

メタセルカリアをもったカニを終宿主である哺乳類が摂取すると，小腸で脱囊し，腸壁を穿通し腹腔に出る．その後腹壁に侵入し，そこで約1週間留まり，再び腹腔に出て，横

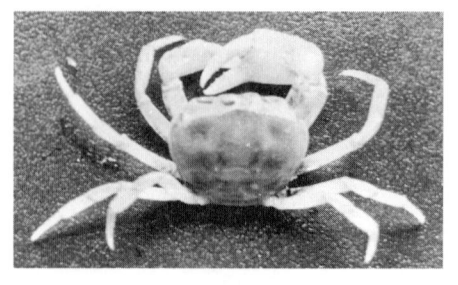

図5.26 ウエステルマン肺吸虫，宮崎肺吸虫の第2中間宿主のサワガニ

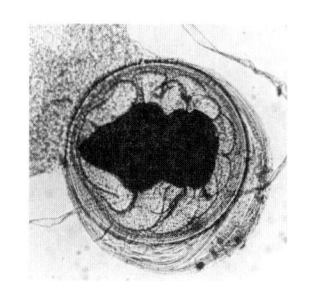

図5.27 モクズガニに寄生するウエステルマン肺吸虫のメタセルカリア

隔膜を穿通し胸腔に移行，肺胸膜面より肺実質内に侵入し，約2か月後には成虫となる．しばしば脳，腹腔，皮下などに迷入することがある．なお，メタセルカリアが寄生したカニを**イノシシ**や**ブタ**が食すると，そのなかの幼虫は筋肉内に移行しほとんど発育せず幼若虫のまま滞留(待機宿主)し，ヒトがイノシシやブタの生肉を食べると感染することもある．

[症状]　寄生部位の肺実質は破壊され，間質組織の増殖，虫囊内には出血による赤血球，シャルコー・ライデン結晶がみられる．主なる症状は肺結核のそれと類似しており，チョコレート色の血痰や激しい咳がみられる．また，異所寄生による脳肺吸虫症では頭痛，ジャクソン型の痙攣，視力障害，てんかん様発作などがみられる．

[診断]　喀痰や糞便内より虫卵を証明すれば確実である．異所寄生例での診断には免疫学的診断(皮内反応，免疫電気泳動法)が多く利用されている．胸部X線像による結核症との鑑別にはかなりの経験が必要とされる．

宮崎肺吸虫 *Paragonimus miyazakii*

病名：宮崎肺吸虫症 paragonimiasis miyazakii

[分布と疫学]　日本にのみ知られており，九州から東北地方の山間部に広く分布する．本虫は本来，野生動物(タヌキ，テン，イタチなど)に寄生している．

[形態]　ウエステルマン肺吸虫とよく似るが，体がより細長く，卵巣，精巣の分枝もより複雑でサンゴ状を呈することなどから容易に区別できる(図5.28)．虫卵(74〜80×44〜46μm，図5.29)もよく似るが大きさや，卵殻がウエステルマン肺吸虫卵のように無蓋端の卵殻が肥厚しておらず均一で薄いことなどから区別できる．

[感染と生活史]　感染はサワガニの心臓付近に被囊しているメタセルカリアの経口摂取による．成虫はイタチ，イノシシ，イヌ，ネコ，テンなどの野生動物の肺に虫囊を形成して寄生する．第1中間宿主は**アキヨシホラアナミジンニナ**，静岡では**カワネミジンツボ**（図5.30）という微小な巻貝である．第2中間宿主は**サワガニ**のみで主に心臓付近にメタセルカリアが寄生している．ヒトでは成虫にはなれず幼若成虫で，胸腔と胸壁を移行，ときに

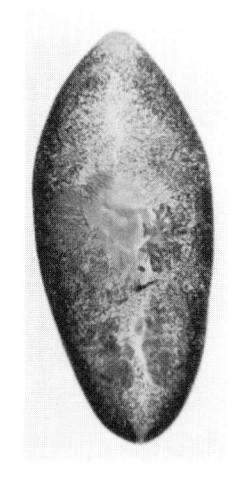

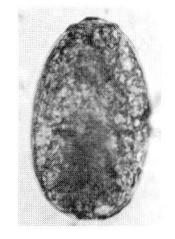

図5.28　宮崎肺吸虫の成虫　　図5.29　宮崎肺吸虫の虫卵 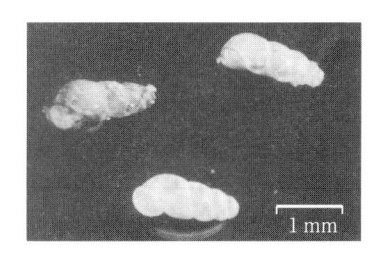　　図5.30　宮崎肺吸虫の第2中間宿主であるカワネミジンツボ
(浜松医科大学寄生虫学教室の厚意による)

皮下にも寄生している．

[病理・症状]　幼若虫体の移行で胸膜が傷つき，滲出性胸膜炎や気胸，胸水貯留がみられ，結核の症状とよく似る．また末梢血中の好酸球増加が著明である．

[診断]　胸水中に虫卵が検出されれば確実であるが，みられないことが多い．そのため血清学的検査（免疫電気泳動法，Ouchterlony法）により特異抗体を検出する方法が利用されている．またサワガニの生食の有無，胸水貯留，気胸，好酸球増加なども補助診断となる．

5.3.2 その他の肺吸虫類

大平肺吸虫 *Paragonimus ohirai*（日本に分布し，人体感染例はない），スクリャビン肺吸虫 *P. skrjabini*（タイ，中国，ロシアに分布し，人体感染例がある），広口肺吸虫 *P. heterotremus*（中国，ラオス，人体感染例がある），メキシコ肺吸虫 *P. mexicanus*（中南米，人体感染例がある）があげられる．

5.4　血管内に寄生する吸虫類

5.4.1　住血吸虫類

■ 日本住血吸虫 *Schistosoma japonicum*（oriental blood fluke）

病名：日本住血吸虫症 schistosomiasis japonica

[分布と疫学]　日本，中国，フィリピン，インドネシアなどの一部に分布し，とくに中国，フィリピンに合わせて数百万人の感染者がおり，問題となっている．日本では中間宿主のミヤイリガイの分布と流行地が一致している．山梨県甲府盆地，千葉県利根川流域，広島県片山地方，福岡県筑後川流域に流行地があったが，現在ではこれらの地域から新しい感染者は出ていない．

[形態]　図5.31に示すように雌雄異体で，生鮮時の虫体は線虫のような外観にみえる．消化管は食道を経て，腹吸盤直後で左右に分枝し，腸管となり，体後方で再び合流し盲端に終わる．雄（体長10 mm前後）は腹面に雌を抱くための管状の抱雌管をもつ．腹吸盤は腸管分岐部付近にあり，口吸盤よりやや大きい．精巣は球形で，腹吸盤後方の腸管のあいだに縦1列に7個ある．雌（体長15〜20 mm）は，雄より細長く糸状，長楕円形の卵巣は腸管合流部直前にある．虫卵（70〜100×50〜70 μm，図5.32）は短楕円形で，卵蓋はなく，卵内にはミラシジウムがみられる．卵殻側に小棘状の隆起がある．

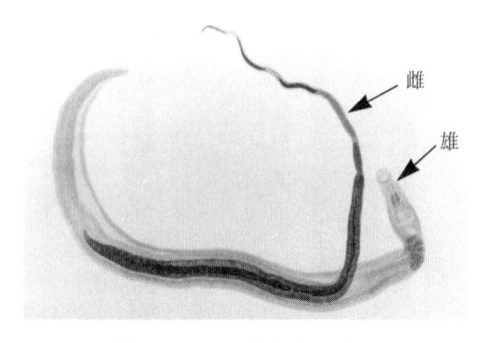

図5.31　日本住血吸虫の成虫 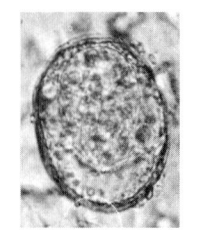　　図5.32　日本住血吸虫の虫卵 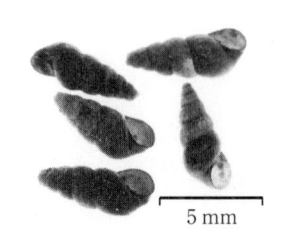　　図5.33　日本住血吸虫の中間宿主のミヤイリガイ

感染と生活史　感染は中間宿主貝から水中に遊出したセルカリアの皮膚からの侵入による(経皮感染).終宿主はヒト,イヌ,ネコ,ウシ,実験的にはウサギ,ラット,マウスなど多種にわたる哺乳類で,成虫は門脈系静脈内に雌雄抱擁して寄生している.雌は腸壁の細血管内に産卵する.虫卵の栓塞による腸壁組織の壊死により卵は腸腔内に脱落し,糞便とともに外界に排出される.水中に入った虫卵よりミラシジウムが孵化し,中間宿主である**ミヤイリガイ**(またはカタヤマガイ,図5.33)に侵入し,母スポロシスト,娘スポロシスト,セルカリアと発育し,メタセルカリアの時期をもたず,水中に遊出したセルカリアが経皮的に終宿主に侵入し,感染する.ミヤイリガイは *Oncomelania* 属の小巻貝で日本,中国中南部では *O. nosophora*,台湾では *O. formosana*,中国揚子江,スラウェシ島(セレベス島)では *O. hupensis*,フィリピンでは *O. quadrasi* が重要な中間宿主となっている.1個のミラシジウムから数千ないし数万のセルカリアが形成される.セルカリアは岐尾セルカリアとよばれ,尾が2つに分かれているのが特徴である.第2中間宿主はなく,セルカリアは随時貝から水中に遊出し,終宿主に出会うと皮膚から侵入,尾部がとれ**シストソミュール**となり,血流により心臓から肺循環を経て大循環系→腸間膜動脈に達し,門脈系に移行し約1か月で成虫となる.

症状　住血吸虫症は大きく4期に分けられる.

セルカリア感染時:セルカリアがヒトの皮膚に侵入したとき,激しい掻痒感を伴う皮膚炎を生じる(セルカリア性皮膚炎)

幼虫の発育期(産卵前期):感染から産卵するまでの時期で,多数のセルカリアが感染し,肺に侵入すると咳,食欲不振,発熱がみられる

急性期(産卵期):腸壁とその周囲の毛細血管における虫卵による栓塞,虫卵性肉芽腫が起こる.主なる症状は発熱,腹痛,食欲不振,白血球(特に好酸球)の増加,腸出血に伴う粘血便,慢性の下痢が感染1か月ごろから始まり数か月間続く.さらに経過が進むと腸壁や肝臓に詰まった虫卵の周囲は変性壊死に陥り,炎症浸潤像となり虫卵は新生肉芽組織により囲まれ,虫卵性偽結節を生じる(肝臓ではこのような状態を肝砂粒症とよぶ)

慢性期:肝臓内の虫卵肉芽腫が石灰化し,肝臓は次第に硬化萎縮していわゆる住血吸虫性肝硬変となる.一方脾臓は肥大する.門脈系血管うっ滞のため,腹水がみられ腹部が膨れる.腸粘膜は萎縮し,そのため栄養障害が起こる.このほか,虫卵が血行を介して脳へ運ばれた場合,脳内で虫卵による結節が形成され脳神経障害,てんかん発作(ジャクソン様てんかん),頭痛,言語や視力障害,半身不随などの症状がみられる.

診断　糞便内の虫卵を検出するのが確実である.産卵数が少ないので遠心沈殿による集卵検査法(AMS Ⅲ法,MGL法)がよい.そのほか,肝臓・直腸の生検標本より虫卵を検出する方法,ミラシジウム孵化法,補助診断としての免疫学的検査法である皮内反応,虫卵周囲沈降反応(COPテスト)なども実施される.

予防　中間宿主であるミヤイリガイの撲滅,糞便の処理,流行地ではゴム手袋,ゴム長靴を用い,水に直接肌を触れないようにする.

マンソン住血吸虫 *Schistosoma mansoni*

分布と疫学　本虫はアフリカ大陸に分布していた寄生虫で,その後,中近東,南米,西

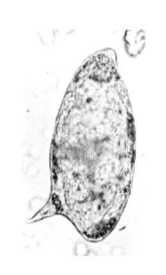

図5.34 マンソン住血吸虫の虫卵 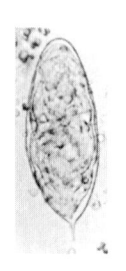　　　　図5.35 ビルハルツ住血吸虫の虫卵

インド諸島に輸入されて，現在では広く分布し，約3,000万人が感染しているといわれている．日本には分布しない．

形態・生活史　日本住血吸虫に似るがやや小型で，体表にイボ状の突起があるのが特徴で，日本住血吸虫との区別点となる．虫卵（114〜175×45〜68μm，図5.34）は日本住血吸虫卵より大きく長楕円形で，卵殻にはよく発達した棘状の突起があり，卵内にはミラシジウムがみられる．

成虫は自然界ではヒトにのみ寄生するが，実験的にはハムスター，ラット，マウス，サルなど多くの哺乳類に感染し，その門脈血管内に寄生する．中間宿主は淡水産の**ヒラマキガイ**の類でアフリカや中近東では*Biomphalaria*属，米大陸では*Australorbis*属と*Tropicorbis*属の貝で，その生活史は日本住血吸虫と似ている．

症状　日本住血吸虫と酷似するが，それよりも一般に軽症である．

診断・治療　日本住血吸虫に準ずる．

■ **ビルハルツ住血吸虫** *Schistosoma haematobium*

分布と疫学　アフリカと中近東に分布し，約4,000万人の感染者がいると推定されている．

形態・生活史　寄生部位は門脈ではなく膀胱や肛門の静脈内である．成虫の形態は日本住血吸虫，マンソン住血吸虫とよく似るが，精巣が4〜5個と日本住血吸虫のそれより少ない．虫卵（112〜170×40〜73μm，図5.35）は，長楕円形を呈し，その1極に棘状の突起があり，卵内にはミラシジウムがみられる．中間宿主は**ヒラマキガイ**類（*Bulinus*属）で，その生活史も前2種と同様である．

症状　腰痛，血尿を生じ，合併症としてしばしば膀胱がんがみられる．

診断　尿や糞便中より虫卵を検出する．

その他，日本住血吸虫とよく似ているメコン住血吸虫 *S. mekongi* がカンボジアやラオスに分布し，流行地では多数の住民が感染している．

5.4.2　鳥類の住血吸虫類

鳥類には種々の住血吸虫の寄生が認められているが，このうち日本のムクドリおよびカモにはそれぞれ**ムクドリ住血吸虫** *Gigantobilharzia sturniae*，**カモ住血吸虫** *Trichobilharzia brevis*，*T. physellae*，*T. ocellata* の寄生がみられる．それらの住血吸虫のセルカリアがヒトの皮膚に侵入すると，成虫にはならないが皮膚内に滞在し，皮膚炎を生ずる．この皮膚炎は水田の作業中に起こるので水田性皮膚炎あるいは湖岸病ともよばれている．現在，自然

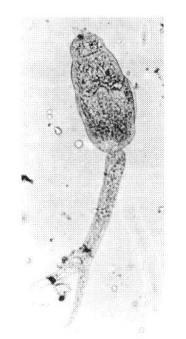

図 5.36　ムクドリ住血吸虫のセルカリア 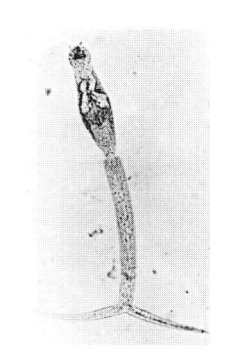　　図 5.37　カモ住血吸虫のセルカリア

保護や自然環境の改善に伴い本症は増加の傾向にあり，全国に感染者がみられる．

　ムクドリ住血吸虫（図 5.36）はムクドリのほかスズメ，カラスにも寄生することが知られている．中間宿主は水田内に生息する**ヒラマキモドキ**とよばれる小さな巻貝の1種である．同じ水田内に生息するヒラマキモドキとよく似るヒラマキミズマイマイとの区別が必要である．カモ住血吸虫（図 5.37）は各種のカモに寄生がみられるが，今日そのなかでカルガモが留鳥であることから問題となっている．中間宿主は水田内に生息する**ヒメモノアラガイ**や**モノアラガイ**が知られる．

パラサイト・ヒストリー

　60年ほど前の日本は，世界でも有数の寄生虫大国で，その代表的なものが日本住血吸虫，肝吸虫，肺吸虫，鉤虫，回虫，フィラリアなどであった．これらの寄生虫症に対して国を挙げての撲滅運動あるいは衛生状態の向上の結果，ほとんどその姿を消してしまった．この調子でゆくと日本から寄生虫がいなくなってしまうと思われていたが，30年ほど前から，今まで知られていなかった新しい寄生虫症が登場してきた．例えばアニサキス症，広東住血線虫症，トリヒナ症などで，これらの寄生虫は日本に分布はしていても感染者はなかったのか，あるいは診断技術の向上で見つかり始めたのか定かではない．また，今まで北国でよくみられた日本海裂頭条虫などは中間宿主のサケ・マスなど食品の流通化に伴い全国に行きわたるようになり，サケの取れない沖縄や九州にも感染者がみられるようになった．

　一方，ペットの増加で本来イヌ・ネコの寄生虫であるイヌ回虫，ネコ回虫，イヌ糸状虫などがヒトに感染したり，また，自然保護などで野生動物の寄生虫がヒトに感染したりする．例えばカモ，ムクドリに寄生する住血吸虫のセルカリアによる水田性皮膚炎，キツネを感染源とするエキノコックス症などが問題になってきている．

　今日，日本から海外に出かけてゆく人は1,600万人ともいわれており，そのうちの何割かはいわゆる開発途上国に出かけている．これらの国々には日本ではいなくなってしまった寄生虫が今もたくさんおり，それらの寄生虫に感染して帰国する輸入寄生虫症患者が大勢いる．その代表がマラリアである．さらにAIDSの流行，医療技術の高度化によって制がん剤投与下，臓器移植にともなう免疫抑制剤の投与などによる免疫力の低下に伴い，今まではほとんど病原性をもたなかったニューモシスチス・カリニ，糞線虫サイクロスポーラなどの寄生虫症が新しく知られるようになった．

　このように日本の寄生虫症は年代とともに移り変わり，その寄生虫にも変化が見られるが，今後も彼らはしぶとく生きて行くことであろう．

6. 条虫類

6.1 総論

　　条虫類は吸虫類と同じ扁形動物に分類される．一般にその形がさなだひもに似ているところから"サナダムシ"ともいわれる．成虫は腸管に寄生し，雌雄同体で，その体は数個から数千個の**片節**(**体節**)からなり，いずれの発育段階でも消化管を欠いているのが特徴である．すべて寄生生活を営み，自由生活をするものはない．ヒトに寄生するものは擬葉目条虫類 Pseudophyllidea と円葉目条虫類 Cyclophyllidea に属し，両者は形態，生活史に著しい違いがある．表6.1にそれぞれの特徴を対比して示した．

6.1.1 分類

　　条虫類は単節条虫類と多節条虫類に大別される．単節条虫類は片節がなく1個の体節からなり体側は細かいひだ状を呈する．主として魚類の腸管に寄生する．多節条虫類は真正条虫類ともよばれて数個から数千の片節からなる．ヒトに寄生するのはすべて多節条虫類である．

表6.1 擬葉目条虫類と円葉目条虫類の比較

擬葉目条虫類		円葉目条虫類
吸溝がある	頭　　節	4個の吸盤をもつ．額嘴や鉤をもつ種類もある
生殖口，産卵口をもつ．一般に横径が大	成熟片節	生殖口はもつが産卵口はない．一般に縦径が大
吸虫卵に似る．小蓋を有し，なかは卵細胞と卵黄細胞	虫　　卵	円形・楕円形で卵殻と幼虫被殻を有し，なかは六鉤幼虫
中間宿主は2つ必要	生活史	中間宿主は1つ必要
広節裂頭条虫，マンソン裂頭条虫，大複殖門条虫	ヒト寄生種	有鉤条虫，無鉤条虫，小形条虫，縮小条虫，単包条虫，多包条虫

6.1.2 一般形態

　　図6.1に示すように条虫は1個の頭節(頭部)と数個ないし数千の片節からなる．頭部は一般に片節より小さく，吸着のため吸溝，吸盤，額嘴，小鉤などを備える．その後方に頭部，片節(未熟，成熟，老熟)がまるで貨車のように連なっている．体表面は弾力性に富む角皮で覆われている．角皮の表面は微小毛が密生し，あたかも腸絨毛のようにみえる．栄養物はこの角皮絨毛より吸収される．片節の内部は柔組織よりなり，そのあいだに縦走筋や輸送筋が分布している．排泄系は吸虫類と同様，炎細胞に始まり，毛細管となり各片筋の両側に縦・横に走行する集合管に集まり，体後端に開口する．神経系は頭節に中枢があ

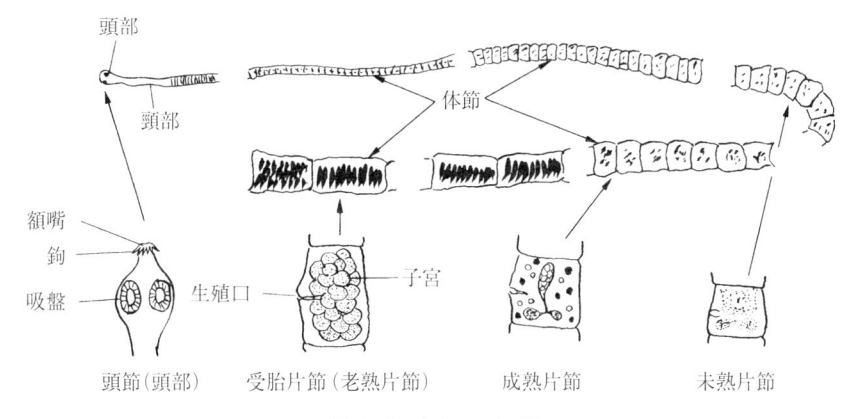

図 6.1 条虫の一般形態

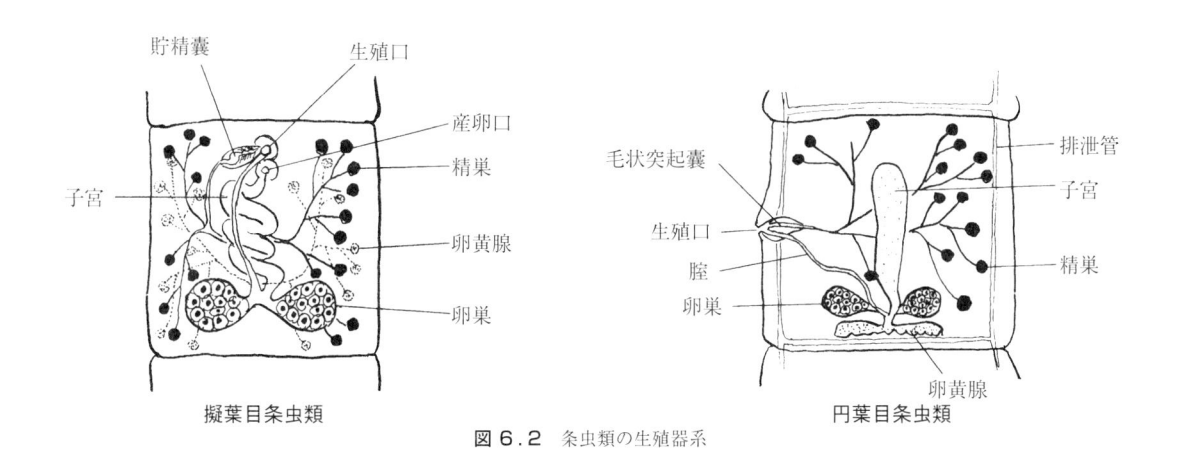

図 6.2 条虫類の生殖器系

り，それから伸びる神経枝が末端に向かう．成虫，幼虫いずれの時期にも体内には条虫類特有の**石灰小体**とよばれる球状の光をよく屈折する小体があり，組織切片標本での同定の鑑別点となる．

生殖器系（図 6.2）は，雄性生殖器は顆粒状または球形の精巣から始まり，輸精小管→輸精管→貯精嚢→陰茎嚢（陰茎）→生殖口で終わる．雌性生殖器は葉状の卵巣（通常 2 個）から始まり，受精嚢→卵形成腔（卵黄巣からの卵黄輸管が合流）→子宮へと続く．擬葉目条虫類では子宮が産卵口に開口するが，円葉目条虫類では産卵口を欠くため，卵の充満した子宮は袋状あるいは側枝状に拡大する．

6.1.3 生活史

1) 擬葉目条虫類（図 6.3）

2 つの中間宿主を必要とする．小腸に寄生している成虫から産出した虫卵は，糞便とともに外界に出て，適温下で発育を開始し，10 日間ほどで卵内に**コラシジウム**が形成される．孵化したコラシジウムは水中を遊走中に第 1 中間宿主の甲殻類に摂取されると，その

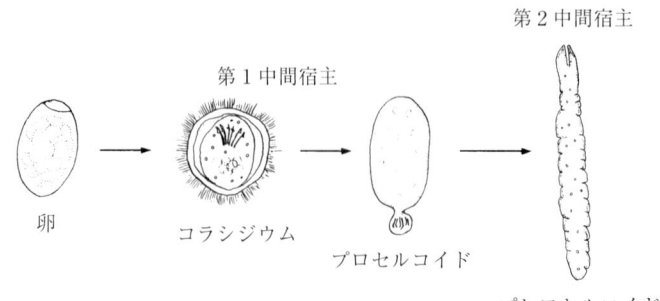

図 6.3 擬葉目条虫類の生活模式図

体内でこけしのような形をした**プロセルコイド**に発育する．第2中間宿主がプロセルコイドを感染している甲殻類を捕食すると，プロセルコイドは腸壁に侵入し，腹腔に出てから筋肉内に移行し**プレロセルコイド**となる．このプレロセルコイドを終宿主が第2中間宿主とともに摂取すると，小腸内で発育し，成虫となる．

2) 円葉目条虫類（図6.4）

小腸内で自然離脱した受胎片節（老熟片節）は糞便とともに外界に排出される．外界に出た受胎片節は中間宿主に摂取され，その体内で嚢虫とよばれるものになる．中間宿主は1つである．嚢虫は種類によりその形態が異なり，それぞれ**嚢尾虫（シスチセルクス）**，**擬嚢尾虫（シスチセルコイド）**，**共尾虫（コエヌルス）**，**包虫**などとよばれている．

    a) 嚢尾虫：液体が充満した嚢内に反転した頭節が1個入っている（有鉤条虫，無鉤条虫）
    b) 擬嚢尾虫：嚢尾虫に似るが，嚢内には液体はなく頭節も反転していない．6本の鉤を備えた尾部を有する（縮小条虫，小形条虫，瓜実条虫）
    c) 共尾虫：嚢内には多数の頭節がある（多頭条虫）
    d) 包虫：嚢内の外側（多包性包虫）あるいは内側（単包性包虫）に繁殖胞（小胞嚢）が生じ，その中側に多数の原頭節（感染幼虫）ができる（単包条虫，多包条虫）

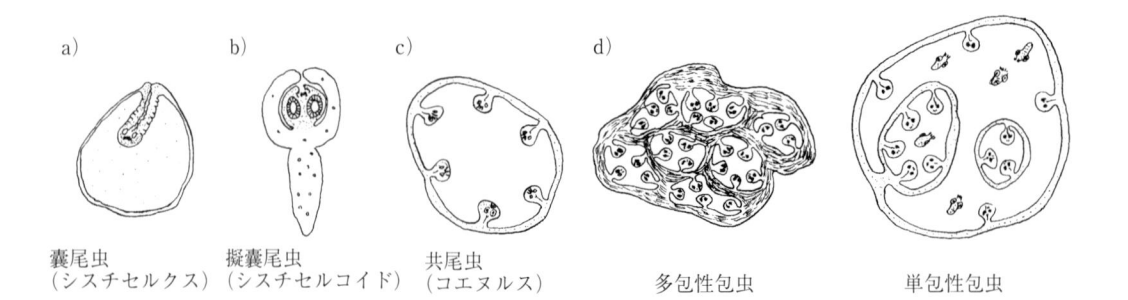

図 6.4 円葉目条虫類の生活模式図

6.2 ヒトの消化管に寄生する条虫類

6.2.1 擬葉目条虫類

■ **日本海裂頭条虫** *Diphyllobothrium nihonkaiense*（salmon type worm）
病名：**日本海裂頭条虫症** diphyllobothriasis

分布と疫学 以前はサケ，マスがよく捕れる東北，北海道に多かったが，現在は食品の流通機構の変化で全国各地に患者の発生がみられる．本種は長いあいだ広節裂頭条虫 *D. latum* とされてきたが，陰茎嚢の形態や中間宿主の違いにより，本種名に改められた．従来から知られていた広節裂頭条虫は，北部ヨーロッパ，アラスカ，カナダや南米のチリ，アルゼンチンなどに分布し，サケ，マスを好んでよく食べる地方に多い．

形態 成虫（図6.5a）は大形で乳白色，体長5～10 m，片節は3,000～4,000個にも達する．頭節（1.0×2.5 mm）は大変小さく，炎型もしくはこん棒型で，背腹両面に吸溝がみられる．片節は縦径（5.0～10 mm）より横径（10～20 mm）のほうが大きい（図6.5b）．内部の形態は擬葉目条虫類の一般形態で述べたとおりである．虫卵（65～75×45～53 μm，図6.6）は淡黄色で，その形は吸虫卵に似る．卵蓋を有し後端には小突起がみられる．卵内は卵細胞と卵黄細胞で充たされている．

感染と生活史 感染はプレロセルコイドの経口摂取による．糞便とともに排出された虫卵は適温下の水中で2週間もするとコラシジウムを形成する．水中で孵化し遊走するコラシジウムは第1中間宿主の**ケンミジンコ**（*Cyclops strenuus, Diaptomus gracilis*）に捕食され，その腹腔内でプロセルコイドに発育する．ケンミジンコとともに第2中間宿主の**サケ，マス**（とくにサクラマスとカラフトマスが感染源として重要）に摂取されたプロセルコイドは腸壁より腹腔に移行し，さらに筋肉へ移行し，やがてプレロセルコイド（図6.7）となる．

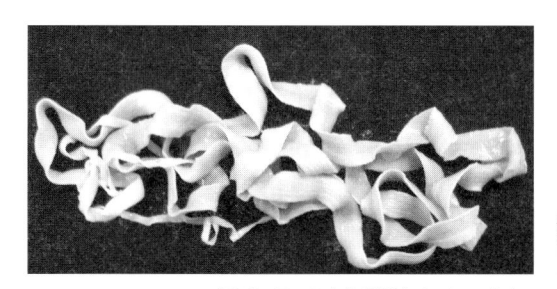

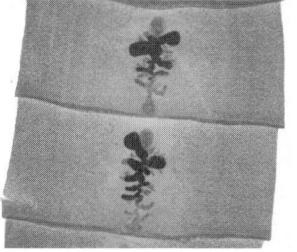

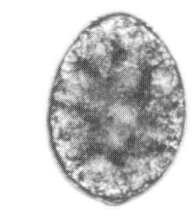

図6.5 日本海裂頭条虫（a：成虫，b：成熟片節）

図6.6 日本海裂頭条虫の虫卵

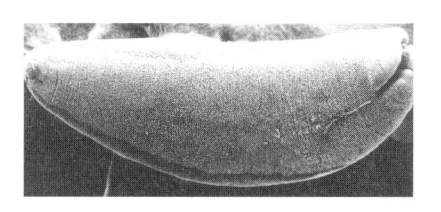

図6.7 プレロセルコイドの走査電子顕微鏡像

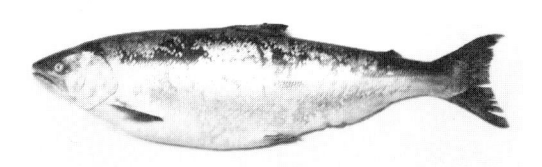

図6.8 日本海裂頭条虫の第2中間宿主サクラマス

表6.2 サクラマスにおける日本海裂頭条虫プレロセルコイドの感染状況

調査地	検査数	感染魚数(%)	調査年	報告者
富山県神通川	54	5 (9.3)	1976	吉村ほか
新潟県直江津	29	10 (34.5)	1977	大島ほか
岩手県三陸沖	19	3 (15.8)	1977	大島ほか
北海道目名川	29	7 (24.1)	1976	大林ほか
青森県大畑町	18	5 (17.8)	1978	堀田ほか
山形県酒田市	37	20 (54.2)	1978	村田ほか
富山県黒部市	14	5 (35.7)	1978	村田ほか
石川県能登沖	3	1 (33.3)	1976	山口ほか
宮城県志津川港	3	2 (66.6)	1978	横川ほか
横浜市魚市場	190	92 (48.4)	1978	大島ほか
秋田県能代	84	27 (32.1)	1979	影井ほか
岩手県釜石市	5	1 (20.0)	1981	影井ほか

　終宿主であるヒトはこれらプレロセルコイドの寄生しているサケ，マスなどの魚類の不完全に調理したものや刺身を食べて感染する．日本での主な第2中間宿主は**サクラマス**である（図6.8，表6.2）．感染後虫体は小腸上部に頭部を固着させ，2週間後には成虫にまで成長する．

　症状　通常無症状で，排便の際，自然離脱片節の一部に気づくことが多い．しかし，下痢，胸やけ，吐き気などを訴えることもある．広節裂頭条虫では裂頭条虫性貧血が知られているが日本海裂頭条虫ではみられないという．

　診断　糞便内より虫卵を検出するのが確実である．本虫は肛門から長い虫体が懸垂するのが特徴で自然離脱した片節の形態からも診断する．片節の一部が自然離脱すると糞便内は虫卵は少なくなることが多いので，何日間か連続して検便する必要がある．

　予防　サケ，マスの刺身やすしには充分注意する必要がある．プレロセルコイドは低温に弱いので中間宿主となる魚肉を－20℃で48時間冷凍するか，加熱処理することにより感染を防御できる．

大複殖門条虫 *Diplogonoporus grandis*
病名：大複殖門条虫症 diplogonoporiasis

　分布と疫学　日本と韓国でその感染例がみられ，日本では九州（福岡，熊本），関東（神奈川，千葉），東海（静岡，愛知，三重，和歌山），山陰（鳥取，島根）地方の，とくにイワ

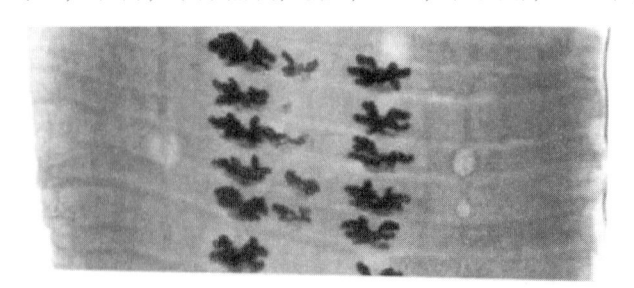

図6.9　大複殖門条虫の成熟片節

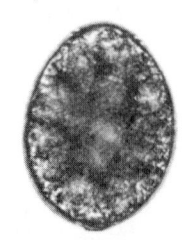

図6.10　大複殖門条虫の虫卵

シの漁場の地域に多くの感染者がみられる．クジラの小腸には本種ときわめて類似のクジラ複殖門条虫 *D. balaenopterae* が寄生しており，同種と考えられている．

形態　成虫(体長 4 ～ 10 m)の頭節は 1 × 1 mm で小さく，チューリップの花あるいはホオズキのような形をしている．片節(横径 10 ～ 25 mm)は広節裂頭条虫の片節より一回り大きい．各片節には 2 組の雌性生殖器官が横に並んでいるのが本種の特徴である(図 6.9)．虫卵は日本海裂頭条虫卵とよく似る(図 6.10)．

感染と生活史　感染はプレロセルコイドの経口摂取によるものと思われる．生活史はまったく不明であるが，第 1 中間宿主は海産の甲殻類と考えられている．第 2 中間宿主も不明であるがカタクチイワシ，マイワシなどが想定されている．終宿主はクジラなどの海獣と考えられており，ヒトは好適宿主ではないとの報告もある．そのため自然排出しやすい傾向がある．

症状　日本海裂頭条虫と似る．

診断　日本海裂頭条虫症に準ずる．

6.2.2　円葉目条虫類

無鉤条虫 *Taeniarhynchus saginata* (beef tapeworm)

病名：**無鉤条虫症** taeniasis saginata

分布と疫学　有鉤条虫とともに古くから知られる条虫で，世界中に分布するが，とくに牛肉を食用としている地域(中近東，アフリカ，中南米)に広く分布している．食性の関係から回教徒に感染者が多い．日本では海外旅行で感染し，持ち帰ることが多い．最近，神奈川県でウシの牛嚢虫症の集団発生がみられ，牛肉から多くの嚢虫が検出されている．以前は *Taenia* 属であったが，頭節に鉤のないものを *Taeniarhynchus* 属，鉤があるものを *Taenia* 属とした．

形態　成虫(体長 3 ～ 8 m)の片節は 1,000 個前後で，半数は受胎片節である(図 6.11)．頭節では 4 個の吸盤があるが，鉤や額嘴はもたない．図 6.12 に示すように受胎片節は卵で満たされていて，子宮は片側で 20 ～ 30 本の側枝から形成されている．末端の受胎片節は 1 片節ずつ切れて糞便とともに外界に出る．虫卵(図 6.13)の卵殻は薄く，観察時には通常壊れており，放射線状の模様をもつ厚い幼虫被殻のみで覆われていることが多い．卵

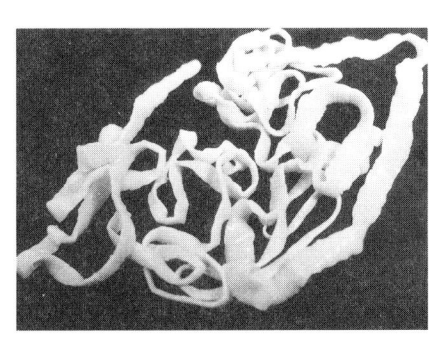

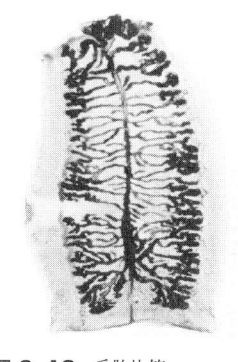

図 6.11　無鉤条虫の成虫　　図 6.12　受胎片節
　　　　　　　　　　　　　　　子宮内に墨汁を注入　　図 6.13　無鉤条虫の虫卵

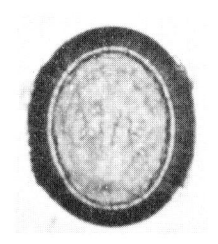

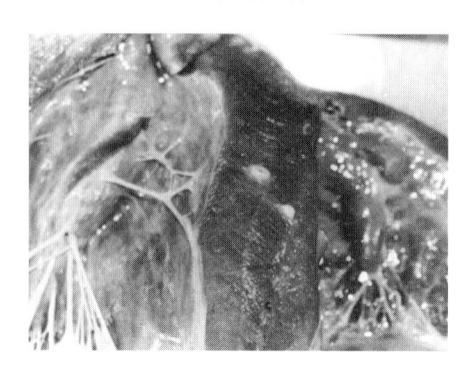

図6.14 ウシの心筋に寄生している無鉤嚢虫

内には六鉤幼虫が入っている．無鉤条虫卵と有鉤条虫卵はよく似ており，区別は困難である．

感染と生活史　感染は嚢尾虫の経口摂取による．終宿主はヒトのみである．糞便とともに外界に排出された片節や虫卵は草などに付着し，これがウシに摂取されると，虫卵は小腸内で孵化し，六鉤幼虫は腸壁に侵入し，血流やリンパ流を介して全身の筋肉に侵入して，被嚢し，嚢尾虫（無鉤嚢虫）となる．その好発部位は頰部，心臓，舌，腰部，大腿部など活発に運動する筋肉である．嚢尾虫は半透明白色のダイズほどの大きさで，なかは液体で充たされ，頭節の部分が白くみえる（図6.14）．中間宿主はウシ以外にカモシカ，子ヤギ，子ヒツジが知られている．この嚢尾虫をヒトが摂取すると，小腸内で脱嚢した幼虫は小腸粘膜に固着し，2～3か月後には成虫にまで発育し，片節を排出するようになる．

症状　本条虫は1匹のみ寄生している．無症状のことが多いが，ときには腹痛，体重減少が認められる．その他，片節が排便時にみられるために精神的ストレスがある．

診断　虫卵は原則として糞便からは検出されないが，片節がつぶれて出てきた虫卵が肛門周囲に付着することがあり，蟯虫卵検査時のセロファンテープ法で検出ができる．有鉤条虫の片節とよく似るため注意を要する．一般的には排出された片節の前端あるいは後端部より墨汁を注入し，黒く染色された子宮の側枝の数で有鉤条虫と区別する．また有鉤条虫の片節は中が透けて薄いのに対して無鉤条虫の片節は肉厚である．

予防　ヒトだけが終宿主なので感染者の駆虫を行い，不完全調理の牛肉を食しないようにする．行政的には食肉処理場における監視の強化を行う．

有鉤条虫 *Taenia solium*（pork tapeworm）

病名：有鉤条虫症 taeniasis solium，有鉤嚢虫症 cysticercosis celluosae

分布と疫学　世界各地に分布し，本種はブタを中間宿主とするためブタを食用とするスラブ諸国，ラテンアメリカ，東アジアに多い．無鉤条虫と同様に終宿主はヒトのみであるが，ヒトは中間宿主にもなり，人体有鉤嚢虫症が問題となっている．

形態　成虫（体長2～3m）の片節は800～900個で，体長，片節数ともに無鉤条虫より少ない．頭節には額嘴を有し，その周囲には22～32本の大小の鉤が2列にみられる（図6.15）．受胎片節の子宮の側枝は片側で7～10本で無鉤条虫より少なく，両種の重要な鑑別点となる（図6.16）．

感染と生活史　感染は嚢尾虫と虫卵（六鉤幼虫）の経口摂取および自家感染による．生活

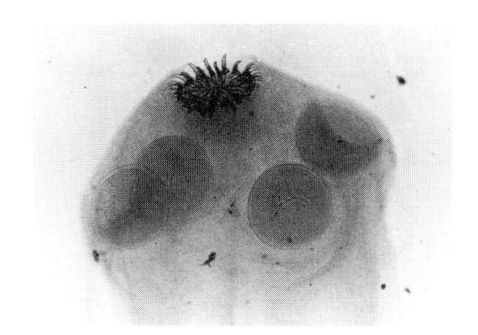

図 6.15　有鉤条虫の頭部
（目黒寄生虫館の厚意による）

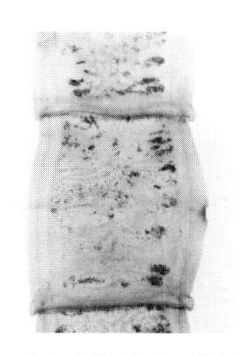

図 6.16　有鉤条虫の受胎片節
（目黒寄生虫館の厚意による）

史は基本的に無鉤条虫と同じであるが，ヒトが終宿主であると同時に，中間宿主にもなり得る点が大きく異なり，医学的には重要な問題となる．虫卵が中間宿主の**ブタ**に摂取されると，小腸で孵化し，六鉤幼虫は腸壁に侵入し，血行やリンパ流を介して全身の筋肉に侵入し，そこで被嚢して**嚢尾虫**（**有鉤嚢虫**）となる．また，ヒトが虫卵を誤って摂取すると，ブタと同様に孵化した六鉤幼虫が腸壁から侵入し，体内各所に嚢尾虫が形成される．これを人体有鉤嚢虫という(p. 85)．ヒトへの成虫の感染はブタの筋肉内の嚢尾虫を未調理で食べることによる．小腸内で脱嚢した幼虫は小腸粘膜に頭部を固着させ，2～3か月後には成虫となり，受胎片節を糞便中に排出するようになる．片節が壊れて，宿主腸管内で虫卵が遊離すると，ただちに六鉤幼虫が孵化し，腸管壁に侵入し，血流やリンパ流を介して筋肉内に入り，人体有鉤嚢虫症となる(自家感染)．

症状・診断　成虫寄生の症状は無鉤条虫とほぼ同じである．診断は無鉤条虫に準ずる．

小形条虫 *Hymenolepis nana*（dwarf tapeworm）
病名：**小形条虫症** hymenolepiasis nana

分布と疫学　ネズミに普通にみられる条虫で，ヒトでは小児に多くみられる．温暖な地域(東南アジア，地中海沿岸，中南米)に広く分布し，日本でもしばしば本虫卵を検出する．

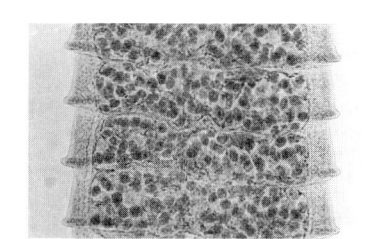

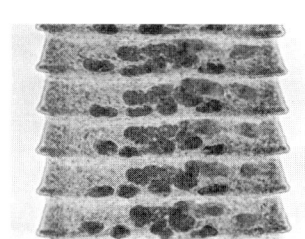

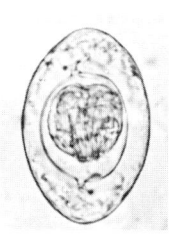

形態　成虫(体長 10～30×1 mm)はヒトに寄生する条虫のうちで最も小さく，頭部には4個の吸盤と未発達な小鉤(30～40個)を備えた額嘴をもつ．片節は200個前後で，成熟片節には球形の精巣が3個並んでみえる(図6.17左，中央)．虫卵(45～55×40～45 μm)は卵殻が薄く，無色で楕円形を呈し，幼虫被殻は「レモン型」を呈し，両端には6～8本のフィラメントが出ている(図6.17右)．

図 6.17　小形条虫の成熟片節（左），受胎片節（中央）および虫卵（右）

感染と生活史　感染は擬嚢尾虫の経口摂取と虫卵の経口摂取および自家感染による．中間宿主は**ネズミノミ**，**ゴミムシダマシ**などの昆虫類が知られているが，発育にかならずしも中間宿主を必要としないことが特徴である．したがって，終宿主への感染には，1) 甲虫類などの中間宿主体内で発育した擬嚢尾虫を摂取して感染する経路 (中間宿主による感染)，2) 虫卵を摂取すると，卵は腸管内で孵化した六鉤幼虫は絨毛内に侵入して擬嚢尾虫に発育し，再び腸管腔に出て成虫となる経路 (虫卵摂取による感染)，3) 感染している成虫から離脱した受胎片節が胃内に逆流し，胃液により六鉤幼虫が孵化，あるいは小腸内で孵化した六鉤幼虫が絨毛内で擬嚢尾虫となり，再び腸管腔に出て成虫となる経路 (自家感染) の3つがある．

病理・症状　少数感染では無症状であるが，自家感染により多数寄生 (200匹以上) すると寄生部位の腸粘膜の充血，炎症，潰瘍などを形成する．症状は下痢，腹痛，悪心，食欲不振，異味症，栄養障害がみられる．

診断　糞便中の虫卵を検出する．検査法として飽和食塩水浮遊法で検出できる．

縮小条虫 *Hymenolepis diminuta* (rat tapeworm)

病名：縮小条虫症 hymenolepiasis diminuta

分布と疫学　本虫は小形条虫とともにネズミに寄生するごく普通な条虫で，世界中に広く分布する．ヒトでは小児の寄生例が多い．

形態　成虫 (体長 $30 \sim 60 \times 0.3 \sim 0.5$ cm) は片節 700〜1,000 個を有し，頭部は小さく，4個の吸盤と未発達な額嘴がある．成熟片節には3個の球形の精巣が平行に並んでいるが，通常卵巣の右側に2個，左側に1個のことが多い．卵巣は片節中央のやや後方に左右両葉からなり蝶型を呈す (図 6.18 左, 中央)．虫卵 ($65 \sim 85 \times 60 \sim 80 \mu m$) は卵殻が厚く，円形で黄褐色を呈す．幼虫被殻は薄く，卵内には六鉤幼虫が入っている (図 6.18 右)．

感染と生活史　感染は擬嚢尾虫の経口摂取による．外界に排出された片節は中間宿主の**昆虫類** (ノミ，ゴミムシダマシ，コクヌストなど) に摂取されると，その腹腔内で擬嚢尾虫となる．この感染昆虫をネズミ，ヒトが摂取すると，小腸で脱嚢し，約2週間で成虫となる．人体内での生存期間は短く数か月間にすぎない．

症状・診断　ほとんど症状はみられないが，多数感染例では腹痛・下痢がみられる．診断は糞便中あるいは肛門周囲に付着した虫卵を検出する．

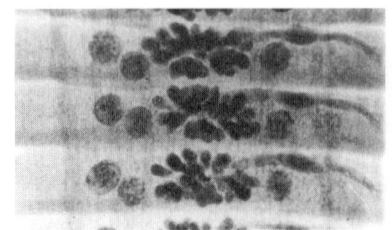

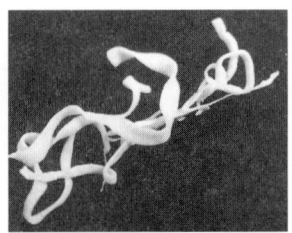

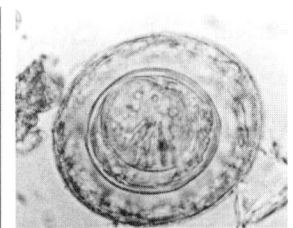

図 6.18　縮小条虫の成虫 (左)，成熟片節 (中央) および虫卵 (右)

瓜実条虫 *Dipylidium caninum*（イヌ条虫）

　世界各地のイヌ，ネコにきわめて普通の寄生虫で，世界に広く分布し，ヒトの感染は愛犬家や小児に多い．ペットブームで増加の傾向にあるといわれている．体長は50 cm前後で縮小条虫と似ているが，頭節（図6.19左）には4個の吸盤のほか，よく発達した額嘴とその周囲に多数の釣針状の鉤が3〜4列並んでいる．受胎片節（図6.19右）はキュウリの種状を呈し，生殖口が片節の両側にそれぞれ開口している点で区別できる．中間宿主は**イヌ，ネコ**の**ノミ**や**シラミ**である．ヒトの少数感染例では無症状であるが，多数感染例では下痢，腹痛や好酸球増加がみられる．

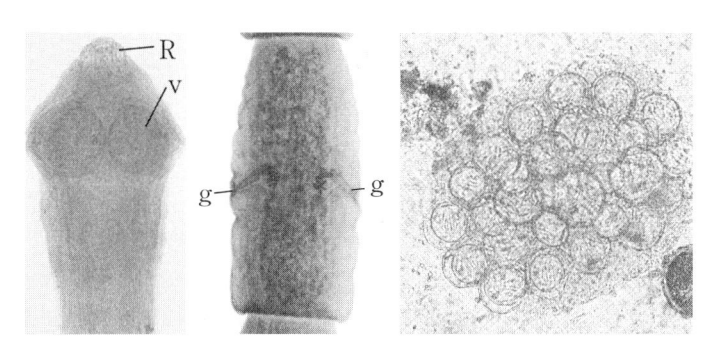

図6.19 瓜実条虫の頭節（左）と受胎片節（中央），虫卵（右）
R：額嘴，v：吸盤，g：生殖口

有線条虫 *Mesocestoides lineatus*

　イヌ，ネコ，キツネなどの寄生虫で，まれにヒトの感染例があり，世界各地にみられる．日本ではマムシやシマヘビの生食によると思われるヒトの感染が十数例報告されている．

　成虫は体長30〜150 cm，片節は正方形に近い．中間宿主は2つ必要で，第1中間宿主は**ササラダニ**などダニ類，第2中間宿主は**ヘビ，トカゲ**などである．ヒトでの症状は一般に軽度であるが，まれに腹痛，下痢やめまいが認められる（図6.20）．

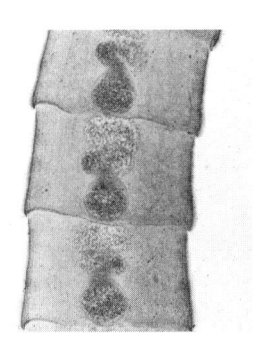

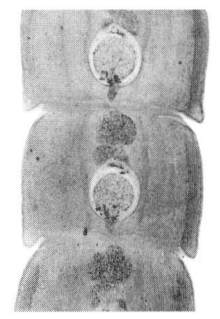

図6.20 有線条虫の成熟片節（左）と受胎片節（右）

6.3 ヒトの組織に寄生する条虫類

6.3.1 擬葉目条虫類の幼虫寄生

■ **マンソン裂頭条虫** *Spirometra erinaceieuropaei*
病名：**マンソン孤虫症** sparganosis mansoni

分布と疫学　世界各地に分布し，日本でのヒトの感染例はいかもの料理からの感染が多く，数百例に達する．

形態・生活史　イヌ，ネコに寄生している成虫は日本海裂頭条虫に似るがそれより小さく，体長70～150 cm，幅は10 mm以下である（図6.21）．子宮はコイル状である．虫卵（55～74×30～42 μm，図6.22）は淡黄色で，前端に卵蓋があり「ラグビーボール形」をしている．卵内は卵細胞と卵黄細胞により満たされている．

　成虫はイヌ，ネコの小腸に寄生し，ヒトは通常，中間宿主あるいは待機宿主であり，成虫に発育せず，幼虫が皮下に寄生してマンソン孤虫症の原因となる．第1中間宿主は**ケンミジンコ**，第2中間宿主は**両生類**（無尾目以上），**爬虫類，鳥類，哺乳類**など広範囲にわたり，ヒトも中間宿主となる．ヒトへの感染は，1）プロセルコイドを有するケンミジンコの経口摂取，2）プレロセルコイドを有する第2中間宿主（ヘビ，トリ）の生食による．摂取されたプロセルコイドは皮下組織内に侵入して，プレロセルコイド（図6.23）に発育し，体中を動きまわり**移動性腫瘤**を形成する．しかし，ごくまれにヒト小腸内で成虫に発育した報告例もある．

病理・症状　プレロセルコイドは皮下組織に腫瘤や囊腫を作り，その周囲には細胞浸潤や結合組織の増殖がみられる．腫瘤は母指頭大から鶏卵大で無痛性，幼虫はしばしば腫脹を伴って皮下組織を移動する．ヒトの成虫寄生は現在まで十数例知られているが，その症状については不明である．

診断　孤虫症では，患者のいかものの食歴の有無を聴取することが補助診断として重要

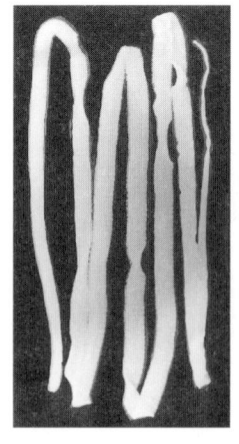

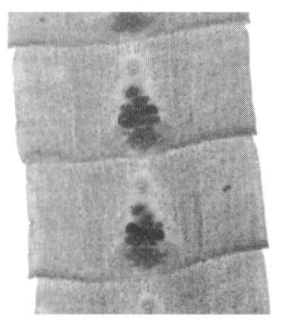

図6.21 マンソン裂頭条虫の成虫（左）と成熟片節（右）

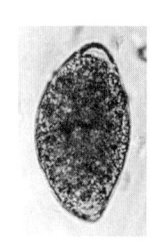

図6.22 イヌ，ネコの糞便内にみられるマンソン裂頭条虫の虫卵

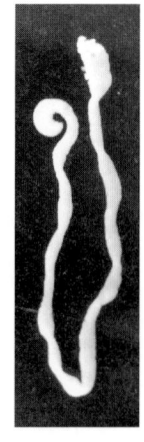

図6.23 第2中間宿主のヘビ皮下組織から取り出したプレロセルコイド

である．通常，種々の免疫診断法が用いられており，また，虫体が摘出されて診断されることも多い．成虫寄生例では糞便中の虫卵を検出する．

[治療]　外科的に虫体を摘出する．

■ 芽殖孤虫 *Sparganum proliferum*（branching spargana）

病名：芽殖孤虫症 sparganosis prolifera

[分布と疫学]　本虫は1904年に東京の日本人女性から発見されて以来，現在まで世界で十数例が知られており，そのうち日本から7例が報告されている珍しい寄生虫である．

[形態・生活史]　終宿主は不明である．ヒトには幼虫が寄生し，その虫体（図6.24）は乳白色で体長10～20 mm，ショウガやワサビの根のような形をしている．ヒトの体内で無性増殖し，ついには骨以外のあらゆる組織を虫体で埋めてしまう．生活史はまったく不明であるが，いずれかの裂頭条虫類のプレロセルコイドと考えられている．

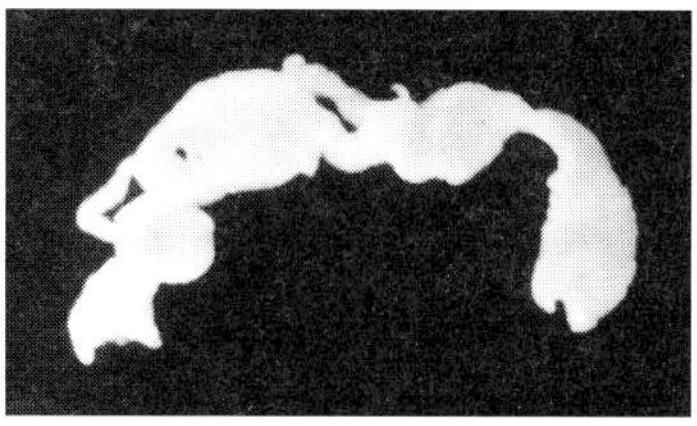

図6.24　芽殖孤虫の虫体

[症状・診断]　皮膚にかゆみと痛みを伴った小結節を生じ，細菌の二次感染も加わり皮膚の損傷が進み，象皮病様の外観を呈し，同時に内臓への侵襲が進み，組織の破壊と出血を起こす．摘出虫体の形態により診断される．虫体の組織標本はマンソン裂頭条虫のプレロセルコイドのそれとよく似ていることから，本虫はマンソン裂頭条虫のプレロセルコイドの異常型ではないかとの報告もある．治療は外科的摘出によるが，予後不良である．

6.3.2　円葉目条虫類の幼虫寄生

■ 単包条虫 *Echinococcus granulosus*

病名：**単包虫症** unilocular echinococcosis

[分布と疫学]　牧牛，牧羊が盛んな地域に多く，アフリカ，オーストラリア，南米，中国など世界に広く分布する．日本では1881年熊本で第1例が発見されて以来，本州から九州にかけて数十の感染例が知られるが，現在はみられない．

[形態]　成虫（図6.25）はイヌ，キツネ，オオカミなどの小腸に寄生し，体長は3～7 mmと小さく，片節も通常3個のみである．頭部は円錐型で，4個の吸盤と環状の鉤をもった額嘴がある．球形の精巣が45個前後みられる．側枝をもった子宮内の虫卵は無鉤条虫卵に似る．

[感染と生活史]　ヒトへの感染はイヌ，ネコの糞便内の虫卵の経口摂取による．外界に排出された虫卵は中間宿主（**ヒツジ，ウシ，ウマ，ブタ，ヒト**）に摂取されると，小腸内で孵化し，六鉤幼虫は腸壁に侵入し，血流やリンパ流を介して主として肝臓に寄生し，包虫を形成する．包虫は球形で白色，内側の壁は胚層が取り囲み，その内側は包虫液で満たされている．胚層の表面には繁殖胞がみられ，繁殖胞の内壁には多数の原頭節（感染幼虫，包虫砂）がある（図6.26）．この原頭節を終宿主であるイヌやネコが摂取すると約7週間後に小腸で成虫となる．ヒトへの感染は主としてイヌとの接触によるもので，イヌの体毛に虫卵が多数付着しており，これらのイヌと接触したヒトの手あるいは抱擁により虫卵が口に入る．アフリカ，中近東ではイヌを飼っている人はそうでない人に比べて，感染率が数十

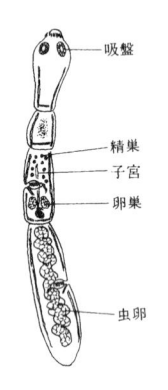

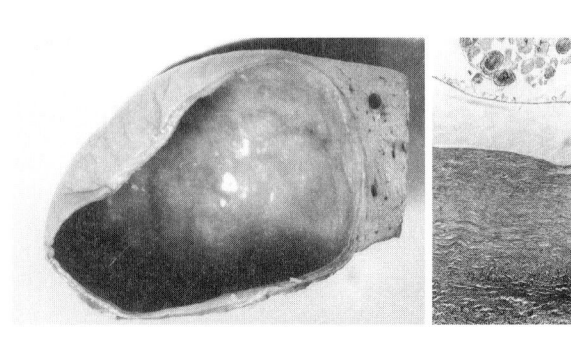

図6.25 単包条虫の成虫　　　　**図6.26** 肝臓に寄生する単包条虫の包虫（左）と組織像（右）

倍も高いとの報告もある．

病理および症状　肝臓に寄生した包虫は十数年経過すると直径10～15 cm ほどになり，寄生部位周囲の組織を圧迫して機械的障害を与えるほか，包虫が壊れてその液が腹腔に出ると強いアナフィラキシーを引き起こす．脳寄生ではてんかんなどがみられる．

診断　初期の診断はきわめて困難である．臨床症状から本症を疑い，肝臓，肺，脳などのX線およびCTスキャンにより包虫を確認する．補助的診断法として免疫学的検査（皮内反応，二重拡散法，免疫電気泳動法，酵素抗体法）なども有用である．また，穿刺により包虫液を採取し，原頭節を検出すれば確実であるが，包虫液が腹腔内に漏れるとアナフィラキシーを引き起こすことがしばしばある．

■ **多包条虫** *Echinococcus multilocularis*
病名：**多包虫症** multilocular echinococcosis

分布と疫学　シベリア，カナダ，アラスカなど北半球の亜寒帯の高緯度地方に広く分布する．また，南半球のニュージーランド，オーストラリア，アルゼンチンからも報告されている．日本では1937年に北海道の礼文島に流行がみられ，その後しばらくは北海道東部のみで発生していたが，現在では北海道中央部にまで流行が広がり，問題となっている（図6.27）．さらに東北地方からも原発の症例が出ている．

形態　成虫はイヌ，キツネ（図6.28），オオカミの小腸に寄生し，その形態は単包条虫に似る．体長は2 mm前後と単包条虫より小さく，片節で4～5個と単包条虫（3片節）より多い．虫卵では単包条虫と区別することが困難であるが，精巣は20個前後で，子宮は側枝を出さないことなどから単包条虫と区別することができる（図6.29）．

感染と生活史　感染はイヌ，キツネの糞便とともに排出された虫卵の経口摂取による．中間宿主は**野ネズミ類**（北海道ではエゾヤチネズミが重要），ブタや**ヒト**であり，主としてその肝臓などで包虫を形成する．本種の包虫は直径0.1～0.5 mmほどの原頭節の入った胞囊が多数集合し，ハチの巣状になる（図6.30）．ただし，ブタやヒトの包虫は原頭節がみられないことが多い．

病理・症状　ヒトでは通常肝臓，まれに肺で包虫が形成される．包虫は海綿状で，浸潤性に発育して周囲組織を侵蝕し，さらにほかの臓器へ転移することがある．症状として黄

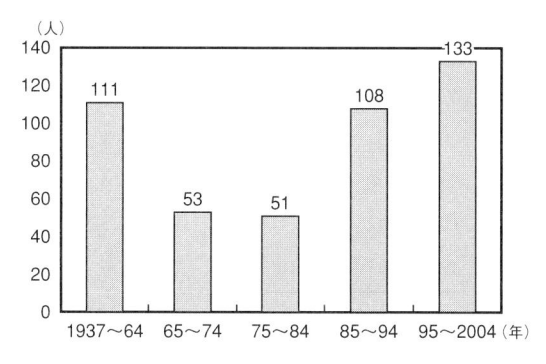

図 6.27 北海道におけるエキノコックス症患者数の推移

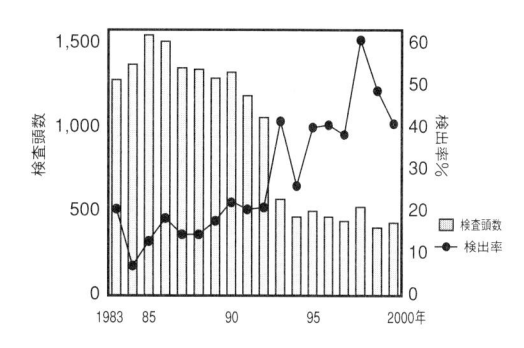

図 6.28 北海道におけるキツネの多包条虫流行状況

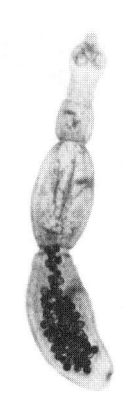

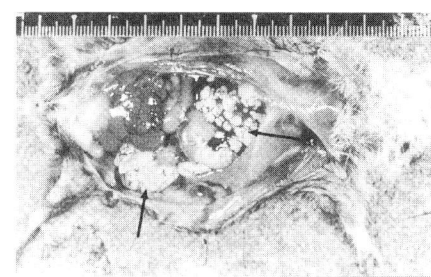

図 6.29 キツネの小腸に寄生する多包条虫の成虫

図 6.30 中間宿主のエゾヤチネズミの肝臓に寄生する多包条虫の包虫（左）と組織像（右）
矢印は包虫（左）および原頭節（右）を示す
（奥雄三郎博士の厚意による）

疸，腹水，脾腫などがみられる．

診断　単包条虫の項を参照．なお，4類感染症のエキノコックス症は，*Echinococcus* 属の多包条虫や単包条虫の包虫の感染によっておこる感染症の総称であり，単包虫症，多包虫症が含まれる．

■ **人体有鉤嚢虫** *Cysticercus cellulosae hominis*

病名：**人体有鉤嚢虫症** cysticercosis cellulosae hominis

本種は有鉤条虫の幼虫であり，成虫寄生については有鉤条虫の項を参照．

人体有鉤嚢虫症：有鉤条虫卵が手指，食物などとともにヒトの消化管に入った場合，小腸内で六鉤幼虫がふ化し，リンパ流や血流を介して脳，目，筋肉，皮下組織に寄生し，そこで嚢虫を形成する．また成虫が感染している場合，小腸内の受胎片節が胃内などに逆流し，片節が壊れて六鉤幼虫が遊出し，小腸壁より組織内に侵入して嚢虫を形成することがある（自家感染）．

症状　中枢神経系における嚢虫症では頭痛，嘔吐，視力障害，知覚障害やてんかんなどがみられ，ときに致命的となる．目，心臓，筋肉，皮下組織にも寄生し，それぞれの部位で障害を起こす．

診断　腫瘤を外科的に摘出して診断するが，摘出できない場合は皮内反応や血清反応などの免疫診断，X線検査やCTスキャンなどの画像診断による．

7. 人獣共通寄生虫症

　世界保健機関(WHO)によると，**人獣共通感染症**とは「脊椎動物とヒトとの間で自然に移行し得るすべての疾病および感染」と定義されている(1958)．また，広義には「動物からヒトへヒトから動物へと病原体が感染すること」ともいえる．人獣共通感染症の病原体は，非生物であるプリオンから節足動物まで多岐にわたり，その数は150種類とも200種類ともいわれている．バリアント・クロイツフェルト・ヤコブ病(BSE)，SARSというように，新興感染症が世界各地で発生しており，その病原体のほとんどが家畜，野生動物，ペット由来であるという事実からすると，今後もますます人獣共通感染症は多様になるものと思われる．

　人獣共通寄生虫症 parasitic zoonosis は4つのグループに分けられる．
1. ヒトも動物もともにその寄生虫の固有宿主である．
   例)肝吸虫，横川吸虫，肝蛭など多くの吸虫類や縮小条虫，小形条虫，赤痢アメーバなど
2. 動物を固有宿主とする寄生虫に人間が偶発的に感染する．感染した虫体は人体内では成虫にまで発育できず，幼虫のままとどまる(幼虫移行症)．
   例)イヌ・ネコ回虫，アニサキス，マンソン裂頭条虫など
3. 動物を中間宿主として，ヒトが固有宿主になる寄生虫．
   例)無鉤条虫，有鉤条虫など
4. ヒトが，動物を固有宿主とする寄生虫の中間宿主になる．
   例)マラリア原虫，トキソプラズマ，エキノコックスなど

　本章ではヒト以外の動物が終宿主となる幼虫移行症について記述する．この他の多くの人獣共通寄生虫症については，2～6章の各項目に記載されている．

7.1　幼虫移行症

　本来動物の体内で発育して成虫となる(動物が固有宿主)寄生虫が，偶発的にヒトに侵入した場合，種によっては成虫に発育することはないものの，ある一定期間ヒトの各種臓器や組織中にとどまり，その部位に何らかの障害を及ぼす疾病を**幼虫移行症** larva migrans という．なお，ヒトのみならず異種動物間においても幼虫移行症は認められる．たとえば，アライグマ回虫がウサギに感染すると，その幼虫が脳に侵入し，重篤な症状を呈する．

　幼虫移行は，内臓移行症(肝臓，腎臓，肺，脳，眼など)と皮膚移行症(皮内や皮下)に分けられる．

1) 内臓幼虫移行症 visceral larva migrans
　幼虫が肝，肺，脳，脊髄，消化管，眼，筋肉などの臓器や組織に移行する場合．

イヌ回虫, ネコ回虫, アライグマ回虫, 広東住血線虫, イヌ糸状虫, アニサキス, 旋尾線虫, エキノコックス, 宮崎肺吸虫などによる.

2) **皮膚幼虫移行症** cutaneous larva migrans, **皮膚爬行症** creeping eruption

幼虫が主として皮内あるいは皮下を移行する場合.

ブラジル鉤虫, イヌ鉤虫, 顎口虫類, 旋尾線虫, マンソン孤虫などによる.

7.2 回虫類

イヌ回虫 *Toxocara canis*

病名：**イヌ回虫幼虫感染症** toxocariasis

[分布と疫学] 全世界に分布するごく普通のイヌを終宿主とする線虫である. 成虫にまで発育可能な宿主は3か月齢未満の子犬で, 成犬はまれである(**年齢抵抗性** age resistance). わが国での感染率は60～90日齢までの収容犬(捕獲犬および不用犬)では79.9％, 同年齢の飼育犬では約5％という報告がある. ヨーロッパの健康な人々における抗イヌ回虫抗体陽性率は5～31％に達するといわれるが, わが国の調査でも推定20％のヒトが, 抗体陽性という報告もある.

[形態] 成虫は小腸に寄生し, 雄4～10 cm, 雌5～18 cmで生きた虫体は乳白色からやや赤みをおびている. 頭部は徐々に細くなり, 尾部は急に細くなって終わる. 頭端には3つの口唇がみられ, 頭部には頸翼を形成する(図7.1). イヌ回虫の頸翼は, ネコ回虫のそれに比べて幅が狭く短いのが特徴である.

虫卵は大きさ75～80×65～70 μmで, その形は円形～短楕円形で色調は黄褐色～暗褐色, 卵内容は1つの卵細胞と多数の卵黄顆粒よりなる(図7.1). 卵殻は厚く, 周囲を粘着力の強いタンパク膜が覆う. ネコ回虫卵との区別は困難.

[感染と生活史] 糞便とともに排泄された虫卵は数週間で幼虫保有卵となり感染力をもつ. イヌへの感染は,

1) 幼虫保有卵摂取の場合：小腸で第3期幼虫が脱殻→第3期幼虫が小腸壁に侵入→幼虫は血流に乗り→門脈→肝臓→肺→気管→咽頭→食道→胃→小腸で成虫となる. このように回虫は体内移行(気管型移行)を行って成虫になるのが特徴である.

2) 胎盤感染の場合：成犬が感染すると成虫になれないため, 感染幼虫(第3期幼虫)のまま体内諸臓器, とくに筋肉内に被嚢している(全身型移行). そして妊娠犬では出産前

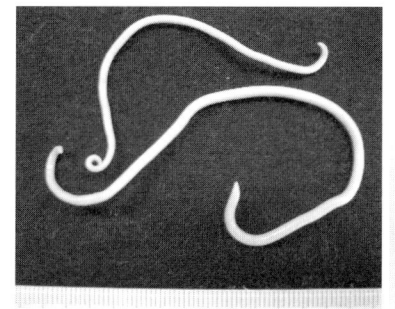

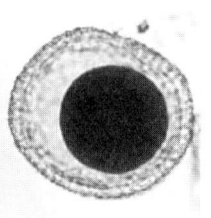

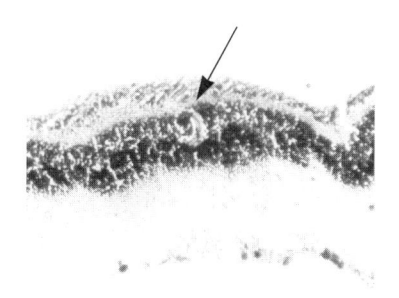

図7.1 イヌ回虫の成虫（左）と虫卵（右）　　図7.2 網膜にみられるイヌ回虫の幼虫横切像

になると，被嚢していた幼虫は胎盤を介して胎児の肝臓に移行する．そして出産後に肺→気管→食道→胃→小腸で成虫となる．

ヒトが，幼虫保有卵や第3期幼虫が寄生しているニワトリのレバーや筋肉を生食すると，第3期幼虫が小腸で遊離→小腸壁に侵入→血流に乗る→門脈→肝臓→肺を通過→全身の諸臓器・組織に移行→被嚢して休止状態で寄生(被嚢幼虫)する．

症状
イヌ：幼虫の体内移行による肝・肝門リンパ節の腫脹，肝臓・肺臓に点状出血，重度感染例では寄生性肺炎．また，全身型移行では眼(網膜，図7.2)，腎臓，心臓，脾臓，その他の臓器に幼虫被嚢による肉芽腫性結節がみられる．成虫寄生での症状は多数寄生では虫体が腸内に充満し，腸粘膜はカタール性炎症や腸壁肥厚が認められる．さらに，虫塊による腸閉塞，腹囲膨満，神経障害(間欠性・強直性痙攣，運動麻痺，知覚障害)，異食症が見られる．

ヒト：通常，ヒトの体内では長期間生存できずにやがて死滅する．その結果，さまざまな抗原物質が放出されるため，ヒトの組織に炎症が引き起こされる．主として内臓(**内臓移行症**：発熱，咳，肝臓の腫大，アレルギー様の発疹，好酸球増多)や眼(**眼移行症**：視力障害，ブドウ膜炎，失明)に傷害がみられる．皮膚に紅斑やじん麻疹あるいは結節などの症状をみる症例もある．

診断 イヌでは糞便内に排泄される虫卵を検出する(表7.1)．回虫は1日の産卵数が多いので薄層塗抹法で充分検出される．ヒトの場合は血清を用いた免疫学的診断(ELISA，ゲル内沈降反応，間接蛍光抗体法，免疫電気泳動法など)，臨床症状，血液学的所見(白血球増多，好酸球増多，ガンマグロブリンの上昇)など，総合的な検査によって診断する．

予防 生後3週間以内のイヌに対して駆虫薬の投与(胎盤感染した子イヌの腸管内で成虫が産卵する以前に駆虫)，その後は定期的な検便および駆虫，排泄物を速やかに処理する必要がある．可能ならば，生後3週未満のイヌはすべて駆虫を行い，環境中への虫卵の

表7.1 イヌ回虫感染犬12頭における検出部位別の虫卵分布状況

イヌ番号	検出部位					
	前肢	後肢	肛門周囲	腹部	背部	口周囲
1	−	−	+	−	−	+
2	−	−	+	−	−	+
3	+	+	+	−	−	−
4	+	−	+	+	−	+
5	−	−	+	−	−	+
6	−	+	−	−	−	+
7	−	−	+	−	+	+
8	−	+	+	−	−	−
9	−	−	+	−	−	+
10	−	+	+	+	−	+
11	−	−	+	−	−	+
12	−	−	+	−	−	+
頭数	2	4	11	2	1	10
%	16.7	33.4	91.7	16.7	8.3	83.3

[内田明彦ら，日獣会誌，**51**，614，(1998)]

拡散を防ぐ．ヒトが砂場や土遊びあるいは動物に触れた後は，手洗いを励行する．

■ **ネコ回虫** *Toxocara felis*
病名：**ネコ回虫幼虫感染症** toxocariasis

分布と疫学　終宿主はネコおよびネコ科動物である．ネコ回虫はまれにイヌにも感染する．ネコ回虫には年齢抵抗性による発育抑制はみられないことから，加齢にともない感染率も高まる傾向にある．収容されたネコの感染率は6か月齢未満で40.3％，6か月齢以上で36.8％という報告がある．

ネコ回虫を対象としたヒトの血清学的調査は行われていない．これまでのところ，わが国におけるイヌ・ネコ回虫の人体感染症例中2例が，ネコ回虫によるものと推察されている．まれに，ネコ回虫成虫の人体寄生例が報告されている（世界で26例，日本で1例）．

形態　雄3〜7cm，雌4〜12cmで，イヌ回虫とほとんど区別できないが，ネコ回虫の頭部の頸翼は，イヌ回虫のそれに比べて幅広く大きいのが特徴である．虫卵はイヌ回虫卵と似ており両種の鑑別は困難である（図7.3）．

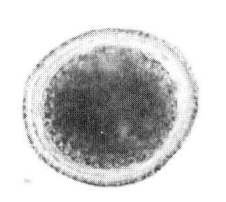

表7.2 ネコ回虫感染ネコ4頭における検出部位別の虫卵分布状況

ネコ回虫感染ネコ4頭における検出部位別の虫卵分布状況	検出部位					
	前肢	後肢	肛門周囲	腹部	背部	口周囲
1	−	−	−	−	−	−
2	−	−	＋	＋	−	＋
3	−	−	＋	＋	−	＋
4	−	−	＋	−	−	＋
頭数	0	0	3	2	0	3
％	0	0	75	50	0	75

図7.3　ネコ回虫卵

［内田明彦ら，日獣会誌，**51**, 614, (1998)］

感染と生活史　基本的にイヌ回虫の感染と同様であるが，イヌ回虫のように年齢抵抗性は見られない（表7.2）．

症状　イヌ回虫の幼虫が引き起こす症状にほとんど似ているが，ネコ回虫の第3期幼虫はイヌ回虫のそれに比べて運動性が低いため，眼や中枢神経系への移行の可能性は少ないといわれている．

診断　イヌ回虫の場合と基本的には同じである．ヒトでの診断は免疫学的検査となるがネコ回虫とイヌ回虫によるものか，両者の鑑別診断は現在困難である．

予防　室内外への出入りが自由なネコについては，定期的な検便と駆虫，可能ならば生後5週以内に駆虫を行い，虫卵の環境中への拡散を極力防ぐ．ヒトの砂遊びや土遊び後は手洗いを励行する．

■ **ブタ回虫** *Ascaris suum* は形態的にもヒト回虫と区別が困難である．現在，ブタ回虫の寄生例と思われる症例の報告が，九州地方を中心に相次いでいる．今後，有機肥料栽培による野菜などから感染者が増加する可能性がある．

■ **アニサキス類** *Anisakis* spp.
病名：**アニサキス症** anisakiasis, **テラノバ症** terranovasis

分布と疫学　本属の成虫は海獣（イルカ，アザラシ，クジラなど）の胃に寄生している．

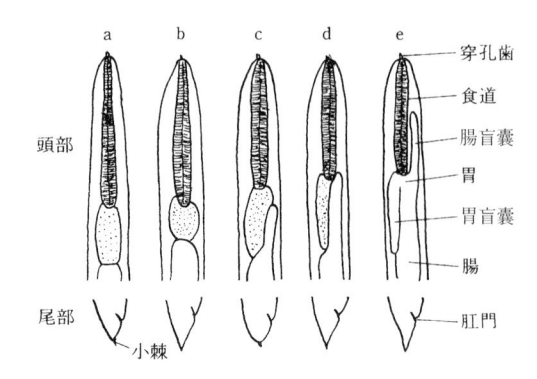

図7.4 アニサキス類幼虫の主な鑑別点
 a：*Anisakis simplex*（*Anisakis* Ⅰ型）
 b：*Anisakis physeteris*（*Anisakis* Ⅱ型）
 c：*Pseudoterranova decipiens*
   （*Pseudoterranova* A型）
 d：*Pseudoterranova* B型
 e：*Contracaecum* B型

幼虫は海産魚介類に寄生し，アニサキス症はそれら魚類の生食により感染することから，魚を生食する習慣のある北欧諸国，日本などに多い．

形態 アニサキス類の幼虫は海産魚介類に寄生しており，日本近海の魚介類には *Anisakis* Ⅰ(*A. simplex*)，Ⅱ(*A. physeteris*)，Ⅲ，Ⅳ型，*Pseudoterranova* A(*P. decipiens*)，B型，*Contracaecum* A，B，C，D型，*Raphidascaris* spp. が知られている．これらのうちヒトに感染性のある *Anisakis* Ⅰ，Ⅱ型，*Pseudoterranova* A型が重要である．各幼虫の体長は2～3cmで主なる鑑別点は図7.4に示す．

感染と生活史 感染は**サバ，イワシ**などに寄生している第3期幼虫の経口摂取による．海獣の糞便とともに海中に放出された虫卵は，海中で発育孵化し第2期幼虫になり，中間宿主のオキアミに摂取され第3期幼虫となり，これが待機宿主である魚介類などに摂取されると図7.5にみられるように第3期幼虫の状態で内臓や筋肉内に被嚢し寄生している．これらの感染オキアミや魚介類を終宿主であるイルカやクジラが摂取すると胃に寄生して成虫となる．感染源となる主なる魚介類はサバ，ニシン，イワシ，サクラマス，マダラ，マアジ，カツオ，ヤリイカ，スルメイカなどである．日本近海の魚介類にみられるアニサキス幼虫の感染状況を表7.3に示す．中間宿主は必要としないという説もある．

症状 幼虫の寄生部位により胃アニサキス症と腸アニサキス症がある．病理組織像の特徴は，好酸球性肉芽腫の形成である．症状は胃アニサキス症では魚介類生食後4～8時間で強い上腹部痛，悪心，嘔吐，腸アニサキス症では摂取後十数時間後から強い下腹部痛を起こすが，予後は良好である．再感染ではより強い即時型アレルギー反応を起こし，重い症状を呈する．

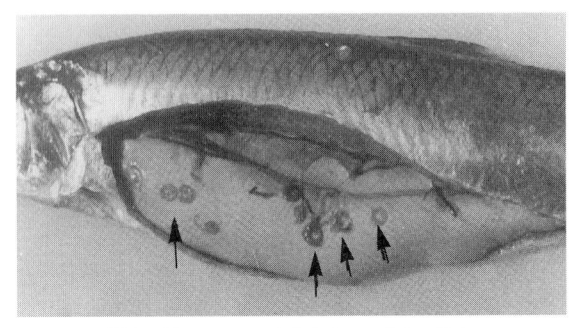

図7.5 ニシンに寄生するアニサキス幼虫

表7.3 アニサキス幼虫の感染状況

	魚種	調査魚数	感染魚数(%)	総検出虫体数	感染魚1匹当たりの虫体数(平均)
相模湾産魚介類	カタクチイワシ	1,102	67(6.1)	80	1〜4(1.2)
	マサバ	92	31(33.7)	206	1〜20(6.7)
	マアジ	51	0	0	0
	マルアジ	49	1(2.0)	1	1(1.0)
	ムロアジ	33	0	0	0
	ヒラソウダ	26	6(23.1)	28	1〜7(4.7)
	シマアジ	22	0	0	0
	アカアジ	19	0	0	0
駿河湾産魚介類	カタクチイワシ	25,183	89(3.5)	100	1〜3(1.1)
	マアジ	702	0	0	0
	ウルメイワシ	334	0	0	0
	マイワシ	210	1(0.5)	1	1
	ヒメジ	156	0	0	0
	マサバ	96	20(21.0)	128	1〜31(6.4)
	クロウシノシタ	35	0	0	0
	シマウシノシタ	9	0	0	0
	ブリ	22	0	0	0
	マルアジ	18	0	0	0
	オオメカマス	11	0	0	0
	シイラ	3	1(33.3)	1	1
	イシモチ	29	0	0	0
	スルメイカ	18	0	0	0

[内田明彦ら,日獣会誌,51,526,(1998)]

診断 魚介類の生食の有無について問診する.胃内視鏡検査により胃壁に穿入する幼虫を観察し,鉗子を用いてつまみ出した虫体を鑑別する.X線胃腸透視検査によっても幼虫を見いだすことができる.

その他の動物由来回虫類

北米産のアライグマに寄生する**アライグマ回虫** *Baylisascaris procyonis* の幼虫がヒトに感染した時に,その幼虫が中枢神経系に侵入して致死的な障害を起こすことが知られている.わが国でも輸入されたアライグマが野生化し,地域によっては社会問題化している.症例は未だないが,2000年にウサギが感染して幼虫移行症を起こして死亡している.今後の推移を見守って行く必要がある.また,**タヌキ回虫** *Toxocara tanuki* もヒトに幼虫移行症を引き起こす可能性があると示唆されている.

7.3 鈎虫類

イヌ鈎虫 *Ancylostoma caninum*

病名:鈎虫症 ancylostomiasis

分布と疫学 日本の飼育犬の3〜5%に感染がみられる.幼虫はヒトの皮膚から皮下に侵入して移動するため,皮下に病変を形成する.南アメリカ,フィリピン,イスラエル,アメリカ,オーストラリアなどでは,成虫の寄生による好酸球性腸炎が報告されている.

|形態| イヌ科動物の小腸で成虫となる．雄 1.0～1.2 cm，雌 1.4～1.6 cm．虫体頭部の口腔には，歯牙が左右対称に3対，計6個備わっている．雄の尾端は交接嚢が観察される．虫卵は大きさ 56～75×34～47 μm で，楕円形，無色，卵内容は4～16細胞期（8細胞期が多い）で，卵殻は薄く，そのため冬季などでは寒さのため虫卵が死滅することが多い．

|感染と生活史| イヌへの感染は，虫卵から孵化したF型子虫の経皮感染が主で，経口，胎盤および乳汁感染もある．経口感染したF型子虫→胃壁あるいは腸壁に侵入→3～4日間で腸管腔に戻り，16～26日で成虫となる．

ヒトへの感染は，F型子虫が皮膚から侵入し，幼虫はそのまま皮下を移動している．一方，経口感染による成虫寄生例も世界で9例以上知られている．

|症状| イヌでは5か月齢以下の子犬に被害が著しいが，成犬では感染を耐過し，抵抗性を獲得したイヌでは症状はほとんどみられない．症状は3つに分けられる．①甚急性期：哺乳期の子犬にみられ，生後1週間頃より下痢，血便，発育不良，2週間後頃より急激に症状が悪化し，衰弱，粘血性下痢，貧血となり死亡する．②急性期：重度感染を受けた子犬にみられ，食欲不振，多量の粘血下痢便，貧血，腹痛から背中を丸める姿勢をとる．やがて衰弱し，心機亢進，呼吸困難となる．③慢性型：成犬では普通にみられる病型で，臨床症状はほとんど見られず無症状である．

ヒトでの症状は，幼虫の皮下組織移動による皮下疹（皮膚爬行症），まれに成虫になった場合には好酸球性腸炎のため，腹痛，下痢，腹部膨満，体重減少，下血などが報告されている．

|診断| イヌでの診断は糞便内の虫卵を検出すれば確実である．検査法としては飽和食塩水浮遊法や沪紙培養法が良い．ヒトの場合は皮膚爬行症では臨床的な診断による．類似の症状が顎口虫症，旋尾線虫症などでみられるので，類症鑑別が必要になる．この場合，免疫学的検査が有効である．

|予防| イヌに対しては，胎盤感染あるいは乳汁感染を想定して，生後なるべく早い時期（可能ならば3週間以内）に検便することなしに駆虫（虫卵の糞便中への排泄は3週間目以降）を行う．さらに，定期的な検便および駆虫や排泄物の適切な処理を行う．

■ **ブラジル鉤虫** *A. braziliensis*

本来の宿主であるイヌやネコの小腸に寄生する，比較的小型の鉤虫である．主な分布域はアメリカ南部，ブラジル，スリランカ，マレーシアなどである．ヒトの皮下にF型子虫が寄生し，激しい痒覚をともなう皮疹を生じる．

■ **セイロン鉤虫** *A. ceylanicum*

ブラジル鉤虫と同一種とされていた時期もあるが，現在は独立種として扱われる．イヌやネコを終宿主とする．成虫の人体寄生例もかなり知られている．

■ **その他の鉤虫類**

ネコ鉤虫 *A. tubaeforme*，宮崎タヌキ鉤虫 *Arthrostoma miyazakiense*，串間タヌキ鉤虫 *A. kushimaense* などの幼虫もヒトに感染する可能性があると思われる．

7.4 広東住血線虫

■ **広東住血線虫** *Angiostrongylus cantonensis*（rat lungworm）
　病名：**広東住血線虫症** angiostrongylosis,
　　　　好酸球性髄膜脳炎 eosinophilic meningoencephalitis

　分布と疫学　南太平洋諸島，タイ，台湾，フィリピンに分布し，とくに台湾では感染者が多い．日本でも南九州，沖縄に多い．

　形態　成虫（図7.6）はドブネズミ，クマネズミの右心室や肺動脈に寄生する（図7.7）．ヒトでは幼虫が主にくも膜下腔にみられる．雄は体長15〜25 mm，雌は25〜40 mmである．雌の腸管は血液を摂取しているためチョコレート色を呈し，それに子宮がからまってラセン状の模様にみえる．

　感染と生活史　ネズミの糞便中に出た第1期幼虫は中間宿主である軟体動物（**アフリカマイマイ**図7.8，カタツムリ，ナメクジ）内で2回脱皮ののち，第3期幼虫（感染幼虫）となる．これをネズミが摂取すると虫体は体内移行後，肺動脈内で成虫となる．しかし，ヒトがカタツムリ体内の第3期幼虫を摂取すると成虫にはならず，第5期幼若成虫のままで脳のくも膜下腔にとどまっている．

　病理・症状　幼若成虫が血行を介して脳内に入り，くも膜下腔へ移行し，好酸球性髄膜脳炎を起こす．虫体は脳内で肉芽腫を形成し，その周囲には好酸球，シャルコー・ライデン結晶などがみられる．症状は頭痛，嘔吐など髄膜刺激症状を呈する．さらに知覚異常，顔面神経麻痺もみられる．

　診断　髄液中から幼虫が見つかれば確定診断となるが，普通は難しく，見つかる確率は低い．髄液中の好酸球増加は特徴的であり，されに免疫学的診断法により総合的に診断する．

　そのほか，最近，中米では**コスタリカ住血線虫** *Angiostrongylus costaricensis* による感染例が多数見いだされた．中間宿主は広東住血線虫と同じナメクジ類である．本虫の成虫は

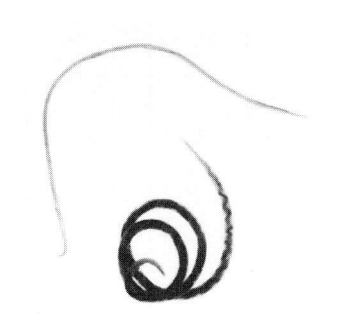

図7.6 広東住血線虫の成虫
　　　　上：雄，下：雌

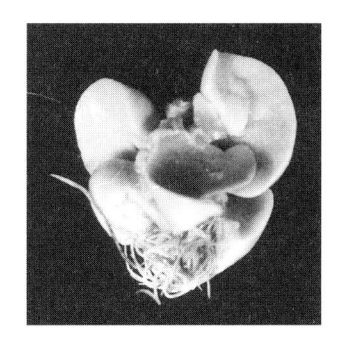

図7.7 ドブネズミの心臓に寄生している広東住血線虫の虫体

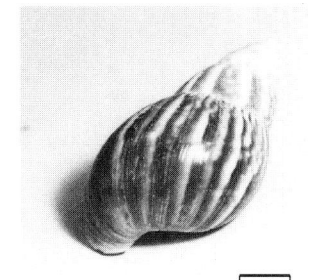

図7.8 広東住血線虫の中間宿主として重要なアフリカマイマイ

（図7.6，図7.8，図7.9，ともに故内田紀久枝博士の厚意による）

ネズミやヒトの腸間膜動脈内に寄生し，主な症状は右下腹部の疼痛，発熱，食欲不振，末梢血の好酸球増加などが特徴的である．

7.5 旋尾線虫類

■ **有棘顎口虫** *Gnathostoma spinigerum*
病名：顎口虫症 gnathostomiasis

分布と疫学　東南アジア（インド，フィリピン，タイや中国）に広く分布し，なかでも中国の揚子江（長江）流域に幼虫感染患者が多く長江浮腫とよばれている．日本では以前，西日本に多くの感染者がみられたが，現在はみられない．

形態　成虫は雄（体長 10 ～ 30 mm），雌（体長 30 ～ 55 mm），ともにこけし様で，球状の頭部（頭球）と円筒状の体部からなる．頭球には 8 ～ 11 列のとげが環状に生えている．さらに体部も前半部は皮棘によって覆われている．皮棘は種類によりその形態が異なり，種の区別点となる．

感染と生活史　感染は中間宿主内に被嚢している第3期幼虫の経口摂取による．成虫はネコ，イヌの胃壁に腫瘤を作り，頭部を胃粘膜に穿入して寄生している．糞便とともに外界に排出された虫卵は水中で10日間ほどで卵内に第1期幼虫が形成され，やがて孵化し，第1中間宿主の**ケンミジンコ**に摂取され，その体内で第2期幼虫となる．第2中間宿主は雷魚の仲間（**カムルチー**図7.9，ライヒー），ドジョウ，カエルなどで，その体内で第3期幼虫となり，筋肉内に被嚢する．待機宿主として魚類，両生類，爬虫類，鳥類，ヒトが知られている．ヒトへの感染は主としてライギョの生食によることが多い．

症状　ヒトに感染した第3期幼虫は主として深部の皮下組織内を移行する（幼虫移行症）．この場合皮下を浅く移動すると皮膚爬行症，深部だと遊走性限局性皮膚腫脹となる．腫脹部には好酸球の浸潤がみられ（図7.10），発赤，痛み，熱感を伴う．なお眼内，尿路，脳内へ侵入し，重篤な障害を起こすことがある．ヒト体内では幼虫の状態で20年も生存する．

診断　特有な移動性腫脹，問診による第2中間宿主（主に雷魚）の生食の有無，末梢血中の好酸球増加，免疫学的検査などを総合して診断する．

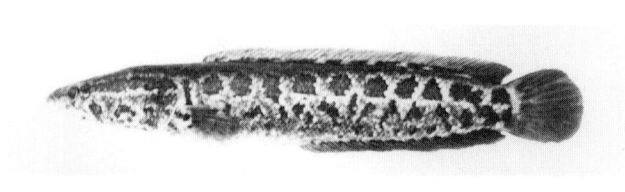

図7.9　有棘顎口虫の第2中間宿主であるカムルチー
［桜井淳史撮影，山渓カラー名鑑日本の淡水魚（川那部浩哉，水野信彦臨修），p.466，山と渓谷社（1989）］

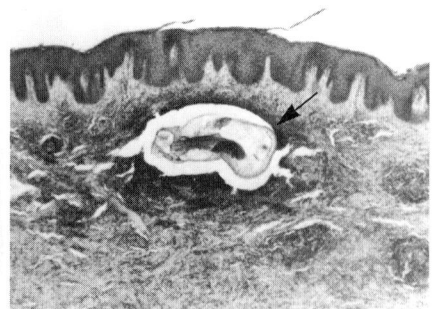

図7.10　皮下組織内に寄生する有棘顎口虫の虫体横切像

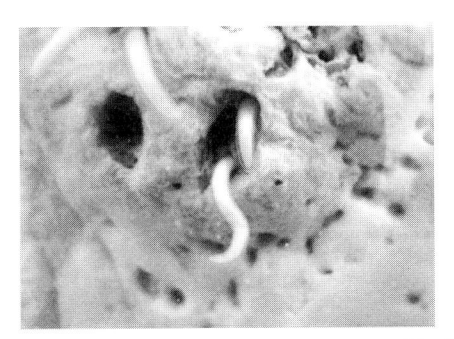

図7.11 イノシシの胃に寄生しているドロレス顎口虫（故内田紀久枝博士の厚意による）

■ **剛棘顎口虫** *G. hispidum*

　最近，日本で中国，台湾，韓国からの輸入ドジョウを生食し，皮膚爬行症（顎口虫症）を起こす例が90例以上報告され，この原因が剛棘顎口虫であることが明らかとなった．本種は東南アジアに分布し，日本には分布していない．成虫はブタ，イノシシの胃壁に寄生する．第1中間宿主は**ケンミジンコ**，第2中間宿主は**ドジョウ**など淡水魚である．症状は有棘顎口虫のような遊走性の腫脹ではなく線状，蛇行状の爬行疹である．

■ **ドロレス顎口虫** *G. doloresi*

　東南アジアに分布し，成虫はブタ，イノシシで，日本では西日本のイノシシに濃厚に感染している（図7.11）．ヒトへの感染例は十数例知られている．第1中間宿主は**ケンミジンコ**，第2中間宿主は**サンショウウオ**，**ヘビ**，渓流魚の**ヤマメ**，**イワナ**が知られている．

■ **日本顎口虫** *G. nipponicum*

　日本各地に分布し，成虫はイタチの食道に寄生する．ヒトでの感染例は数例（三重，岡山，青森，秋田各県）が知られている．第1中間宿主は**ケンミジンコ**，第2中間宿主は**ドジョウ**，**カエル**や**ヘビ**（ヤマカガシ）である．

■ **東洋眼虫** *Thelazia callipaeda*

　分布と疫学　東洋眼虫はoriental eyewormと呼ばれているように，東南アジア，インド，ロシア，中国，韓国，日本の主にイヌの眼に寄生しているがネコやヒトにも寄生する．わが国では現在までに，西日本を中心に90例以上の人体寄生例が報告されている．とくにイヌ，ヒトともに熊本，宮崎，大分各県に多くみられる．

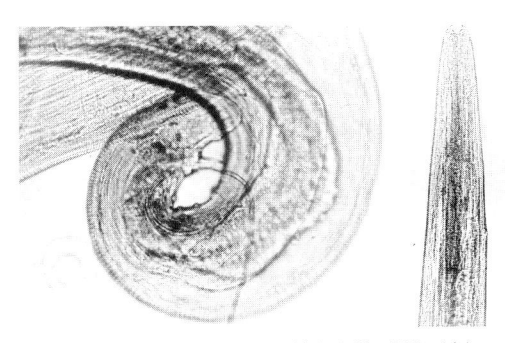

図7.12 東洋眼虫の頭部（左）と雄の尾部（右）

形態　　成虫は主にイヌの眼とくに結膜嚢内に寄生し，雄成虫は体長 10 〜 12 mm，雌成虫は 13 〜 16 mm で，体表面の角皮には鋸歯状の条線がみられる（図 7.12）．雄の尾部は内側に大きく湾曲しているのが特徴である．雌成虫の子宮には未成熟な幼虫が充満し，涙の中に第 1 期幼虫を産出する．

　　感染と生活史　　小さな双翅目の昆虫であるメマトイ（わが国では，**オオメマトイ** *Amiota magna* と**ナガタメマトイ** *A. nagatai*）が，イヌなどの涙や眼脂を舐めるとき第 1 期幼虫が摂取されてメマトイ体内で発育し感染幼虫となる．イヌでの成虫の寿命は約 18 か月である．

　　症状　　イヌ，ヒトともに眼の異物感，結膜充血，眼瞼腫脹，子どもなどがしきりに掻くと二次感染により角膜炎，結膜炎になることもある．

　　診断　　結膜表面に虫体が蛇行しているのが肉眼でも見られるので診断は容易である．

旋尾線虫 *Spirurin nematode larva*

　1980 年代半ばから本州の中部以北を中心として，1995 〜 2003 年までに報告された症例は 49 例である．原因が特定されない（顎口虫や鉤虫ではない）皮膚爬行症が報告されるようになった．それらの病理標本中の虫体の断面の形態から，旋尾線虫亜目に属する体長 5.43 〜 9.80 mm，体幅 74 〜 110 μm の細長い幼虫であることは判明したものの，その生活環や成虫の形態などは未だに明らかでない．長谷川（1978）は旋尾線虫の幼虫の分類を行い，Type Ⅰから Type ⅩⅢ に分類し，最近になって Type Ⅹ がヒトの眼に寄生したり，皮膚に寄生したりすることが指摘されてきた．現在のところ旋尾線虫幼虫症 larval spuriruriniasis と称している．

　患者はホタルイカ *Watasenia scintillans* の生食後に発症する例（49 例中 45 例）が多いので，これが中間宿主の役割を担うものと考えられている．終宿主は，海産性哺乳動物かある種鳥類が候補にあがっている．症状には皮膚爬行症（炎症反応が強く現れ，水疱を形成する場合が多い）を示す病型，イレウス症状を示すものおよび眼症状の 3 タイプがあるという．2005 年には，日本海産の深海魚であるノロゲンゲ *Allolepuis hollandi* 28 個体から 4 匹の X 型幼虫を見出し（川中ら），X 型幼虫の成虫は日本近海のツチクジラの腎臓に寄生する *Crassicauda galiakiana* と想定されており（杉山ら），DNA 塩基配列で X 型幼虫と一致したと報告している．

7.6　イヌ糸状虫

イヌ糸状虫 *Dirofilaria immitis*

病名：**イヌ糸状虫症**　dirofilariasis immitis

　　分布と疫学　　全世界に分布し，愛犬家にとっては重大な寄生虫症の 1 つである．先進国でのイヌの感染率は予防剤の普及で低下しつつある．しかし，わが国での予防剤普及率は飼育犬全体の 50 ％ に到達していないとの見解が一般的で，2001 年の報告ではイヌ糸状虫のイヌにおける全国平均寄生率は 35.4 ％ という．幼虫の人体感染例はわが国だけで

図 7.13　イヌの肺動脈に寄生するイヌ糸状虫

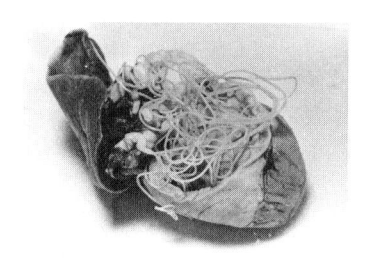

も100例以上報告されており，今後は肺がん検診が増加することにより，本症例も増加すると思われる．イヌ科動物が本来の終宿主であるが，海獣類を含む40種以上の動物に成虫が寄生することが知られている．近年に入りネコでの感染例が増加しており問題となっている．

形態　生鮮時の虫体は白色で細長く，雄120〜200 mmで尾端が内側にコイル状に湾曲している（図7.13）．雌250〜310 mm．卵胎生で子宮内には虫卵とともにその後半部には孵化したミクロフィラリアが多数認められる．流血中（静脈内）にはこの幼虫が産み出される．

感染と生活史　中間宿主（媒介昆虫）は蚊で，日本では4属16種類がその役割を果たしている．それらのうち，最も好適な種類は**トウゴウヤブカ**で，その他，犬舎の周りによく飛来するアカイエカ，コガタアカイエカやヒトスジシマカも媒介蚊となる．感染犬を中間宿主である蚊が吸血→ミクロフィラリアも同時に吸引され蚊の中腸へ移行→約2週間で第3期幼虫にまで発育して感染力をもつ→中腸からマルピギー管を経て，唾液腺周辺に集合→蚊の吸血時に感染→感染後は皮下，筋膜下，筋肉，脂肪組織などで2か月間ほど発育し→血管やリンパ管に侵入→感染後3〜4か月目には右心室に到達→肺動脈にいったん移動→感染6か月後には再び右心室に戻る→感染後6〜7か月後に成虫→1〜2か月後にミクロフィラリアを産出する．

症状
イヌ：①急性イヌ糸状虫症（大静脈症候群）は，寄生犬の数％に認められる．突然発症し，元気消失，可視粘膜蒼白，食欲廃絶，血色素尿，呼吸困難，頻脈，不整脈が主なる症状で，放置すれば死亡する．②慢性イヌ糸状虫症は寄生犬の大部分にみられる病型で，半数以上の寄生犬は無症状である．主要症状は元気消失，食欲不振，被毛不良（夏期には背中部から尾部にかけての脱毛），貧血，黄疸，咳（散歩時に多い），呼吸困難，浮腫，腹水，胸水，不整脈，頻脈，予後不良となる．③脳イヌ糸状虫症は幼虫が脳の実質を破壊して死に至らしめる．④イヌ糸状虫性奇異性塞栓症は，心臓の中隔に卵円孔開存などの奇形のイヌが起こす．虫体が右心から左心に移って大動脈に入り，腹部大動脈に塞栓を起こす．突然に元気消失，後肢の運動障害，体温低下，軟部組織の壊死などを起こして，早期に死亡する．⑤眼イヌ糸状虫症は前眼房内に幼虫が迷入して角膜混濁，虹彩炎を起こす．

ヒト：肺動脈への塞栓を起こし，死亡した虫体を中心に肉芽腫が形成される．肺に寄生した虫体は組織に囲まれ，その部位に結節を形成する．胸部X線写真にしばしばコイン状の陰影（coin lesion）がみられるのが特徴である．ほとんどの患者は無症状で経過し，わずかに咳，痰あるいは胸部の痛みを感じる程度であり，多くはX線検査で偶然発見される．肺がんや肺結核の疑いで手術を受け，虫体が検出された例や皮下，眼瞼，腹腔，子宮や乳房への寄生も知られている．

診断　イヌでは夜間に末梢血中に存在するミクロフィラリアの検出を行う．検査法の詳細はミクロフィラリアの検査法を参照．なお，ネコや一部のイヌでは成虫が寄生しているにもかかわらず末梢血液中にミクロフィラリアを産出しない虫体もみられる（オカルト感

染),この場合は免疫学的検査が必要であり,現在は免疫学的検査キットが市販されている.ヒトでの診断はX線検査に加えて免疫電気泳動法やオクタロニー法などの免疫学的検査も補助診断となる.

[予防]　ヒトやイヌが蚊に刺されないように注意する必要はあるが,実際は難しい.現在は有効な予防薬があるので固有宿主であるイヌでの予防を徹底させる.現在の予防薬はミクロフィラリアと幼若幼虫を殺滅する薬剤であるから,処方箋に従って使用しないと効果がないことを充分に理解することが大切である.

7.7　イヌ鞭虫

■ **イヌ鞭虫** *Trichuris vulpis*

病名:**イヌ鞭虫症** trichuriasis

[分布と疫学]　世界中に分布し,回虫と同様もっとも普通の線虫である.わが国での感染率は回虫とほぼ同じで,とくに地方都市に多く見られる.また,本種はヒトにも感染し,成虫となる.

[形態]　成虫はイヌの盲腸や大腸の粘膜に体前半部を侵入して寄生している.鞭状を呈し細い方が体前半で体後半は棒状,雄 40〜50 mm,雌 50〜70 mm,食道は体長の 2/3 から 3/4 を占める.虫卵は特徴があり「レモン型(岐阜提灯型)」で両端に栓を備える.大きさは 70〜80 × 37〜40 μm,黄褐色で中は卵細胞と卵黄顆粒からなる.

[感染と生活史]　糞便とともに排泄された虫卵は,適温下では約 10 日ほどで幼虫保有卵となる.感染はこの幼虫保有卵の摂取による→小腸で孵化→幼虫は小腸上部の粘膜内に侵入(8〜10 日間)→再び腸腔内に戻る→腸を下降しながら発育→盲腸に達し成虫となる.

[症状]　少数寄生では寄生部位はわずかな出血,充血のみだが,多数寄生では粘膜に充血,浮腫,出血,糜爛(びらん)がみられ,とくに幼犬や老犬では粘血下痢便,大腸炎,直腸脱を生じることもある.全身性には栄養不良,被毛不良,脱水,貧血がみられる.

[診断]　糞便中の虫卵を検出するのがもっとも確実な診断となる.検査法は虫卵の比重が高いので遠心沈殿法(MGL 法)が良い.

[予防]　イヌ・ネコ回虫に順ずる.

8. 医学上重要な衛生昆虫類

8.1 衛生節足動物類概説

　　内部寄生虫以外の動物群で，人体に主として外部からなんらかの障害を与える動物群を，広義に衛生動物群とよんでいる．これらは分類学的には甲殻綱，ヤスデ(倍脚)綱，ムカデ(唇脚)綱，クモ綱，昆虫綱からなる節足動物門に属するもの(＝衛生節足動物類とくに昆虫綱に属するものを衛生昆虫類とよぶ)と，軟体動物門，棘皮動物門，腔腸動物門，脊椎動物門に属するものなど広範囲にわたる．生態的には外部寄生虫と自由生活をする動物群も含まれる．したがって動物分類学に準拠して衛生動物全般を理解しようとするよりも，障害の起こし方に注目しながら衛生動物類を理解するほうが実用的である．

8.1.1 節足動物類のヒトの健康へのかかわり方

1) 節足動物が直接に病害の原因となる場合
 　①吸血による血液損失　②不快感　　　③昆虫恐怖症　④耳や目への偶発的侵入
 　⑤毒物注入　　　　　　⑥皮膚への障害　⑦寄生　　　　⑧アレルゲン
2) 節足動物が疾病の伝播にかかわる場合
 　①病原体の機械的運搬　　②病原体の媒介　　③寄生虫の中間宿主

　　これらのかかわり方は独立に起こるものではなく，互いに重複して生じる．吸血されれば血液の損失があって皮膚炎症を起こし，その時病原体を注入されて感染症にかかれば，1)，2)の障害が連鎖的に起こる．

　　1)の事例としては，節足動物にたびたび刺されて，かゆみと不快感から精神的被害を受け，**昆虫恐怖症** entomophobia あるいは**寄生虫妄想** delusory parasitosis に発展する場合がある(家屋内ダニ類)．虫が目や外耳道に侵入して，物理的な粘膜傷害や，虫の分泌物による化学的刺激から強い痛みを起こす場合があり，耳鼻科領域では有生異物として取り扱っている．節足動物の体液はその唾液も含めてヒトに対して異物で，注入されることによって毒物やアレルゲンとして作用し，軽い化学的刺激から重大な疾患までさまざまな結果を招く．局所反応として掻痒感を伴う皮膚の発赤腫脹(カ類，ノミ類など)，痛感や灼熱感を伴う水疱性(カミキリモドキ，ネコノミ)，じんま疹様発疹(ドクガ)などの皮膚炎症を起こす．重大な疾患として，神経麻痺やアナフィラキシーを起こし，死に至ることもある(スズメバチ類，マダニ麻痺症)．

　　ヒトがこのような被害を受けるきっかけは，虫の積極的攻撃による場合と，虫の防御行動や反応を誘発した結果による場合も多い．普通はほかの昆虫や節足動物類の体液に依存しているが，偶発的に人を刺したり(シラミダニ，ツメダニ類)，接触により毒物の注入傷害(ドクガ)もある．

節足動物には，細菌，リケッチア，ウイルス，寄生虫（原虫や糸状虫）の伝播に関与する種が多い．カ類やマダニ類は**病原体保有動物（リザーボア）**から吸血して病原体を体内に取り込み，その病原体が体内で増殖または感染型に変化した後，再び吸血する時に，ヒトや動物にそれを媒介する．このような病原体の伝播様式を**生物学的伝播**という．カ類による各種ウイルス（日本脳炎ウイルス，デングウイルス，黄熱ウイルスなど）や原虫（マラリア），糸状虫類の媒介，ツツガムシによるツツガムシ病リケッチアの媒介，マダニ類による紅斑熱リケッチアやライム病ボレリアの媒介，ノミによるペスト菌の媒介などは，生物学的伝播に該当する．

ある種の昆虫は，病原体を脚や体表に付着させて，その病原性を変化させることなく物理的にヒトや動物に運搬・伝播して，病気の発生に関与する．このような病原体の伝播様式を**機械的伝播**という．ゴキブリやハエ類は，チフス菌，赤痢菌などの細菌や赤痢アメーバの嚢子などを体表や脚に付着・運搬することで病原体の伝播にかかわることから，機械的伝播者の代表的な昆虫種である．

人体寄生虫としての節足動物には，**生涯定留寄生者**（ヒトジラミ科，ヒゼンダニ，ニキビダニ）と**一時的定留寄生者**（多くの吸血性ハエ《双翅》目，ハエウジ，スナノミ）がある．前者はヒトのみを固有宿主とし，種類は少ない．後者の多くや吸血性の昆虫，ダニ類は，自然界では他の動物も宿主として利用しており，ヒトは補助宿主であり偶発宿主である．

また，それ自身人体への加害性はなくても，節足動物が中間宿主として寄生虫症を媒介することもある．たとえ人体への媒介性がなくても，自然界における動物間で，病原体の維持に寄与していれば，疫学的見地からヒトの健康に間接的に害を及ぼしているといえよう．このように衛生動物類と疾病とのかかわり方はきわめて多彩である．

8.1.2 その他のかかわり方

穀類を食害するコウチュウ（甲虫，鞘翅）目，チョウ（鱗翅）目の幼虫は，縮小条虫や小形条虫の中間宿主であるが，同時に貯穀害虫である．茶や果樹の葉を食害するハダニ類や，菓子，嗜好品などに繁殖する食品ダニ類，家畜に病原体を媒介するヌカカ類やマダニ類，さらに家屋や文化財を食害するシロアリ類は，人類に経済的損失を与える．

8.2 医学上重要な衛生昆虫類

8.2.1 形態（図 8.1）

基本的には**外骨格性**で，頭部，胸部，腹部の 3 部分が区別される．頭部には，1 対の触角と複眼（単眼を欠くものもある）をもつ．口器は**咀嚼型**か**吸血型**，胸部は 3 部（前胸，中胸，後胸）に分かれ，各節に 1 対の脚（基節，転節，腿節，脛節，付節《末節》からなる）をもつ．翅は中胸と後胸から 1 対ずつ生じる（無翅の昆虫もある）．腹部は 10 節に分かれ最後の 2 節は外部生殖器（雄は交接器，雌は産卵器）に変化している．

消化管は口腔，咽頭，食道を含め前腸，中腸，後腸，肛門と完全で，マルピギー管が後腸の前端に付いている．

神経系は**集中神経系**で，頭部の食道を環状に取り巻く神経輪があり，胸腹部の各節に対をなして存在する神経節が互いに，かつ中央で前後に連絡している．頭部の神経輪は食道

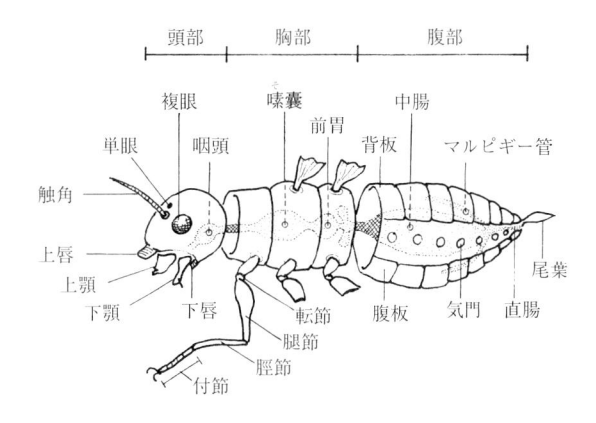

図 8.1 昆虫の外部体制と消化管模式図

上下で神経節となり，上のものは脳に相当し，眼や触角からの感覚を受けて，運動の刺激や抑制を支配している．下のものは口器に連絡し，胸部神経節に刺激を伝える．高等な昆虫類では，対になった胸部の神経節は融合して単一となる．

循環系は**開放血管系**で，消化管背方に弁をもった縦長管状の心臓があり，体液を後ろから前に送っている．体液は**ヘモリンフ**とよばれ呼吸色素をもたず，体腔をゆるやかに流れ，栄養物やホルモンを各部に運び，かつ老廃物を除去する．

呼吸は**気管系**で行われる．胸部と腹部の体表面に，対をなす気門が開き，そこから複雑に枝別れした細気管が体内に張り巡らされて，末端は毛細気管となり組織細胞に接して，拡散によってガス交換を行う．

8.2.2 生 態

完全変態を行うものは卵→幼虫→蛹→成虫の順に外形を変える．卵から孵化した幼虫は脱皮しながら次第に成長し大きくなる．各脱皮間の幼虫期間を「齢」といい，終齢幼虫が最後の脱皮をして蛹になることを**蛹化**という．蛹は餌を摂取せず，多くの昆虫は蛹で休眠して越冬する．環境が成虫の活動に好適になると休眠から覚醒し，蛹の殻が破れて外形的に雌雄の区別ができる成虫が現れる．これを**羽化**という．多くの吸血性昆虫では宿主の血液が雌卵巣の成熟・産卵に必要な栄養源となるが，無吸血産卵をするものもある．**不完全変態**は，幼虫と蛹の区別が不明瞭で（蛹期を欠くといってもよい），翅を除くと成虫に似ているが，生殖器の不完全な若虫（ニンフ）とよばれる発育期がある．

8.2.3 分 類

医学上重要な衛生昆虫類の概要を，表 8.1 に示す．

表 8.1 衛生昆虫類の概要

分類上の目	主要種類	特徴の概略
ハエ(双翅)目	蚊, ハエ類, ブユ, アブ	後翅は平均棍に変化, 完全変態, 幼虫は無脚
ノミ目	ノミ類	無翅で側方に扁平, 完全変態, 雌雄とも吸血
シラミ目	ヒトジラミ, ケジラミ	無翅で背腹に扁平, 不完全変態, 雌雄とも吸血
カメムシ(半翅)目	トコジラミ, サシガメ	前翅基部が厚化, 不完全変態, 雌雄吸血者あり
チョウ(鱗翅)目	ドクガ, イラガ	翅に鱗片をもつ, 完全変態, 幼虫はケムシ
コウチュウ(鞘翅)目	ハネカクシ, カミキリモドキ	前翅は硬い鞘に変化, 完全変態, 有毒種あり
ハチ(膜翅)目	ハチ類, アリ類	翅は2対とも膜状, 完全変態, 雌尾端は産卵管
ゴキブリ目	ゴキブリ	翅はなめし革状, 不完全変態, 脚は走行に適する

＊ "類" はいくつかの科を含むもの

8.3 吸血による直接害や疾病を伝播する昆虫類

8.3.1 蚊

[分類] ハエ目に属する．医学上最も重要な吸血性昆虫類で，ハマダラカ亜科，ナミカ亜科の2群が重要である．ハマダラカ類はマラリア原虫の媒介者であり，ナミカ類にはヤブカ属とイエカ属などがあって，糸状虫類やウイルス性感染症を媒介する．

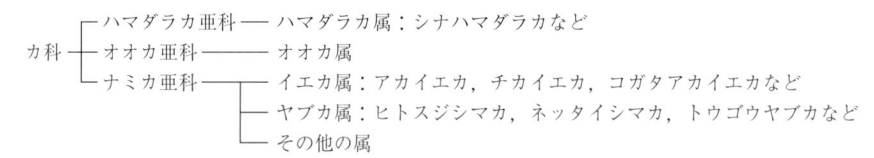

```
カ科 ┬ ハマダラカ亜科 ── ハマダラカ属：シナハマダラカなど
     ├ オオカ亜科 ──── オオカ属
     └ ナミカ亜科 ┬ イエカ属：アカイエカ, チカイエカ, コガタアカイエカなど
                  ├ ヤブカ属：ヒトスジシマカ, ネッタイシマカ, トウゴウヤブカなど
                  └ その他の属
```

[形態] 成虫の頭部には1対の複眼(単眼を欠く)と触角(15節)があり，雄の触角には各節から羽毛状の長い毛がはえ，このため雄の頭部は肉眼的には毛深くみえる．口器は1本の長い吻が頭部中央から突出し，これは1本ずつの上唇，舌状体と，対をなす大顎，小顎とからなる複雑な針状の束を，下唇が雨樋のように下側から包み込んでいる．吸血の際には，下唇から外れた針状の吸血管束のみが皮膚内に挿入され，下唇は支えとして働く．

吻(図8.2)の両側には5節からなる1対の触鬚があり，ハマダラカ類では雌雄とも吻と同じくらい長い．ナミカ類では一般的に雄で長く，雌で短いが，ヤブカ属では雄でも短い．

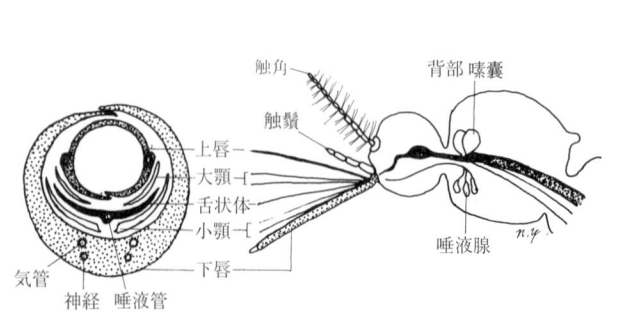

図 8.2 吻の構造

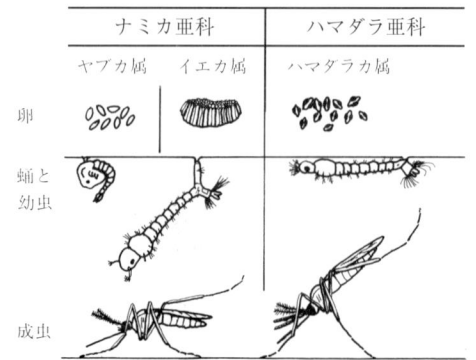

図 8.3 ナミカ亜科とハマダラカ亜科の比較

翅，胸部，腹部，脚などに種に特有の斑紋をもち，これはその色をもつ細かいうろこの集合によって成り立っている．幼虫の呼吸管の形態と，そこに生えている剛毛配列は種の鑑別に役立つ．

生態　卵は3つの属で異なっており，イエカ属は数百個の卵が縦に並んで密着した卵塊（卵舟）を水面に産むが，ヤブカ属では1個ずつ湿った落葉や樹洞，わずかなたまり水などに産み，かなりの乾燥に耐える．ハマダラカ属の卵は両側に浮き袋（浮嚢）をもった1個ずつの卵を水面に産む．

ナミカ亜科幼虫（俗にボーフラ）は体末端背側に呼吸管をもち，その末端を水面に出して呼吸し，体を斜めに懸垂させながら浮遊する．一般にヤブカ属の呼吸管はイエカ属のそれよりも短い．ハマダラカ属では長い呼吸管を欠き，呼吸口が体末節背面にあるので，体背面を水面に平行に保って浮遊している．幼虫は脱皮しながら大きくなり，4齢の幼虫期を経て，蛹（オニボーフラ）に変態し，口は閉ざされ摂食せず，やがて有翅の成虫となって（羽化）空中に飛び立つ．ハマダラカ属成虫の静止姿勢は特徴的で，頭を下げ，尾を壁面に対して約45度持ち上げて静止する（図8.3）．

成虫の雌は動物から吸血するものや，樹液を吸うものなどがあり，血液は卵巣の発育に不可欠であるが，生存には必ずしも必要ではない．したがって蚊は雌のみが吸血し，雄は果物や樹液などを栄養源とする．すべての雌がヒトから吸血するわけではなく，種によって動物嗜好性と季節的消長が定まっている．ハマダラカ属とイエカ属は夜間吸血性で，ヤブカ属の多くは昼間吸血性である．シナハマダラカとイエカ属の多くは雌が越冬するが，ヤブカ属の大部分は卵で越冬する．

疾病との関係　ウイルス性脳炎や熱性疾患，糸状虫症，マラリアなどを媒介する．また刺されることによって起こるアナフィラキシー反応による重症例が報告されている．また南米ではヒトヒフバエの卵を運ぶ蚊も知られている．

防除　蚊の防除対策は基本的に幼虫対策と成虫対策に分けられる．幼虫対策としては，発生源対策が最も効果的である．そのためには屋外に放置された空き缶などの人工容器は定期的に除去し，除去が出来ない小水域に対しては水抜きと滞留を防ぐなどの環境整備をする．殺虫剤で幼虫を駆除する場合は，幼虫の発生水域の環境や水量に応じて，有機リン系，ピレスロイド系の乳剤，油剤，水和剤や昆虫成長制御剤（IGR）などを適宜選択し，用法用量にしたがって使用する．

成虫の発生源対策としては，地下汚水槽や雨水枡のフタの隙間には防虫網を張り，庭や人家周辺の空き地の雑草は刈り取って成虫の潜み場所をなくす．殺虫剤による成虫駆除では，室内に侵入したものには各種の蚊取り製剤，建物の地下汚水槽の密閉空間には樹脂蒸散剤を用いる．人家周辺の草むらには粉剤やULV剤，油剤の煙霧や炭酸ガス剤などを使用する．蚊の刺咬防止に対しては，家屋には網戸を設置し，屋内では蚊帳を利用する．外出時には昆虫忌避剤（ディート，成分ジエチルトルアミド）を衣類から露出している皮膚に塗布する．蚊帳の効果の事例としては，現在，WHOがマラリアの浸淫地におけるマラリア対策戦略の一環として，殺虫剤を染みこませた蚊帳の普及を強力に推進している．

重要種

シナハマダラカ *Anopheles sinensis*

日本全土に分布する．翅に特有の黒白の"まだら"の紋がある(図8.4左)．幼虫は水田などの広い水域に発生し，7～8月に水温が30℃近くに上昇すると成虫が多数羽化し，夜間吸血する．ヒトよりもウマ，ウシなどの大動物に対して嗜好性が高い．受精雌が洞窟や農家の納屋などで越冬する．わが国における**三日熱マラリア**の媒介者となっている．ハマダラカ亜科は世界中で約400種が知られ，そのうち約50種にきわめて強いマラリア媒介能がある．

アカイエカ *Culex pipiens pallens*

日本全土に分布し，人家への侵入傾向が強く，ヒトに依存して生息する最も普通な蚊である．成虫(図8.4中央)は夜間吸血性で，3月から12月ころまでみられるが，本州では初夏から初秋にかけて活発な吸血活動を示し，盛夏にはむしろ活動が少し落ちる．ヒトに対する嗜好性が高いが，ニワトリからも吸血する．幼虫は溝や汚水だまりなど比較的せまい人工水域に多く発生する．わが国では，沖縄に分布する本種に近縁の**ネッタイイエカ** *Culex pipiens quinquefasciatus*(*C. fatigans*)とともに，**バンクロフト糸状虫症**の主要な媒介種であり，**イヌ糸状虫**の媒介蚊でもある．また，1999年から北米で流行している**ウエストナイル熱**の重要な媒介蚊である．本州都市部のビル地下に設置された水槽には，アカイエカの生態的亜種とみなせる**チカイエカ** *Culex pipiens molestus* が発生し，都市のビル内，地下などでは年間を通して成虫の吸血活動がみられる．

コガタアカイエカ *Culex tritaeniorhynchus*

本来暖地生息種で，本州，四国，九州，沖縄に多く，本州では盛夏にアカイエカに代って夜間に吸血活動を盛んに行う．アカイエカよりやや小形でも色も濃く，吻のなかほどと脚の関節部に白帯がある(図8.4右)．シナハマダラカと同じく，広い水田に発生し，幼虫の呼吸管がきわめて長いため，肉眼的にも容易に鑑別ができる．気温が30℃を越す盛夏には，日本脳炎ウイルスの保有動物であるブタの血液を吸った本種の体内でウイルスが増殖し，**日本脳炎**の最も主要な媒介種となる．成虫の発生消長の山から，約2週間遅れて日

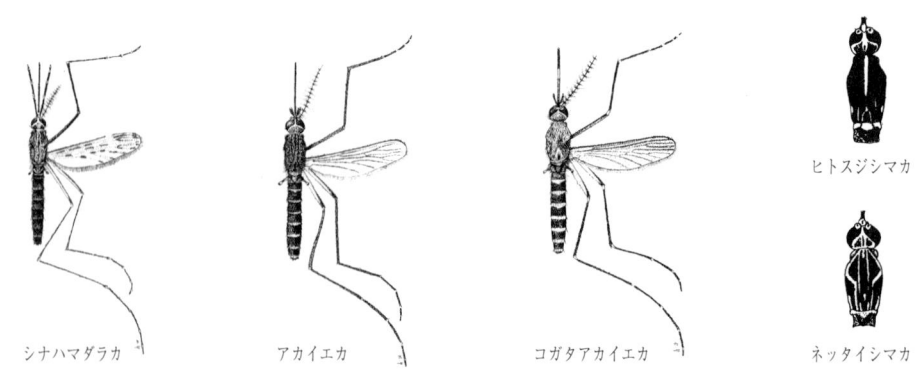

図8.4 シナハマダラカ，アカイエカ，コガタアカイエカ3種雌の背面図

図8.5 ヒトスジシマカ，ネッタイシマカの胸部背面模様

本脳炎患者発生の山が現れることが各地で認められている．ヒトのほかニワトリにも嗜好性を示す．

■ **ヒトスジシマカ** *Aedes albopictus*

1970年代前半までは仙台市を北限として日本全土に分布していたが，近年の都市の平均気温の上昇に伴って，東北地方にまで分布を広げている．また，日本から本種の卵が付着した古タイヤの輸出により，北米，ニュージーランド，イタリアなどに侵入，定着した．とくに1985年に侵入が確認された北米では，急速に分布が拡大し，本種が**ウエストナイル熱**の媒介蚊ともなることから，大きな問題となっている．墓地や竹やぶで6～9月に最もよく目にする昼間吸血性の普通種である．幼虫は墓地のあかうけや花立て，竹林の切り株，空きかん，都市部でも道路側溝の雨水枡や放置された古タイヤなどに多数発生する．黒色に白い条(すじ)をもった小形種で，中胸部背面の中央に縦に走る際立った白条と，後胸部のW字形の白条と，脚の各関節の白帯が特徴である(図8.5上)．4類感染症である**デング熱**，**チクングニア熱**の媒介者として有名であり，**イヌ糸状虫**の媒介能力もある．

■ **ネッタイシマカ** *Aedes aegypti*

日本では沖縄，小笠原に分布の記録があるが，近年は発生がないようである．全世界の熱帯に広く分布し，**黄熱**，**デング熱**の有力な媒介者である．胸部背面の白い条は，中央の2本とその両側に湾曲した2本からなる(図8.5下)．

■ **トウゴウヤブカ** *Aedes togoi*

日本全土に分布する中形の種で，胸部背面に4本の黄色の縦じまと，腹部の各節基部に白帯がある．幼虫は水槽や墓のあかうけにみられ，海岸では塩分濃度のきわめて高い岩礁の凹みでも発生可能である．昼夜ともに吸血し，**マレー糸状虫症**や**イヌ糸状虫症**を媒介する．

8.3.2　ブユ類とヌカカ類 black flies, gnats(図8.6)

分類学的にはブユはブユ科，ヌカカはヌカカ科に属する．ともに微小なハエ目で，雌のみが吸血し，その皮膚炎症は激しい．

[形態]　ブユは体長は2～7mm，俗に関東ではブト，関西ではブヨとよばれる．翅は虫体のわりに大きくて幅広く，前縁近くの数本の翅脈が太い．脚は太く，雄では左右複眼の間隔が接し，雌では離れている．

ブユの1種　　卵　　蛹　　幼虫　　ニワトリヌカカ　　南米産サシチョウバエ

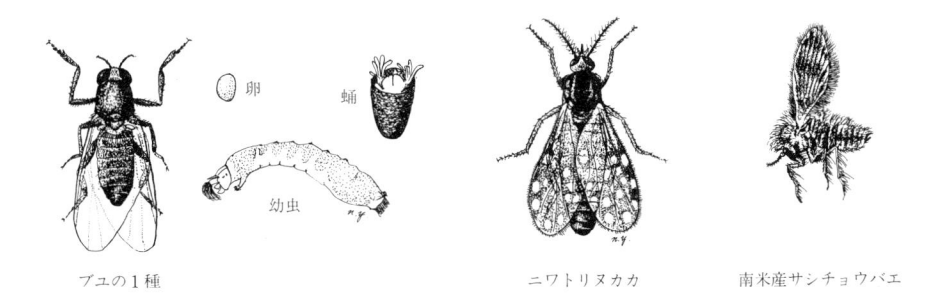

図8.6　*ブユ，ヌカカ，サシチョウバエ*

ヌカカは糠のように小さい蚊の意味で，防虫網や蚊帳の目も容易にくぐり抜けられるほど小さく，わずか1～2 mm に過ぎない．翅は幅広く楕円形で，暗い斑紋をもつものが多い．

生態　ブユの幼虫は，冷たくて流れの速い清流の底の石に尾端の吸盤で吸着し，6齢を経て蛹となる．蛹はスリッパ状の繭を流水中の石などに固着させ，数本の呼吸糸を出している．水中で羽化した成虫は空中に飛び出る．キタオオブユ，アシマダラブユ，キアシオオブユは山地産，ツメトゲブユ，ヒメアシマダラブユ，アオキツメトゲブユは平地産で，いずれもヒトをよく襲う．雌のみが朝夕の2回，さかんに吸血活動を行い，ヒト以外にも家畜を襲う．

ヌカカでは，幼虫の発生場所は湿った土壌や水田，あるいは海岸の砂など種類によってさまざまで，まだ生息場所の分かっていない種類も多い．水中にみられる幼虫は，線虫様の形態をもち，体を蛇行させて遊泳する．蛹は1対の呼吸管を出して水面下に懸垂している．北海道ではナミヌカカ，本州山岳部ではナミヌカカとキモンヌカカ，日本海側の海岸ではイソヌカカ，養鶏所付近ではニワトリヌカカがよくヒトを襲う．

疾病との関係　ブユは，アフリカと中南米の**回旋糸状虫**(オンコセルカ)症を媒介するが，日本では同症の媒介は知られていない．ブユの吸血習性は皮膚を傷付け，流れ出た血液を吸う．刺された部分は直径1 cm ほどの境界明瞭な丘疹となり，その中央に溢血点がみられる．吸血されたのちに間欠的に激しい搔痒感が起こり，かゆみと発赤腫脹が1～2週間残る．手や足，頸などの露出部が刺されるが，多数に刺されると腕や足全体が腫れ，熱をもつこともある．刺咬を予防するには忌避剤のディート(ジエチルトルアミド)が有効である．

ヌカカは，刺咬時に針で突いたような軽い痛みがあり，あとで激しいかゆみを生じ，痒感は長く持続する．アフリカと中南米では**常在糸状虫症**，南米では**オザード糸状虫症**を媒介する種類があるが，日本産のヌカカはヒト糸状虫の媒介性がない．しかし家畜に線虫，原虫，ウイルスなどを媒介するものがあり，とくにニワトリヌカカは血液寄生原虫症を媒介し，畜産上重要な害虫である．刺咬を予防するにはブユに準ずる忌避剤が有効である．

8.3.3　チョウバエ類 sand flies (図 8.6)

チョウバエ科はチョウバエ亜科とサシチョウバエ亜科からなり，前者は非吸血性で，後者の雌が吸血性である．サシチョウバエ亜科に属する多数の種類が，**リーシュマニア症**(p.25 参照)を媒介することが知られている．日本にはニッポンサシチョウバエと沖縄にバローサシチョウバエが分布するのみで，この疾病はなく媒介性もない．チョウバエ亜科に属するホシチョウバエの仲間は約50種類知られている．ホシチョウバエは体長2 mm ほどで小さく，静止時に翅をガのようにたたみ，翅縁に細い長毛を生やしている．飛翔力は弱く，高くは飛べない．便所や台所などに多数侵入すれば不快昆虫となる．幼虫は下水や浄化槽に発生する．幼虫が尿道や気管支から採取された事例が報告されている．

8.3.4　アブ類 horse flies

形態　ハエ目に属し，中形から大形で，吸血昆虫のなかでは最も大きい．ハエ類に似るが，より大きく頑丈で，頭部は半球形，触角は短く3節からなり，第3節目はさらに数節

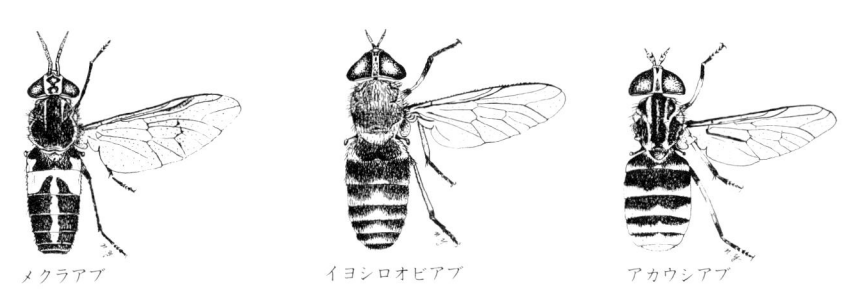

図 8.7 アブ数種
(W. P. Murdoch, H. Takahashi, *The Female Tabanidae of Japan, Korea and Manchuria*, Memoirs of the Entomological Soc. Washington, **6**, plate 75:61:16, Entomological Society of Washington (1969) より改変)

に細分されている．触角の形態は属の特徴をよく示す．雄では複眼の間隔が接し，雌では離れている(図8.7)．

生態　ウシ，ウマに対する嗜好性をもつが，ヒトもよく襲われる．卵巣成熟のために雌のみが吸血し，その習性はブユに似て，強い大顎と小顎で皮膚を切り，流出する血液を唇弁で吸い上げる．メクラアブ属，アブ属，ゴマフアブ属，ツナギアブ属，キボシアブ属に属するものが人畜から吸血する．昼間吸血性で，大形のものはウシやウマを，小形のものはヒトを襲う傾向がある．成虫の活動時期は種類によって異なるが，多数発生すると山林や牧場で作業を中断せざるを得なくなることがある．種類により発生場所が異なるが，おおむね湿地，湿った落葉の堆積場所，水たまり，道路の側溝などに幼虫がみられる．幼虫期間は長く，1年から3年かかるものもある．幼虫は肉食性で水中の昆虫や貝などをえさとする．卵はこれら水辺の植物の葉の裏に塊をなして産み付けられる．

疾病との関係　アブの刺症は激痛を伴い，しつこいかゆみが2～3週間続き，刺し口周囲はしばしば硬結となり発赤腫脹が残る．病原体の媒介性は諸外国で知られ，アフリカでは**ロア糸状虫症**の中間宿主となり，北米では**野兎病菌** *Francisella tularensis* を媒介する種類がある．幼虫が肉食性のため，水田作業中に**幼虫による刺咬症**が長野県，新潟県で発生している．

重要種

- **メクラアブ** *Chrysops suavis*

メクラアブ属，8～11 mm，翅に大きな横斑があり，触角が細くて長い．胸部と腹部の背面は黒色で黄色の斑，とくに腹部第2節のものは大きい．北海道，本州，四国，九州の山地，平地に多く，5～9月に発生する．

- **イヨシロオビアブ** *Hirosia iyoensis*

ツナギアブ属，9～12 mm，胸部背面は黒灰色で，うしろ部分は白色，腹部背面には白帯がある．北海道，本州，四国，九州の山地で7～9月に発生がみられる．幼虫は山林内の苔むした土壌や朽ち木に生息する．はじめ無吸血でいちど産卵し，そののち激しく吸血活動をする．新潟県，富山県での被害が多い．

■ **アカウシアブ** *Tabanus chrysurus*

アブ属，19〜28 mm，アブ類では最も大きい．スズメバチに似た色彩をもつので，よくハチと間違えられる．北海道，本州，四国，九州の山地に分布し，6〜9月に発生する．ウシやウマは背中，ヒトは上半身を襲われる．

8.3.5 ノミ類 fleas

[形態] ノミ目に属し，体は側方に扁平で，獣類や鳥類の体毛間を移動するに適した体型をしている(図8.8)．無翅の昆虫であるが，中胸側面には痕跡的な翅の基部が残っている．このためノミ目を隠翅目ともいう．後脚がよく発達し，各脚の末節は多くの節に分かれ，先端に強い爪をもつ，口器は吸血型である．哺乳類につくノミ類には，頭部側面の下部(頬部)にくし状の，きわめて強い剛棘の列(頬棘櫛)と，前胸部背面にも同様な剛棘(前胸棘櫛)を，両方あるいはいずれかを備えていて，これらは宿主の体毛のあいだを滑らかに前進するに役立つと同時に，吸血中の虫体の保持に貢献している．

[生態] 完全変態を行う．卵は動物の巣材や家屋内では床に産み落とされ，孵化した幼虫はウジあるいは線虫様で，巣材のなかや床材のすき間，畳下で成虫の糞や動物皮膚の落屑などの有機物を食べて成長し，3齢を経ると繭を作って蛹化する．蛹期は比較的短いが，約1年間生存し越冬する．振動などの物理的刺激に反応していっせいに羽化する性質があり，繭から出るとすぐ交尾し，雌雄ともに宿主がいればただちに吸血する．成虫は日本では春先から夏にかけて多く発生する．跳躍力はヒトノミとニワトリフトノミが優れていて，およそ30 cmの高さまで，距離では体長の約200倍を跳ぶことができるといわれているが，獣類寄生のノミは一般に考えられているほど跳ばない．宿主特異性はあまり高くなく，ヒトはネコノミやネズミノミにも刺される．わが国ではヒトノミ，イヌノミは少なくなり，ヒトやペットに寄生するノミは**ネコノミ**が多い．

[疾病との関係] 刺咬に伴う掻痒感は強く，発赤，硬結などの皮膚症状を起こすが，反復刺咬をうけると局所アレルギー反応を起こして，水疱を生じたり，全身症状を引き起こす場合がある．逆にほとんど無症状に近くなることもある．

【スナノミ症】中南米とアフリカには**スナノミ** *Tunga penetrans* (chigoe)がいて，砂地を裸足で歩くヒトやブタが襲われる．雌雄ともに小形で，雄は自由生活者である．きわめて小

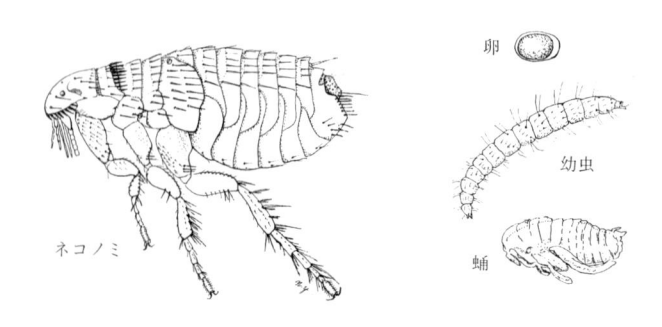

図8.8 ノミの一般的形態

さい空腹雌は足の指のあいだやくるぶし，手の指間，ひじの皮内に侵入し，尾部を侵入口から外部に出して呼吸と排泄をし，頭部を皮膚内部に向けて吸血を続ける．卵巣が成熟すると外に卵を産み落として皮内で死ぬ．寄生部は疼痛が強く，外科的摘出以外に治療がない．細菌による二次感染から潰瘍となる場合もあり，日本にも海外旅行者が寄生をうけて帰国後に摘出された症例が報告されている．

【ペスト pest, plague】ペスト菌 *Yersinia pestis* を病原体とし，広範囲に流行する致死性の感染症である．わが国では1926年以降，ヒトのあいだの流行はないが，北および南西中国，極東諸国，インド，イラン，東アフリカ，マダガスカル，ロッキー山脈やアンデス山脈周辺の南北アメリカで局地的に患者が発生している．**ネズミノミ**が野ネズミから家ネズミに，かつヒトへと病原菌を媒介する．死者は皮膚の赤黒い斑点によって黒ずみ，**黒死病**ともいわれる．都市の貧民街ではネズミノミによる生物学的伝播が流行を助長させる．ノミ体内に取り込まれたペスト菌は，ノミの前胃で増殖してこの部を栓塞し，ノミがさらに吸血する際に，咽頭部の菌魂が吐き戻されて宿主皮膚上に排出され，新たな飛沫感染源となる．**ケオプスネズミノミ**が最も重要な媒介者で，ほかにヨーロッパネズミノミ，ヤマトネズミノミも媒介する．

ノミはこのほかに，*Rickettsia typhi* を病原体とする**発疹熱**も媒介する．病原体はノミの中腸壁内で増殖し糞性経路で排泄され，皮膚の傷から侵入する．頭痛と発熱があり，5日目ころにじんま疹様発疹が出て，2週間ほどで治癒する．シラミ由来の発疹熱より軽症で，倉庫などで働く労働者に多発する．

瓜実条虫や縮小条虫の幼虫（擬囊尾虫）をもつノミはこれらの**条虫類の中間宿主**となる．

[防除] 環境的防除としては，幼虫生息場所である畳の下やネズミの巣などを定期的に清掃し，各種殺虫剤を散布すればよい．ペットに寄生するネコノミに対しては，殺虫剤が処理されている首輪や，スプレー式，肩甲骨の間にたらすスポットオンなどの殺虫製剤でネコ体表の成虫を駆除しなければ効果が薄い．刺咬部には抗ヒスタミン剤を含んだステロイド軟膏を塗布する．

重要種

ヒトノミ *Pulex irritans*

頬棘櫛と前胸棘櫛の両方を欠き，眼剛毛は下から生えており，中胸側板の内側に隆起線がない（図8.9左）．本種の刺咬による掻痒感はノミ類のなかで最も強く，しつこいかゆみが数日続き，指でかくとかゆさが再発する．最近日本ではほとんどみられなくなった．

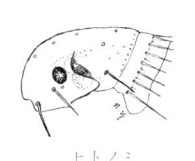

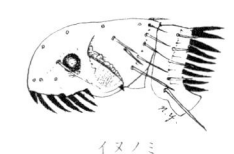

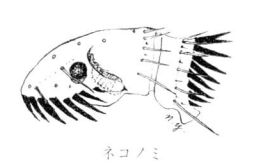

図 8.9 ノミ3種の頭部と前胸部の比較

■ ケオプスネズミノミ *Xenopsylla cheopis*

ヒトノミと同じく頬棘櫛と前胸棘櫛の両方を欠くが，眼剛毛は直前に生えており，中胸側板の内側に隆起線があるので前種と区別できる．ペスト，発疹熱の最も重要な種である．ペスト流行時にはネズミにつく本種を数えて流行の目安とする（ケオプス指数）．

■ ネコノミ *Ctenocephalides felis*

イヌノミに似るが，頭部前縁は前種ほど湾曲せず，頭部先端が少し尖っている．頬棘櫛の第1剛棘の長さは2番目のものと同長（図8.9右）．ヒトをよく刺し，6月から夏にかけて庭先に出て本種に刺されることが多い．あまり跳躍しないのでひざから下に掻痒性皮疹が集中する．人によっては水疱のできることがある．

■ イヌノミ *Ctenocephalides canis*

ネコノミに似ているが，頭部前縁の形が丸い．頬棘櫛の第1剛棘の長さは2番目のものの約1/2（図8.9中央）．最近本種は減り，イヌにはネコノミが多い．ヒトも刺すがネコノミほどではない．

8.3.6 シラミ類 lice

ここで述べるシラミは，シラミ目に属するものである．シラミ目とよく混同されるものにハジラミ（食毛）目がある．ハジラミ目は主として鳥類，哺乳類の寄生者で，羽毛や体毛または皮膚剥離物を食べる．大顎がよく発達していて口器は咀嚼型で吸血をしない．ハジラミ目は医学的重要性があまりなく，**イヌハジラミ** *Trichodectes canis* が瓜実条虫の中間宿主としての間接的な意味をもつだけである．医学上重要な種類はシラミ目に属している．両目とも体が背腹に扁平で，卵を羽毛や体毛に産み付けること，宿主特異性の高いことで共通している．

シラミ目は，哺乳類にのみ寄生する．宿主特異性が高いので，他動物のシラミがヒトを吸血することはなく，それらからの病原体伝播はない．医学的に重要なものはヒトジラミ科に属する2種のみである．

形態 シラミ目の口器は吸血型である．頭部は胸部より細い．

ヒトジラミ科（図8.10）は**アタマジラミ** *Pediculus humanus capitis*，コロモジラミ *P. humanus humanus*（*P. h. corporis*）と，**ケジラミ** *Pthrius pubis* のみで，前2種は形態的差がなく，生態的亜種とみなされている．

アタマジラミ　　卵　　ケジラミ

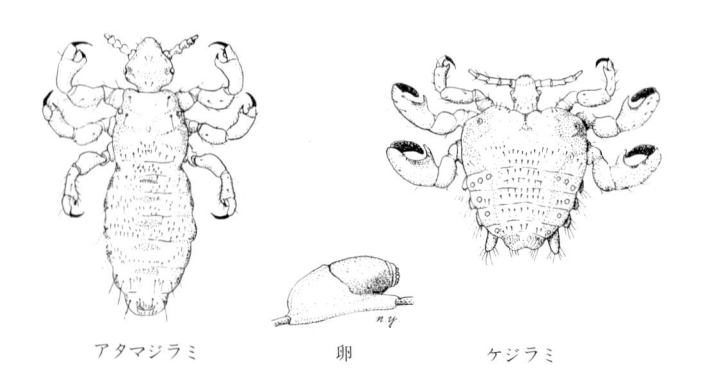

図 8.10　ヒトジラミ2種

アタマジラミとコロモジラミの体長は 2 〜 4 mm でケジラミより腹部が長い．吸血していないものは白色であるが，吸血したものは消化管が黒色に見える．脚は 3 対ともほぼ等大で，付節は毛をつかむのに適した構造になっている．腹部尾端が開いたものは雌で，雄は太い陰茎をもつ．

ケジラミは体長 0.8 〜 1.2 mm．横幅が広くカニのようにみえる．第 1 脚は細いが，第 2，3 脚が強大で毛をつかむのに適している．腹部第 3 節から第 8 節の腹面側方に突起がある．

[生態] 産卵は，アタマジラミでは頭髪に，コロモジラミは衣類の繊維に，ケジラミは陰毛，腋毛，小児では頭髪，まゆ毛，まつ毛に，それぞれ 1 個ずつを生え際に膠着(こうちゃく)させる．小児のアタマジラミ寄生では，耳の後ろの毛が伸びるに従って目立つようになる．卵の膠着力は強く，くしですいたくらいでは取れない．産卵数は，コロモジラミで 1 日約 8 個，生涯で 300 個ほど産む．それぞれの部位で孵化した幼虫は，成虫と同様の形態をもっており(不完全変態)，頻回吸血(成虫は雌雄とも)しながら発育する．卵から成虫までは約 3 週間，成虫の寿命は約 1 か月である．ヒトの皮膚生涯寄生者であるゆえに，生存の好適温度はほかの昆虫類にくらべて比較的高く，最適温度は 34 ℃といわれる．20 ℃以下では産卵も孵化もできず，40 ℃以上では生存できない．コロモジラミは厚着をする寒冷時期に多く，頻繁に衣類を換える夏には少ない．

[疾病との関係] 刺咬による掻痒感は蚊やノミより強い．コロモジラミでは黒く，ケジラミでは青い色素沈着が長く残り，かゆさのため掻爬した傷跡から膿痂疹を作ることがある．特有の皮膚炎症像と原因虫の発見が容易なことから，皮膚科領域では**シラミ症** pediculosis という．ケジラミ症は**性感染症**のひとつである．アタマジラミ症は，開発途上国だけでなく，衛生状態のよい先進国においても，子どもを中心に増加傾向にある．コロモジラミ症は，わが国においても路上生活者などの一部に流行している．

【発疹チフス】コロモジラミによって媒介される感染症で，病原体は *Rickettsia prowazekii* である．シラミの腸内皮細胞で増殖し，糞性経路で排泄されたリケッチアは糞中で何か月も生存可能である．過剰な増殖はシラミにとっては致死的であるが，増殖が中程度ならばシラミの生涯にわたって生存する．ヒトへは掻爬した傷跡から経皮的に，あるいは眼粘膜や吸入による経気道で侵入する．急激な発熱で始まり発疹を生じ，6 〜 8 日の高熱ののち解熱するが，諸臓器の機能低下が著しいと死亡率は高い．

【シラミ回帰熱】*Borrelia recurrentis* を病原体とするスピロヘータ性感染症である．有熱期の患者から吸血したシラミがスピロヘータを取り込むと，中腸から体腔に出て，虫体内のあらゆる部位で増殖し吸血後 6 日目くらいに最大の増殖がみられる．シラミの生涯を通じて体内に生存し，糞には排出されず経卵伝達もない．ヒトへの感染は虫体破壊のみである．人体に入ると細血管内皮細胞を破壊して出血をまねき，脾腫大をもたらす．4 〜 8 日の潜伏期ののち，悪寒，高熱，激しい頭痛，背中，四肢，関節，肝臓に痛みが生じ，4 〜 5 日間の高熱期と 3 〜 10 日間の無熱期が繰り返される．死亡率はあまり高くない．アメリカ大陸，アフリカ，中東，欧州の一部で発生が報告されているが，わが国ではここ数十年間患者発生はない．

【塹壕(ざんごう)熱】*Rickettsia quintana* を病原体とするシラミ媒介性のリケッチア感染症である．戦

後，先進国での患者はほぼ認められなかったが，最近，路上生活者などに確認されている．

[防除] シラミ駆除は，入浴などを頻繁にして皮膚を清潔に保ち，衣類を50℃以上の熱湯に10分以上浸せば，付着した卵，若虫，成虫を殺すことができる．毛髪に対しては，低毒性のフェノトリン粉剤やローションが有効であるが，卵には無効なので3日間隔で3回の処理をする．ケジラミに対しては駆除剤も有効であるが，剃毛が最も効果的である．

8.3.7 トコジラミ類とサシガメ類 bedbug, assassin bug

トコジラミ(ナンキンムシ)もサシガメもともにカメムシ(半翅)目に属し，前者はトコジラミ科 Cimicidae, 後者はサシガメ科 Reduviidae に属している．

[形態] ともに吸血型の口器をもち，吻は後方に折り曲げられて背面からはみえない．4節からなる長い触角をもち，複眼は頭部の両側にある．

トコジラミ類は5〜8mmで小形，体は背腹に扁平で，赤褐色，後脚の基部には悪臭をだす臭腺が開口している．脚は発達して速く走ることができる．前翅が退化して小さい板状となり，後翅を欠くので飛べない(図8.11左)．

サシガメ類は20〜30mmの大形昆虫で，頭部前端はくちばしのように円筒状に突出している．翅は2対あり，前翅の基部近くが鞘のように硬化し，後翅は膜状で飛ぶことができる．およそ110種を超える既知種の大部分が西半球とインドに産し，極東にはわずか6種のみが分布する．サシガメの仲間に不快害虫のカメムシ類がある(8.5.3項参照)．

[生態] トコジラミ類は不完全変態で蛹期はない．幼虫は脱皮ごとに吸血し，5齢を経て成虫になり，雌雄とも吸血し，温血動物嗜好性が広い．卵から成虫まで，好適条件で約4週間を要する．10℃以下ではほとんど発育できない．飢餓に対する抵抗性は強く，幼虫と雄は2か月，雌は80日くらい吸血せずに生きられるので寿命は長く，成虫の寿命は約1年である．夜間吸血性で，昼間は畳のあいだや寝具の縫い目，床や壁の割れ目に潜んでいて姿をみせない．寝具や家具とともに運ばれて分布を広げる．

サシガメ類は昆虫や小動物を刺して体液や血液を吸う．飛翔力があるので人家内へ侵入し，夜間にヒトから吸血して**シャーガス病**を媒介する種が中南米で知られている．これらは就寝中のヒトのまぶたや唇など柔らかい部位を刺す．

[疾病との関係] トコジラミ類は，実験的には回帰熱，リーシュマニア症，ペスト，発疹チフス，その他の病原体に感受性があるが，自然界では媒介性が認められていない．就寝

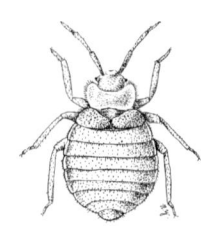

トコジラミ　　　　アカモンサシガメ

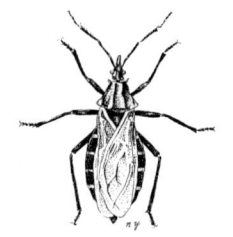

図8.11 トコジラミとアカモンサシガメ
(右：K. G. V. Smith (ed.), *Insects and other Arthropods of Medical Importance*, p. 378, The Trustees of the British Museum (Natural History) (1973) より改変)

中のヒトの顔や手首などの露出部を刺し，毎夜反復刺されるとかゆさのため睡眠を妨害される．近年，国内外でトコジラミの再興による被害が問題となっている．

【シャーガス病】病原体は組織細胞寄生原虫の**クルーズトリパノソーマ** *Trypanosoma cruzi* で，中南米産の**アカモンサシガメ** *Panstrongylus megistus*（図 8.11 右）と**ブラジルサシガメ** *Triatoma infestans* が媒介する．患者の末梢血液中には原虫数が少なく，媒介者の体内でよく増殖するので，患者をサシガメに吸血させて診断する方法があり，**体外診断法**といわれる．シャーガス病の病原体保有動物にはサル，イヌ，ネコ，アルマジロなどがある．

[駆除] トコジラミには壁，床，天井などの潜み場所となりそうなところに有機リン剤を残留性の高い油剤か乳剤の形にして散布し，トコジラミの出入りに触れさせる．

重要種

■ **トコジラミ** *Cimex lectularius*

世界の温帯，日本では全土に分布しており，都会にもかなり生息している．近縁のネッタイトコジラミ *C. hemipterus* は世界の熱帯，亜熱帯に普通にみられ，国内では沖縄に分布している．吸血中に一度吻を刺し替えるようで，2つの刺し口が並んで認められる．刺されたときはあまりかゆくないが，のちに激しいかゆさが現れる．虫体は空腹時扁平であるが，5〜10分かけて満腹すると，腹部が著しく膨らむ．雌は隠れ場所に1日に2〜5個の卵を産み，生涯産卵数は200個を越える．

■ **オオサシガメ** *Rhodnius prolixus*

沖縄，八重山産のオオサシガメは吸血するが，病原体の媒介性はない．オオトビサシガメ，キイロサシガメはつかむと刺され，激痛が容易にひかない．

8.4 有毒昆虫類

有毒昆虫類には非吸血性の刺咬昆虫類と皮膚炎起因性の昆虫類が含まれる．

8.4.1 アリ類とハチ類 ants, wasps and hornets

アリ類とハチ類はともにハチ（膜翅）目に属し，全世界では10万種以上とされている．

[形態] 1 mm 以下の微小種から 4 cm 以上の大形種があり，頭部と複眼が大きい．原則として2対の膜状の翅をもち，前翅は大きく後翅は小さい．後翅の前縁に鉤があり，それによって前翅とつながる．翅の退化したものもある．完全変態で発育し，幼虫の頭部は大きい．

アリはアリ科 Formicidae に属し，世界で約9,000種，日本から約250種知られている．1年のうち，決まった時期に翅をもった有翅アリとなり，雌雄が結婚旅行をする．

ハチも種数が非常に多く，多数の科に分類されている．腹部の基部の太いもの（ハバチ《広腰》亜目）はやや原始的なグループで，産卵管が鋸状のものが多く，ヒトを刺さない．腹部の基部の細いもの（ハチ《細腰》亜目）は寄生バチが大部分で，ほかの昆虫に産卵するための産卵管をもつが，毒針としての機能はない．しかしハチ亜目のなかの有剣類とよばれるグループは毒針をもち，その一部はヒトを刺す．

[分布・生態・傷害]

1) アリ：日本で6月下旬から9月にかけて有翅アリが群がって結婚飛翔するのは，たい

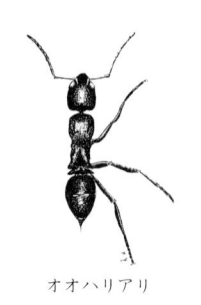

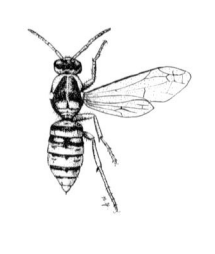

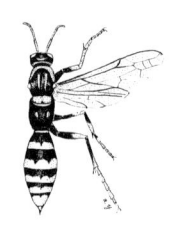

オオハリアリ　　　キイロスズメバチ　　　キアシナガバチ

図 8.12　オオハリアリ，キイロスズメバチ，キアシナガバチ

ていクロクサアリ *Lasius fuliginosus* か，**トビイロケアリ** *L. niger* のいずれかで，室内に入って不快害虫となる．女王を中心とした社会生活を営み，雄，兵アリ，働きアリなどの階級組織ができていて，数千から数万匹がひとつコロニーを作る．日本のアリには刺咬による加害種が少ない．

重要種

a）咬むアリ

エゾアカヤマアリ *Formica yesoensis*

　北海道南西部から本州中部以北に分布し，体長7mmほどで頭・胸部が暗赤色を呈する．アリ塚を壊したりすると働きアリが咬み，同時に集団で尾端からギ酸を噴射し，これが目に入ると痛くて目が開けられず，皮膚に付いても痛い．咬まれる被害よりもギ酸による粘膜障害のほうが大きい．

オオズアリ *Pheidole nodus*

　西南日本に普通にみられ，体長4mmほどで，黒褐色の大きい頭部と腹部をもつ．咬まれたときは痛みはあるが，長くは残らない．外国には北米南部から中南米に分布するアカミアリがあり，中南米やアフリカに生息する軍隊アリの仲間は，数万の大群で移動し，ヒトや家畜が襲われて食べられるという．

b）刺すアリ

オオハリアリ *Brachyponera chinensis*

　日本では本州以南の各地に分布し，全体が黒色である（図8.12左）．昆虫を襲ってえさとする肉食アリで，プランターの下や朽ち木に生息する．尾端に針をもち，アリに刺される事例のほとんどはこの種による．

　全国各地の山地に生息するシワクシケアリ *Myrmica kotokui* は，巣を壊せば刺される．

2）ハチ：ハチもアリ同様に，高度な社会性を営むものがあり，成熟雌雄と，雌が中性化した働きバチとからなり，その社会性をヒトが騒乱すれば，働きバチが尾端の産卵管でヒトを刺す．雄は針も毒ももっていない．毒針はもともと狩猟性のハチが獲物に麻酔を施すために，産卵管から変化したものである．ハチ亜目のなかの有剣類のうち，日本でよくヒトを刺すものは，スズメバチ属 *Vespa*，アシナガバチ属 *Polistes*，ミツバチ属 *Apis*，マルハナバチ属 *Bombus* の数種と，屋内にいるアリガタバチ科 Bethylidae

がある．

重要種

- **スズメバチ属**

　最も攻撃的で危険な大形の（働きバチは 27 ～ 40 mm）**オオスズメバチ** Vespa mandarinia japonica から，キイロ，モン，コガタその他のスズメバチがいる．最も刺症の多いのは，**キイロスズメバチ** V. simillima xanthoptera（図 8.12 中央，北海道ではケブカスズメバチ V. s. simillima）で，都市近郊の丘陵地や低山地の新興住宅地で多発する．直径 40 ～ 80 cm で，淡褐色のしま模様をもった大形の巣を家屋の軒下に作る．これはもとの樹木の枝，崖，土中などに作った巣が狭くなって，引越した新しい巣である．巣の近くで作業をしたり，通行してハチを刺激すると攻撃してくる．被害は本州では 7 ～ 9 月に集中する．オオスズメバチはさらに危険で，いったん刺激をうけたコロニーは，数週にわたって警戒性が強く残り，通行人を次々に襲う．スズメバチ類は極度に興奮したときは，大顎で咬みつきながら何度も刺す．

- **キアシナガバチ** Polistes rothneyi

　日本全土に普通に分布する．体長 21 ～ 26 mm，日本産のアシナガバチ中，最大種である．体の基本色は黒，顔面と体の斑紋は鮮黄色，前胸の背面は全体的に黄色（図 8.12 右）．巣は灰色から灰褐色で，巣の柄を中心にした円形で，傘のように中央が盛り上がる．巣に近づくと翅を斜め上方にあげ，体を細かく振動させて威嚇行動をいっせいに行い，それ以上近づくと攻撃してくる．刺症は 7 ～ 8 月が最も多い．

- **フタモンアシナガバチ** Polistes chinensis antennalis

　日本全土に普通の種で，体長 14 ～ 18 mm，前部腹節の 1 つに横に並んだ 2 個の黄斑紋がある．巣は家屋の屋根瓦の下，軒先，樹木の枝などに作られ，横向きか下向きで，長円形が多い．刺症は 6 ～ 8 月と 9 ～ 11 月の年 2 回発生する．庭木の剪定，巣近くの通行などで刺激すると刺されるが，スズメバチのような激しい集団攻撃性はない．秋に刺されるのは，庭先に干した洗濯物を取り入れるとき，靴下などに潜り込んだ単独個体に，たいてい指先を刺される．本種の痛みはあまり強くない．

- **アリガタバチ類**

　体長 2.5 mm ほどの小さいハチで，アリに似ている．本州，四国，九州では，室内にいるシバンムシの寄生バチである**シバンムシアリガタバチ** Cephalonomia gallicola による刺症例が多く報告されている．

　そのほか，強い毒針をもつが攻撃的でなく，つかんだときだけ刺すものに，クマバチ，ベッコウバチ，ジガバチ，ドロバチがある．

【ハチ刺症】スズメバチに刺されると激痛があり，発赤・腫脹が数日続く．ハチ毒に感受性の高い人は頭痛，発熱，痙攣，呼吸困難，心臓障害などをきたす．多数に刺された場合は注入された毒量が多いので，成人でも顔面を刺されると危険で，小児ではさらに危ない．ハチに刺されてハチ毒に感作されたヒトは，次に刺されるとアレルギー反応またはアナフィラキシー反応を起こして死亡することがある．養蜂家のように微量の毒を日常注入されている場合は，遮断性抗体の産生で免疫が増強され，軽い症状か無反応になる．毒力はス

ズメバチ＞アシナガバチ＞ミツバチの順である．ハチ毒の成分は複雑で，種によって異なるが，ホスホリパーゼなどのタンパク質分解酵素類，キニンやマストパランなどのペプチド類，ヒスタミン，セロトニンなどの低分子のアミン類の混合液である．アリのギ酸にはアンモニア水が有効であるが，ハチ刺症にはアンモニア水は効かない．ハチ毒アレルギーでハチに刺されたときにアナフィラキシー反応を起こす危険性のある人は，医師の処方により，アナフィラキシー反応対策用のエピネフリン自己注射器用キット（製品名エピペン）の携帯が可能である．

8.4.2 毒ガ類 poisonous moths

チョウ目に属するガの仲間で，幼虫は俗にケムシといわれる．

[形態]　有毒昆虫としての毒ガ類は，幼虫の背面に毒針毛をもっており，これが皮膚に刺さって皮膚炎を起こすものでは，ドクガ科，イラガ科，カレハガ科，ヒトリガ科などに属するものが重要である．皮膚炎は，ガの発生時期に庭木の手入れをしたり，樹木の下に休んだりしたのちに，衣類から露出している部分に起こる．気づくのはつねに遅く，じんま疹様の皮膚炎症が発現してからで，しかも原因虫が見つからない場合が多い．毒ガ類の成虫は，幼虫の食草（多くは樹木の葉）を選んで産卵するので，樹木の種類と季節は，皮膚炎発症の重要な要素である．毒成分として，ヒスタミン，プロテアーゼ，カリクレイン，エステラーゼなどが見いだされている．

[対策]　イラガやマツカレハによる痛みは直ちに気づくが，ドクガによるじんま疹様皮膚症状では，気づかずに掻いて毒針毛を拡げていることが多い．ドクガ性皮膚炎の疑いがあれば，すぐに流水で洗い流すか，セロハンテープやばんそうこうを貼って毒針毛を除き，抗ヒスタミン剤を含む軟膏を塗布する．

重要種

■ **ドクガ** *Euproctis subflava*

ドクガ科 Lymantriidae には多くの属と種があるが，皮膚炎起因種で重要なものは，ドクガ属のドクガ，チャドクガ，モンシロドクガの3種である．ドクガ属に限って，毒針毛が成虫の尾端に付着している．これは幼虫が蛹化の際に，繭の内側に付けたものを，成虫が繭を破って出てくるときに，尾端に付けたものである．成虫が灯火に飛来した際，翅から毒針毛が飛散して皮膚に付き炎症を起こす．ドクガ類では，幼虫による被害よりも成虫による被害のほうが多い．ドクガ成虫は全翅の長さが約25～35 mm，翅は黄色，前翅中

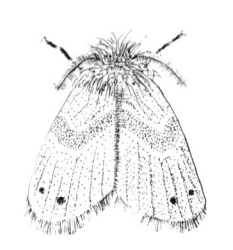

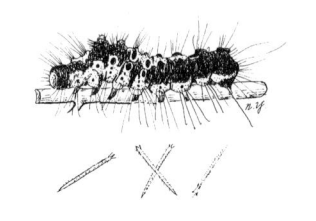

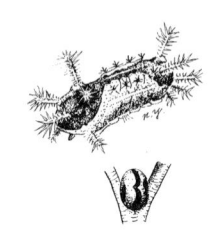

図 8.13　ドクガ成虫，幼虫，毒針毛　　　　　　図 8.14　イラガ幼虫と繭

央に褐色の帯がある(図8.13)．日本全土に分布し，発生は年1回，成虫は6,7月に現れる．1齢幼虫は毒針毛をもたないが，2齢以後は脱皮ごとに徐々に毒針毛を増やす．終齢幼虫(13〜17齢)は体長30〜40 mmで黒に橙色の斑があり，体節の背面側方に23対の瘤をもち，その上に普通毛と毒針毛が密生して毛束を作っていて，600万本を超える毒針毛をもつ．食草はサクラ，ウメ，バラ，カキなどの庭木類など，その種類はきわめて多い．成虫は産卵時にも卵の上に毒針毛を付けるので，1齢幼虫も針を付着させている結果，本種は卵，幼虫，蛹，繭，成虫のすべての発育期が毒針毛をもっていることになる．中齢幼虫は落葉の下などで集団となって越冬する．

イラガ *Monema flavescens*

北海道から九州まで広く分布する．幼虫はイラムシともいう．終齢幼虫の体色は淡い黄緑色で，背面は褐色の縦帯がある．体長は25 mm内外，幅広くて太く，前部と後部の一部が盛り上がり，そこに杉の葉状に分枝したとげをもった柱状の突起がある．この毒棘が刺さると感電に似た激痛があり，有毒ケムシのなかで最も痛いが，予後は軽い．年1回(ときに2回)発生し，幼虫は7〜10月に現れる．繭は樹の枝が分かれた股に，卵状の非常に固い殻で，白色に黒の条紋がある．繭のなかで前蛹状態で越冬する(図8.14)．食草はカキ，ナシ，サクラ，ウメ，アンズ，カエデ，ヤナギ，クリ，クルミ，ザクロなどである．

マツカレハ *Dendrolimus spectabilis*

幼虫はマツケムシと呼ばれ，マツの害虫として知られる．終齢幼虫の体長は75 mm内外，背面は銀色で光沢があり，腹面は黄褐色，胸部背面に藍黒色の毛束帯がある．黒い毒針毛が皮膚に突き刺さると激痛があり，発赤と腫脹を起こす．翌日は痛みも腫れも引くが，触れたり暖まったりするとかゆさが再発し，1〜2週間持続し，色素沈着が残る．毒針毛はみえるので，セロハンテープではがせばよい．年1回発生し，成虫は7〜9月に現れ，マツの針葉や枝，幹に不規則な卵塊を産む．幼虫は糸を出して懸垂して分散する．10月下旬までに4回脱皮し，体長20 mmほどの中齢になると幹から降り，根のあいだ，落葉などの下で越冬する．6,7月に灰褐色の繭を作る．食草はアカマツ，クロマツなどである．

8.4.3 その他の有毒昆虫類

体液が人体皮膚に対して毒性をもつものがある．すべてコウチュウ(甲虫，鞘翅)目に属し，有毒甲虫としてハネカクシ類，カミキリモドキ類，ツチハンミョウ類があるが，次のものが重要である．

重要種

アオバアリガタハネカクシ *Paedrus fuscipes*

ハネカクシ科に属する．この科のものは前翅が短く，後翅はその下に折り畳んで収納する．前翅が短いために，腹部の大部分が露出して，虫体はおおむね細長く，小形である(図8.15左)．アリガタハネカクシ類はアリの形に似ていて，すべて有毒だが，ほかの種は分布が局限し，ヒトと接触がないため，実際の被害はほとんど本種によって起こされる．日本全土に分布し，体長7 mm内外，前翅は藍褐色で，胸部と腹部は黄赤色，水田の周囲

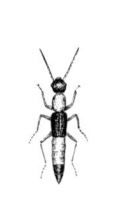

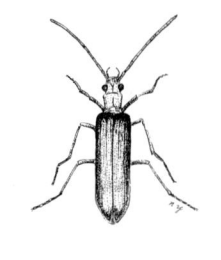

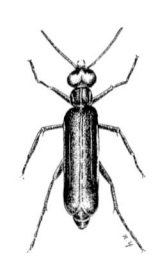

アオバアリガタハネカクシ　　アオカミキリモドキ　　マメハンミョウ

図 8.15 有毒鞘翅類 3 種

や湿った草地に生息し，雑食性で，野外では肉食性である．成虫は 4 月から 10 月の期間中，とくに 6 〜 8 月に多く発生し，昼間の活動は鈍く，夜間に灯火に飛来する．成虫で越冬する（集団で土中に潜む）．毒物質は**ペデリン**で，接触すると数時間で小さい発赤・腫脹ができ，次いで水疱の集合がミミズ腫れのような**線状皮膚炎**となり，治癒には 2 週間ほどかかる．通常は皮膚の上の虫体を払い除けるときに毒液が皮膚に付く．夜間被害を受けることが多いが，自転車やオートバイのライトに飛来し，走行中に目に入って炎症を起こすことがある．

■ カミキリモドキ類

カミキリモドキ科に属する**アオカミキリモドキ** *Xanthochroa waterhousei*（図 8.15 中央），**ハイイロカミキリモドキ** *Eobia cinereipennis* などの数種は有毒である．アオカミキリモドキによる被害は全国的に発生している．脚の関節部から**カンタリジン**という毒物質を分泌する．卵や幼虫も毒物質をもっているが，ヒトとの接触がないので被害はない．有害種は夜行性で，灯火に飛来して被害を受ける．毒液付着後 2 〜 6 時間で，じんま疹様発赤と腫脹ができ，まもなく透明な水ぶくれ（**水疱性皮膚炎**）となり灼熱感をもつ．時間とともに互いに融合，膨隆して濃厚な黄褐色の液を満たし，1 日後に最も大きくなる．水疱が破れるとヒリヒリした疼痛が強い．約 1 週間で乾燥したのちは痂皮となり，色素沈着を残す．

北海道ではキクビカミキリモドキ，奄美大島，伊豆諸島，小笠原諸島ではハイイロカミキリモドキ（ランプムシ）による被害が多い．払い除けたり，気づかずに押し潰したりして被害にあうが，皮膚にとまったら息で吹き飛ばすとよい．

■ マメハンミョウ *Epicauta gorhami*

ツチハンミョウ科に属するコウチュウ目昆虫で，この科に属するものはすべて有毒であるが，ヒトとの接触がなく，実際の被害はマメハンミョウがいちばん多い．体長 12 〜 18 mm，体と前翅は黒，頭部は橙赤色で，灰色の条が前翅に 3 本，前胸部背面に 1 本あり，北のものは中央の条線がない（図 8.15 右）．成虫は草食性で，シロツメクサ，ヨメナ，ダイズなどマメ科植物，ジャガイモ，ナス，ニンジンなどの葉を食害する．幼虫はイナゴやバッタの卵塊に寄生している．捕まえると，脚関節部からカンタリジンを含む黄色い液を出し，これに触れてカミキリモドキ同様の水疱性皮膚炎を起こす．

8.5 病原体を運んだり，不快感を与える昆虫類

8.5.1 ハエ類 flies

形態・生態 俗にハエ類といわれるものは，ハエ目のなかで，成虫の触角が短く（ハエ亜目），かつ蛹殻が環状に裂けて羽化するグループ（環縫群）を指す（図8.16）．アブ類はハエ亜目であるが，羽化の際，蛹殻が縦に裂けるグループ（直縫群）に属する．また両者とも3節からなる触角をもち，ハエでは第3節がおおむね鈍端に終わり，その基部近くに端刺をもつ．アブでは第3節先端部分がさらに細分化して尖り，端刺をもたない．複眼の間隔は雌で広く雄で狭い．多くの科と種類があるが，医学上重要なものはその一部である．

完全変態で発育し，幼虫はいわゆる蛆で，蛹は3齢幼虫の表皮内側にでき，表皮は硬化して米俵状の殻となる．この殻のなかに真の蛹がいて，硬い殻を囲蛹殻とよぶ．卵を産むものが多いが，ニクバエ科は卵胎生で幼虫を産む．幼虫は産卵された場所の有機物を摂取し，成虫もほぼ同じ食性をもつ．成虫口器は舐める形（舐食型）のものが大部分で，その先端には大きな唇弁をもつが，サシバエ類，ツェツェバエは吸血型である．脚先端には2本の爪のあいだに1本の爪間体と1対の花弁状の褥盤をもつ．褥盤は微毛を生じ，粘液を分泌し，移動の際に病原微生物を付着させる．成虫は昼間活動性で明るい場所を好む．嗅覚が鋭く，餌には遠距離からも集まる．

疾病との関係 直接的な害としては**不快昆虫，ヒト皮膚寄生**（幼虫），**吸血害**があり，間接的な害としては**病原体の機械的運搬，生物学的媒介**などを行う．

重要種

- **イエバエ** *Musca domestica vicina*

イエバエ科 Muscidae に属し，小形で6～8 mm，灰黒色で前胸背面に4本の黒い縦の条がある（図8.17）．世界各地に広く分布し，ごみため，畜舎に発生して，人家によく侵入してデンプン質の食物や牛乳などによくたかるが，便池には発生しない．雌は1回に50～150個の卵を産み，約1か月の生存期間中に4～5回産卵する．25℃では卵から成虫まで14日くらいの短期間で成長する．消化器感染症の病原体を口器の唇弁，脚の褥盤，体表などに付着させて機械的に運搬する．わが国では腸管出血性大腸菌O157の伝播者と

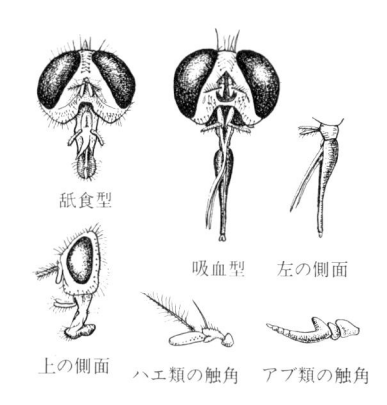

図8.16 ハエ類の口器とハエ・アブの触角比較

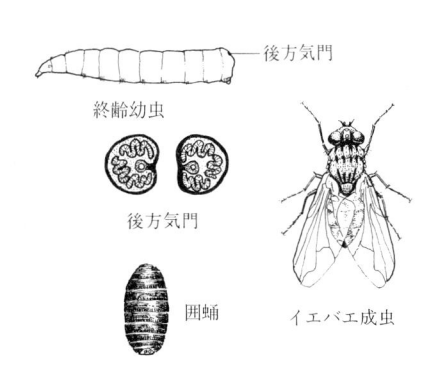

図8.17 イエバエ

なることが報告されている．同じイエバエ科に属し，ヒトの汗，涙，傷口などを舐めるものがあり，アフリカでは眼疾患の病原体の伝播者となっている．

■ サシバエ *Stomoxys calcitrans*

日本全土に分布し，幼虫は畜舎のワラに混ざった糞中で育ち，雌雄とも人畜を吸血する．本州では発生のピークは10月である．小形のノサシバエ *Haematobia irritans* は北海道，東北の牧場に多い．

■ ツェツェバエ類

日本には分布しないが雌雄ともに吸血性で，ヒトのほかに広い動物嗜好性をもち，アフリカ睡眠病の病原体である**トリパノソーマ**をヒトと野生・家畜動物のあいだで生物学的に媒介する．最も重要な種類は *Glossina* 属に属する *G. palpalis*, *G. morsitans* で，おもに河川発生種である．

■ 真性寄生のハエ蛆症と偶発寄生を起こす種類

ハエ蛆症 myiasis は，真の寄生ハエによる真性寄生と，人体の傷口に産卵し，幼虫がそこで育つ偶発寄生がある．ヒトの**真性寄生ハエ**は，中南米に産するヒトヒフバエ *Dermatobia hominis*，北米南部から南米にかけて分布する *Cochliomyia hominivorax*，サハラ以南のアフリカに広くみられるヒトクイバエ *Cordylobia anthropophaga* とヒトチスイバエ *Auchmeromyia luteola*，ニクバエ科 Sarcophagidae の数種などがあるが，日本には分布しない．これらのものは幼虫が人体皮膚に侵入し，発育すると地上に落ちて蛹化したり，幼虫が人体皮膚から吸血したりする(ヒトチスイバエ)もので，醜い傷跡を残し，死亡例さえあるという．

偶発寄生するものは日本にも産し，動物死体や糞便，有機物を多く含む生ごみに肉食性の幼虫が発生するものが多い．**クロバエ科** Calliphoridae のものは一般に，黒青色，黄緑色，紫青色，黄褐色，など金属光沢のある色彩を呈し，クロバエ類とキンバエ類が含まれる．生きているヒトの傷口にこれらのウジが発生することがある．幼虫が肉食性のハエ類は，野外で死んだ動物に産卵するが，キンバエ類はそれらのなかで，最も早く死体を発見して飛来し，クロバエ類，ニクバエ類がこれに続く．ヒトの死体に発育したウジの種類と発育齢を調べることによって，死後経過日数の推定が可能で，これを昆虫法医学と呼ぶ．キンバエ類の**クロキンバエ**，**オビキンバエ**の成虫は小児麻痺ウイルス，サルモネラ菌，赤痢菌，赤痢アメーバ，回虫卵の機械的伝播者である．最近，高病原性トリインフルエンザが発生した養鶏場付近で採集したクロバエ類が，トリインフルエンザウイルスを保有していることが確認されている．**ニクバエ科**のものは卵胎生で，糞便，動物死体，傷口にウジが発生する．日本ではこの類による腸ハエ症が報告されている．**センチニクバエ** *Boettcherisca peregrina* 幼虫は消化管，耳，傷などに偶発寄生する．夏に便池に発生するウジは大部分この幼虫である．

イエバエ科のイエバエ，オオイエバエ幼虫はよく耳ハエ症を起こし，泌尿器侵入はヒメイエバエが多い．

8.5.2 ゴキブリ類 cockroaches

日本から40種ばかり記録されている．大形のゴキブリ科 Blattidae と，小形のチャバネ

ゴキブリ科 Blattellidae に属する屋内性の数種が衛生上問題になる．

形態・生態　咀嚼型の口器をそなえ雑食性である．体は幅が広くて背腹に扁平，前胸背板は大きく触角は長く，きわめて多くの節からなる．翅は長いものから無翅のものまであり，多くのとげをもった脚で，速く走行する．雌は卵鞘を尾端に付けて，適当な場所に鞘ごと落とす．1個の卵鞘には数十個の卵が入っている．不完全変態で，幼虫は6～10回の脱皮をして成虫になる．成虫は大形のものは雄が8か月，雌は1年半，小形のもので3～4か月生きる．野外性のものと屋内性のものがあり，夜行性で，昼間は，野外では石の下，葉の裏，落葉の下などに，屋内では部屋の暗い所に潜んでいる．集合フェロモンを出し，糞のある場所に幼虫，成虫が集合して潜む．

防除　ゴキブリの防除の基本は環境整備であることから，食品はフタ付きの容器に収納し，調理屑などの清掃に心がける．発生環境を完全になくすことは困難なことから，殺虫剤による駆除を行う際は，ゴキブリの活動場所や潜み場所となる隙間へ，有機リン系化合物やピレスロイド系化合物を有効成分とする油剤や乳剤を残留散布する．また，燻煙剤や蒸散剤を使用する場合には，防除する室内を出来るだけ密閉して，有効成分を一定時間充満させる．最近は，ベイト（毒餌）が広く用いられている．

疾病との関係　不快昆虫の代表的なものであるが，悪臭もあり，食品や書籍に対する食害がある．ウイルス，細菌類，原虫類，寄生虫卵を運搬するほか，寄生蠕虫類（線虫，条虫など）の中間宿主ともなる．

重要種

- **ヤマトゴキブリ** *Periplaneta japonica*

　　体長18～30 mm，黒褐色で胸部背板にやや凹凸があり，クロゴキブリと区別がつく（図8.18左）．雄の翅は尾端より長いが，雌は短くて腹部の後半が露出している．日本の土着種で，野外と屋内の両方で生活している．クロゴキブリよりも寒さに強く，冬期は屋外で休眠越冬する．北海道，東北，北陸，関東に生息し，南限は岡山県といわれている．

- **クロゴキブリ** *P. fulginosa*

　　前種よりやや大きく30～40 mm，光沢のある黒褐色で，雌雄とも翅は長い．屋内の普

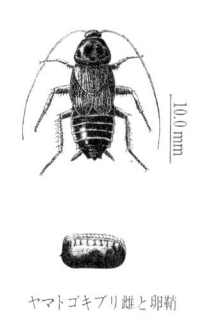

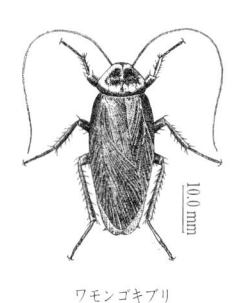

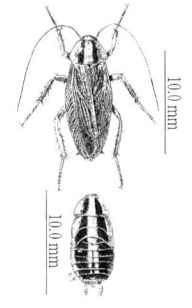

図8.18　ゴキブリ3種

通種で，おもに関東より南に分布するが，家屋の保温性向上によって，現在では北海道でも認められる．

■ **ワモンゴキブリ** *P. americana*

体長は30〜45 mmで，わが国で認められる屋内性ゴキブリ中最大の種である．褐色で，前胸背板に黄白色の輪のような輪紋がある（図8.18中央）．九州南部より南に分布していたが，近年分布を広げ全国大都市のビルや地下街などで点存的に認められる．簡易水洗便所浄化槽の腐敗槽に群がる性質がある．

■ **チャバネゴキブリ** *Blattela germanica*

小形で15〜20 mm．体は黄褐色で，前胸背板に2本のやや太く黒い縦条がある（図8.18右）．翅はあるが飛べない．耐寒性は弱いが日本全土に分布し，ビル，マンションのようなコンクリート建築でも暖房設備の効く所や，旅館の調理場などに多い．幼虫は1〜2か月間に6齢をへて成虫になり，3〜4か月くらい生き，生涯3〜4回産卵する．雌は幼虫が孵化するまで尾端に卵鞘を付けており，雌成虫から離脱して見つかる卵鞘は脱け殻となっている．本種によく似たモリチャバネゴキブリは真の森林生活種で，翅で飛ぶことができる．

8.5.3 その他の衛生昆虫類（食品害虫・その他）

■ **チャタテムシ類**

チャタテムシ（囓虫）目に属し，害虫とされている種は，コナチャタテ科コナチャタテ属に属する，1 mm内外の微小で柔らかい無翅の昆虫である．かつお節，素麺，チーズ，ビスケットなどの食品や書籍，家具，昆虫標本も食害する．

■ **カメムシ類**

カメムシ（半翅）目に属し，中脚から臭液を分泌し，皮膚につくと水疱を作り，目の結膜炎，視力障害を起こす．クサギカメムシ，スコットカメムシは晩秋に人家内に越冬のため侵入して悪臭を放ち，頭痛，吐き気などを催す．

■ **ゴミムシダマシ類とコクゾウ類**

ヒラタコクヌストモドキ *Tribolium confusum*（図8.19右）は，コウチュウ目ゴミムシダマシ科で世界的に分布する貯穀害虫である．**コクゾウ** *Sitophilus zeamais* はオサゾウムシ科で，吻が長く，大きさ3 mmほどの黒くて小さい虫で，米の害虫である．

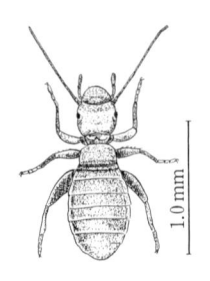

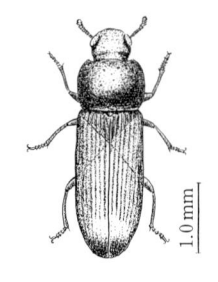

ヒラタチャタテ　　　ヒラタコクヌストモドキ

図8.19 ヒラタチャタテとヒラタコクヌストモドキ

ヒョウホンムシ類とカツオブシムシ類
いずれも乾燥動物性食品や動・植物質の繊維製品を食害する.

コガネムシ類とオサムシ類
ともにコウチュウ目で，縮小条虫や鉤頭虫の中間宿主となる.

ユスリカ類
蚊に近縁のハエ目で，ユスリカ科 Chironomidae に属し，吸血のための吻をもたない. 不快昆虫で，河川や沼の環境が変わり，水質の変化が起こると大発生する．夏の夕方から夜にかけて，発生水域近くに人家では，灯火に集まる大群のため，日常生活が著しく阻害される．大量発生で問題となるのは，セスジユスリカ *Chironomus yoshimatsui*，オオユスリカ *Chironomus plumosus*，アカムシユスリカ *Tokunagausurika akamushi* の3種である．これらユスリカ類の死骸が，呼吸器アレルギーの原因になるとも考えられている．

コバエ類
ノミバエ科，トゲハネバエ科，ハヤトビバエ科，ショウジョウバエ科に属する種で，これらコバエ類は大量に発生すると不快害虫となる．**キイロショウジョウバエ** *Drosophila melanogaster* は，ショウジョウバエ科の昆虫で，成虫は約2mm，体は黄褐色，複眼は赤褐色，翅は透明の小形のハエである．腐敗・発酵した果実，台所の厨芥，漬け物などが発生源となるため，屋内で発生することが多く，多数発生すると不快昆虫となる．**ハマベハヤトビバエ** *Leptocera fuscipennis* は，ハエ目ハヤトビバエ科の昆虫で，成虫は2mm以下の小さいハエである．廃棄物による海岸埋立てに伴う汚水に大発生しやすく，7月と9月に発生し，夕方の風にのり，灯火をもとめて多数が人家に侵入する．小さいので網戸も潜り抜け，不快昆虫となる．

9. 医学上重要なダニ類

9.1 総論

　　ダニ類とは全世界で推定約 20,000 種の大きな群で，**節足動物門クモ綱ダニ目**に属するものをいう．クモ綱に属するものはすべて 4 対の脚をもち，医学上重要なものはダニ目のほかに，サソリ目とクモ目がある（10 章参照）．サソリ目とクモ目は頭胸部（頭部と胸部が融合した部分）と胴部からなるが，ダニ目ではさらに頭胸部に胴部も融合して，頭胸胴が一体化した構造となっている．ダニ類を研究する学問をダニ学，疾病に関与するダニ類を研究する分野を医ダニ学という．ダニ類の分類は，通常の分類単位のほかに，亜目と科のあいだが細かく分けられているためきわめて複雑で，そのうち医学上重要なものは，**中気門亜目，前気門亜目，無気門亜目，後気門亜目**の 4 群である（表 9.1）．このうち後気門亜目は肉眼的にも属が識別できる程度の大形（4 ～ 7 mm）で，**マダニ類** ticks とよばれる．それ以外のものは**コダニ類** mites とよばれ，小形で，一般に顕微鏡標本でないと形態観察ができない．

表 9.1 医学上重要なダニ類一覧（代表的な種のみ）

	亜目		ダニ種	生息場所	宿主またはえさ
コダニ類	中気門（トゲダニ）	オオサシダニ科	イエダニ，トリサシダニ	ネズミ・トリの巣	ネズミ，ムクドリなど
		ワクモ科	ワクモ，スズメサシダニ	トリの巣	ニワトリ，スズメなど
	前気門（ケダニ）	シラミダニ科	シラミダニ	乾燥植物	チョウ・コウチュウ目昆虫
		ツメダニ科	フトツメダニ，ホソツメダニ，クワガタツメダニ	室内塵	コナダニ・チリダニ類
		ケモノツメダニ科	ネコツメダニ，イヌツメダニ	ネコ・イヌ体表	表皮剥離物
		ニキビダニ科	ニキビダニ	ヒト毛包	ヒト
		ツツガムシ科	アカツツガムシ，タテツツガムシ，フトゲツツガムシ	河川敷，山地	ハタネズミや野鳥
	無気門（コナダニ）	コナダニ科	ケナガコナダニ，コウノホシカダニ	畳や食品	粉末貯蔵食品や干魚
		サトウダニ科	サトウダニ	砂糖	砂糖
		ニクダニ科	イエニクダニ，サヤアシニクダニ	室内塵，干魚	カビ（?）
		ヒゼンダニ科	ヒゼンダニ，ネコショウセンコウヒゼンダニ	ヒト角皮，ネコ角皮	ヒト，ネコ
		キョウセンダニ科	イヌミミヒゼンダニ	イヌ・ネコ外耳道	イヌ，ネコ
		チリダニ科	コナヒョウヒダニ，ヤケヒョウヒダニ	室内塵，トリの巣	表皮剥離物
マダニ類	後気門（マダニ）	マダニ科	ヤマトマダニ，シュルツェマダニ，タカサゴキララマダニ	山林	ウサギ，イノシシなど野生動物
		ヒメダニ科	コウモリマルヒメダニ	コウモリの巣	コウモリ

（山口 昇，標準医動物学（佐々 学監修），p. 161，医学書院，1986 より改変）

形態 体前端にある顎体部と，頭胸胴が一体となった胴部とからなり，体節区分を欠く．顎体部は中央に口器があり，その両側に1対の触肢と鋏角が顎体基部によって支えられている．触肢には感覚器を備え，鋏角は一般的に先端にはさみ状の構造をもつ．幼ダニの脚は3対，若ダニと成ダニでは4対になり，それらは胴体部腹面から生じ，原則として基節，転節，腿節，膝節，脛節，付節（または末節）の6節からなる．胴体背面と腹面には部分的に表面が硬化して肥厚板を形成するものがある．肛門は原則的には後体部の腹面に，生殖口は第1脚基節から第4脚基節のあいだの腹面に開口する．

生態 卵→幼ダニ→若ダニ→成ダニの順に発育するが，各期のあいだに静止期と脱皮がある．若ダニ期が第1，第2，第3期に分かれるものが多く，第2，第3期になるべき段階で，ヒポプスとよばれる特殊な形態に変わるものもある．基本的には雌雄成ダニが交尾して卵を産むが，交尾せずに雄の残した精包を雌が取り込むものや，処女雌が産卵する単為生殖や，胎生のものもある．食性は広く，死んだ動植物組織や菌類，藻類，穀物類を食べるものを**自活性**，生きている小昆虫や，ほかのダニ類を捕らえてその体液を吸うものを**捕食性**，より大きな動物や植物の液汁を吸うものを**寄生性**とよぶ．生息場所は地上，地下，水中，家屋内など，食性に応じたあらゆる場所にそれぞれ適応した種類が生息している．

疾病との関係 ダニ類の疾病への関与には，以下にあげるような場合がある．

1) ヒトへの真性皮膚寄生虫（ヒゼンダニ，ニキビダニ）
2) 家屋内に自活するが，吸入されてアレルゲンとなる（チリダニ科のヒョウヒダニ類）
3) 家屋内でほかの昆虫類やダニ類をえさとする捕食性であるが，偶発的にヒトを刺して皮膚炎を起こす（シラミダニ，ツメダニ類）
4) 家屋の一部に営巣する動物や，ペットの寄生ダニで，それらの宿主から離れてヒトを刺すもの（イエダニ，トリサシダニ，ネコショウセンコウヒゼンダニなど）
5) 野生動物の寄生ダニで，ヒトが野生動物の生息地域に立ち入って刺される（ツツガムシ類，マダニ類）
6) 吸血／吸液に伴って病原微生物を媒介する（マダニ類，ツツガムシ類）
7) 耳や鼻に侵入して吸血し，感覚器障害を起こす（マダニ類）
8) ダニ恐怖症を起こす（種類不定のダニ類）

9.2 皮膚寄生ダニ類

真の人体皮膚寄生ダニは，ヒゼンダニとニキビダニのみで，皮膚になんらかの傷害を与える．ほかのダニ類は，他動物の皮膚寄生者か捕食性ダニ類で，本来の人体寄生者ではなく，偶発的な刺症を起こすが（9.4節参照），たいていは持続する掻痒感と発赤腫脹ののち自然に治癒する．

ヒゼンダニ *Sarcoptes scabiei*

形態・生活史 無気門亜目ヒゼンダニ科に属する生涯寄生性のダニで，皮膚疾患の**疥癬**を起こす．体長0.3～0.5 mm以下できわめて小さく，丸い輪郭をもち，体表には細かいしわがあって，背面中央には特徴的な三角形の表皮隆起と，とげ状の毛をもつ（図9.1左）．受精雌は指のあいだや腋などの皮膚角質層を穿孔し，皮膚面と平行にトンネルを掘り，数

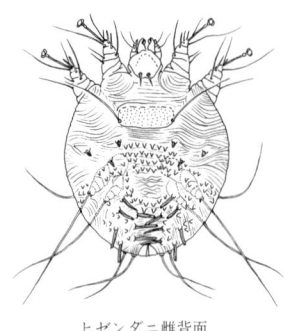

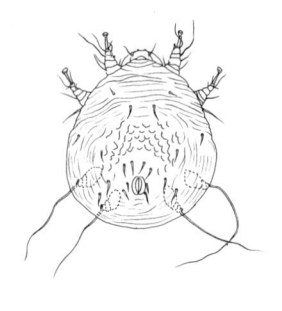

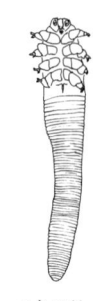

ヒゼンダニ雌背面　　　ネコショウセンコウヒゼンダニ　　　ニキビダニ

図9.1 ヒゼンダニ，ネコショウセンコウヒゼンダニ，ニキビダニ
ヒゼンダニの雄の第3脚先端は雌の第1，2脚と同様
［左：山口 昇，標準医動物学（佐々 学監修），p. 165，医学書院（1986），右：内川公人原図より改変］

時間後に産卵する．毎日2〜3個の卵を産みながらトンネルを掘り進み，約2か月にわたって産卵する．幼ダニはトンネルを出て毛包孔に入り，2回脱皮したのち雌雄の成ダニとなり，皮膚上で交尾する．

感染・症状　初感染では始め症状がないが，1か月ほどすると掻痒感の強い発疹が，陰部，腋，四肢関節の屈側部位から全身におよび，就寝時にかゆさが増強して睡眠が阻害される．人体皮膚から離れると2〜3日で死亡する．診断は疥癬トンネルを見つけることが決め手で，指間にできた10 mmほどの線状の小隆起を探し，先端の小水疱中にいる雌を掘り出す．約20％のKOHをスライドに滴下し，角皮ごと検鏡する．通常の疥癬では寄生ヒゼンダニ数が十数個体であるが，悪性腫瘍などで免疫抑制剤を長期間投与されたり，免疫力や運動機能が低下している高齢者では，ダニ数が著しく増加して重症となる．これを角化型または痂皮型疥癬(**ノルウェー疥癬**)といい，全身のダニ数は100〜200万を越えるともいわれている．疥癬の感染は基本的に皮膚と皮膚の接触で，性感染症(STD)の1つであるが，衣類や寝具を介しての感染もあり，最近は老人施設や病院内感染が多く，看護師や介護者を介して家族内感染に広がる事例が多い．

　ヒト以外の動物にも，きわめてよく似た形態をもつヒゼンダニ類が，それぞれの動物の角皮にトンネルを掘って，同じような皮膚疾患を起こすが，それらは宿主特異性が強く，ヒトに移って一時的に角皮に侵入して掻痒性皮膚炎を起こしても，人体皮膚で生存し続けることはない．ネコに由来する**ネコショウセンコウヒゼンダニ** *Notoedres cati*(図9.1中央)による皮膚炎はその1例である．

治療　硫黄剤の外用ならびに入浴剤やクロタミトン軟膏が多く用いられてきたが，効果は弱い．湿疹と誤診してステロイド剤塗布治療を行うと悪化するので使用してはならない．最近，糸状虫症や腸管糞線虫症治療薬のイベルメクチンが疥癬治療用の内服薬として用いられて，その効果が認められている．

ニキビダニ *Demodex folliculorum, D. brevis*

前気門亜目ニキビダニ科に属し毛包虫ともよばれる．以前は *D. folliculorum* 1種のみの寄生とされていたが，1963年に体長の短い別種 *D. brevis* の存在が認められ，現在は2種とも，ニキビダニの和名が使われている．ダニとしては特異な形態をもち，後体部が伸長し，関節状の横しまがある．脚は退化的で短く，全体像は蛆虫状である（図9.1右）．*D. folliculorum* の雌は体長0.3 mmほどで，卵→幼ダニ→第1若ダニ→第2若ダニ→成ダニの発育期をもち，常時毛包内に生活し，人体を離れることはない．体長の短い *D. brevis* は毛包の皮脂腺内に，*D. folliculorum* はそれより上の部分に住み分けている．ニキビから見いだされるのでこの名があるが，健康な皮膚からも検出されるので，ニキビの真の原因虫ではない．ただし多数寄生したり，細菌の二次感染を受けると毛包炎を引き起こすことがある．

9.3 吸血／吸液性ダニ類

9.3.1 ネズミ，トリ由来の吸血ダニ類

イエダニ *Ornithonyssus bacoti*

中気門亜目オオサシダニ科に属し，世界に広く分布する．雌（図9.2）は体長0.75～1.00 mmで，白色の未吸血個体は吸血すると赤褐色を呈する．トリサシダニに似ているが，背板の形，背板毛数，腹面の胸板の形などで区別できる．住家性のクマネズミを本来の宿主としているが，ヒトからも吸血する．卵はネズミの巣に産みつけられ，幼ダニ→第1若ダニ→第2若ダニ→成ダニと発育し，第1若ダニと成ダニのみが吸血する．初夏から初秋にかけてネズミの巣から這い出たイエダニが室内に侵入してヒトを刺し，ヒトノミに似たしつこいかゆさの持続する小発赤を生じる．

トリサシダニ *Ornithonyssus sylviarum*

イエダニと同じくオオサシダニ科に属し，図9.3に示したように前種に似ているが，ニワトリや野鳥から吸血する．本種の卵はトリの巣や総排泄孔近くの羽毛に産みつけられ，イエダニと同様の発育をし，第1若ダニと成ダニが吸血する．6～7月ころに，人家の2階にある雨戸の戸袋がムクドリの営巣に利用され，そこから這い出た本種に刺される例が

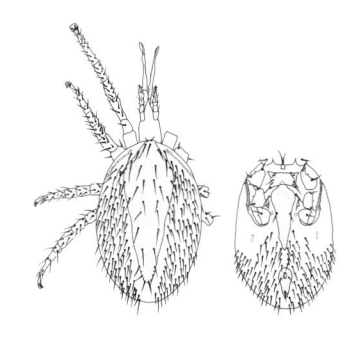

図9.2　イエダニ雌背面と胴部腹面
（内川公人原図より改変）

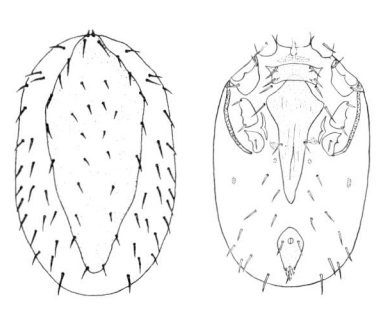

図9.3　トリサシダニの背板（左），胸板，生殖腹板（右）
（内川公人原図より改変）

多い．

■ **スズメサシダニ** *Dermanyssus hirundinis* と**ワクモ** *D. gallinae*

ともに中気門亜目ワクモ科に属する鳥類の寄生ダニで，前種はツバメ類，ムクドリ，スズメから，後者はニワトリ，ハト，スズメなどから吸血する．本来の寄生から離れると，ヒトからも吸血する．

9.3.2 マダニ類 ticks

形態・分類 マダニ類(図9.4)は後気門亜目に属する大形のダニで，**ヒメダニ科**と**マダニ科**の2群に分けられている．ヒメダニ科は，表皮が比較的柔らかく，多くのしわや細かい凹凸をもち，顎体部が腹面にあって背部からみえず，背面に背板を欠く．マダニ科は，表皮がなめし革様で硬く，顎体部が体前端に生じ，背面には硬化した背板があり，いくつかの硬化板を備える．日本にはヒメダニ科に2属，マダニ科にマダニ属 *Ixodes*，チマダニ属 *Haemaphysalis*，キララマダニ属 *Amblyomma*，その他3属の，計2科8属が分布する．それらは顎体部の触肢の形と肛門溝で区別される．

発育・生態・吸血習性 卵→幼ダニ→若ダニ→成ダニの発育期のうち，卵期を除く各発育期が魚類以外の脊椎動物から吸血する．脱皮後に一定の期間を経ると草の上に這い上がり，第1脚を動かして宿主を待ち，宿主が通過するときに乗り移って吸血する．吸血に伴うヒトへの病原体媒介性が広く知られていて，日本でもライム病，日本紅斑熱，重症熱性血小板減少症候群を媒介する．野生動物間や家畜にも細菌性感染症や住血性原虫症を媒介し，獣医学的にも重要な家畜害虫である．日本でヒトを吸血するマダニ類は，**マダニ属，チマダニ属，キララマダニ属**に属するものが大部分である．マダニ属とキララマダニ属では口下片が長く(図9.4)，吸血開始後ある程度の時間が経つと，真皮の膠原繊維が均一膨化して口下片の歯を取り巻き，深く挿入された口下片と皮膚を強く結合する．このため吸血中の雌個体は容易に皮膚から除去できず，無理に力ずくで引き抜くと，口下片または顎体部が基部からちぎれてその一部が皮膚内に残り，長期間にわたって硬結を残す．マダニ属の雄は滅多に吸血しない．チマダニ属は雄雌とも人体から吸血するが，口下片が短いた

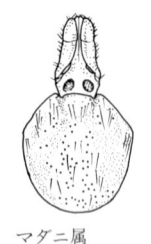

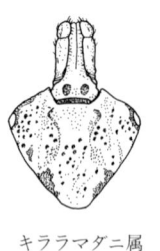

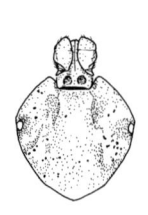

	マダニ属 *Ixodes*	キララマダニ属 *Amblyomma*	カクマダニ属 *Dermacentor*	チマダニ属 *Haemaphysalis*	コイタマダニ属 *Rhipicephalus*	ウシマダニ属 *Boophilus*
触肢	長い	長い	短い	短く側方へ突出	短い	きわめて短い
顎体基部	横長の長方形	横長の長方形	横長の長方形	横長の長方形	六角形	六角形
眼	なし	あり	あり	なし	あり	あり
色斑	なし	あり	あり	なし	なし	なし
花彩	なし	あり	あり	あり	あり	なし
肛門溝	肛前で逆U字形	肛後でU字形	肛後でU字形	肛後でU字形	肛後でU字形	退化的

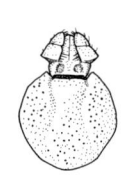

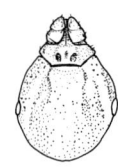

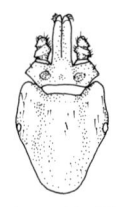

図9.4 日本産マダニ科各属の顎体部と背板およびその他の特徴

め(図9.4)，比較的容易に除去できる．雌の吸血期間は1週間から1か月と長く，飽血して自ら脱落するまで宿主の皮膚に長くとどまるが，そのあいだは掻痒感がなく，脱落1,2日前に急激に体が肥大成長し，1 cmから大きいもので2 cmの体長にまで膨大化する．おおむねマダニ属は中部，関東，東北，北海道の山岳地帯に分布し，関西以南の平地にはキララマダニ属，チマダニ属に属する多くの種類が分布する．

疾病との関係　単なる皮膚炎症のみでとどまる刺症と，病原体媒介による感染症の発症とがある．病原体の注入がない場合の刺症の特徴としては，発赤・腫脹の比較的軽い皮膚症状で治まることが多い．刺されたときの痛みがないので気づかず，ほぼ1週間後に虫体が急激に膨大化してやっと気づき，不安になって医師を受診し，虫体ごとの皮膚切除を受ける場合が多い．チマダニ属とキララマダニ属は，幼・若ダニもヒトを吸血するが，マダニ属はほとんどの雌成ダニが吸血する．外国ではウイルス性，リケッチア性，ボレリア性，細菌性，原虫性の多くのマダニ媒介性感染症が知られている．日本では発症率は低いが，以下の感染症に留意する必要がある．

【野兎病 tularemia】病原体は好気性グラム陰性短桿菌の野兎病菌 *Francisella tularensis* で，東北地方の野ウサギ間で流行し，キチマダニやヤマトマダニなどが媒介している．猟期に，衰弱あるいは死亡した野ウサギに触れたり，持ち帰り調理して感染する動物由来の急性熱性疾患である．治療にはストレプトマイシン，テトラサイクリンなどの投与が有効である．

【ライム病 Lyme disease】病原体はスピロヘータの一種ボレリアで，世界各地のマダニ属由来のボレリアとして，*Borrelia burgdorferi, B. garinii, B. afzelii* などが知られている．それらの病原性には差があり，北米では皮膚症状，神経症状，関節炎，心疾患へ発展する最も強い病原性を示す．日本のものは皮膚症状のみで終わるか，軽い関節痛か神経麻痺程度である．北海道東部，次いで中部地方の山岳地帯のシュルツェマダニの20％ほどが保有し，北海道の菌保有動物はエゾアカネズミであることが明らかにされている．そのほか日本の数種のマダニ類からもボレリアが検出されている．ドキシサイクリンなどの抗菌薬の投与による治療が有効である．

【紅斑熱 spotted fever】北米のロッキー山紅斑熱（RMSF）の病原体は，リケッチアの一種 *Rickettsia rickettsi* で，カクマダニ属の *Dermacentor andersoni* と，キララマダニ属の *Amblyomma americanum* が媒介している．日本でも1984年に，徳島県，高知県にツツガムシ病とは異なるリケッチア感染症が発見され，北米のRMSFに類似する疾患であることが明らかになり，日本紅斑熱と名付けられた．頭痛，悪寒，戦慄と高熱で始まり，発熱とほとんど同時に，手掌と足部から全身に播種性に広がる紅斑が現れる．刺し口にツツガムシ病に似た潰瘍がみられるが，リンパ節の腫脹はない．テトラサイクリン系抗生剤は著効を示す．病原体は患者から分離され，*Rickettsia japonica* と命名された．媒介マダニ種としては，フタトゲチマダニ，キチマダニ，ヤマトマダニが有力視されている．

【その他の注意すべき疾患】

　バベシア症（ピロプラズマ症）babesiosis は，マダニ類が媒介する赤血球寄生性の原虫による溶血性の疾患を起こす感染症である．日本では多くのウシに感染が認められ，ペットのイヌでも感染が多くなっている．原虫の媒介者は牧場に多いフタトゲチマダニで，この

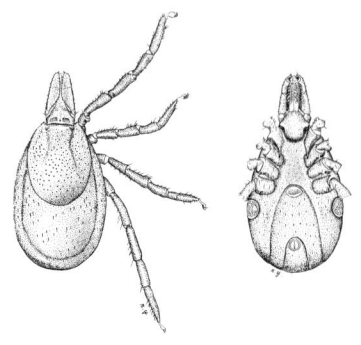

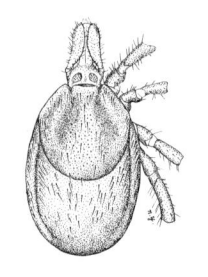

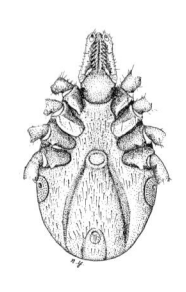

図 9.5 シュルツェマダニ雌背面（左）と腹面（右）　　**図 9.6** ヤマトマダニ雌背面（左）と腹面（右）

ダニの人体刺症例も多いことから，マダニ媒介性の人獣共通感染症として注意を要する．

ダニ媒介性脳炎（tick-borne encephalitis，TBE）は，マダニ類（シュルツェマダニなど）によって媒介されるフラビウイルスによる感染症で，ヒトが感染すると急性脳炎をおこす．このウイルスの自然寄主はネズミ類とマダニ類で，わが国では北海道の野生動物がウイルスに対する抗体をもっていることが確認されている．

重症熱性血小板減少症候群（SFTS）は，マダニ類（フタトゲチマダニ，タカサゴキララマダニなど）が媒介するウイルス性疾患で，わが国では2013年に初めて患者が確認され，それ以降，西日本を中心に患者発生が続いている．

重要種

- **シュルツェマダニ** *Ixodes persulcatus*

    マダニ属．背板と脚は暗褐色で，雌は約 3.5 × 1.7 mm，雄はやや小さい（図9.5）．東欧から極東にかけてのユーラシア大陸北部に分布する．日本では北海道，東北，中部山岳地帯に多く，関西以西でも高山には少数分布する．雌の第1脚基節の内側には，後向きで先端の尖った長いとげと，外側には小さいとげを備える．近縁のタネガタマダニにも同様の構造があり，雌では区別が困難であるが，雄では区別できる．北海道での人体刺症例の大部分は本種によるもので，日本ではライム病と野ウサギ間に野兎病を媒介する．ロシアでは春夏脳炎，中国ではライム病を媒介する．北海道では外耳道に侵入し吸血膨大化し，聴力障害を起こす例がしばしば報告されている．自然界では幼・若ダニが野ネズミ類，鳥類から，成ダニは4〜8月にかけてウシ，シカなど中・大形獣類から吸血する．

- **ヤマトマダニ** *Ixodes ovatus*

    マダニ属．背板と脚は明るいチョコレート色で，その他の部分は黄褐色，背板の後縁は丸く，触肢は外側にわずかに曲がる．雌雄とも第1脚基節の内側のとげは乳頭状できわめて短く，第1，2，3脚基節の後縁が乳白色に縁取りされているのが特徴である（図9.6）．朝鮮半島，中国，台湾，ネパールなどにも分布する．日本の本州で山岳，平地にわたって普遍的なマダニ属で，人体刺症例が最も多い．幼・若ダニは地上に現れないが，野ネズミ類などから吸血し，成ダニはヒトを含む中・大形動物に4〜9月にかけて多く寄生し，野兎病やバベシア症を媒介する．

■ **フタトゲチマダニ** *Haemaphysalis longicornis*

　チマダニ属．背板はやや角張った類円形で，体色は全体に赤褐色．触肢の第3節の後縁には背腹両側に後向きのとげがあり，第1脚基節内側のとげは雌雄とも三角形状に突出し，ほかの基節のとげよりも長い．単為生殖系と両性生殖系があり，前者の染色体は3倍体である．朝鮮半島，ロシア極東部，中国北部と，南半球のニュージーランド，オーストラリアに分布し，日本では東北から九州までの牧場に多い．最近は都市部周辺に宅地の造成が進むにつれて，宅地でも普通にみられるようになっている．4〜9月までの温暖期に，ヒトは成ダニのほか，幼・若ダニにもよく刺され，とくに近畿地方より南西では本種による刺症例が多い．バベシア症を媒介する．多くの哺乳類，鳥類が各発育期の宿主となる．

■ **キチマダニ** *Haemaphysalis flava*

　チマダニ属．背板は黄色で，触肢第3節の腹面後縁には短いとげをもつが，背面後縁には前種のようなとげを欠く．雄の第4脚基節の内側に長いとげをもつのが特徴である．朝鮮半島，ロシアの沿海州にも分布し，日本全土に最も普遍的な平地産チマダニである．活動期間は通年で，チマダニ属中で最も広い．成ダニは真夏には減少するが，宿主もきわめて多種類で，冬季も野生動物の体上にみられ，野兎病を媒介する．前種と同様にヒトは幼・若・成ダニに吸血される．

■ **タカサゴキララマダニ** *Amblyomma testudinarium*

　キララマダニ属．大形種で，雌雄とも背板に金属光沢のある模様があり，雌の背板は亜三角形で，肩部に眼をもつ．東南アジアにも分布するが，日本では本州の関東以西のイノシシ，シカなどから，各発育期が吸血する．飽血するまでの咬着期間が長く，1か月間も気づかないで吸血され，2 cmほどまで膨大することもまれではない．肛門，陰部，足の指のあいだに若・成ダニの寄生を受けることが多い．九州，沖縄で人体刺症例の大半を本種が占める．

9.3.3　ツツガムシ類 chiggers

　前気門亜目ツツガムシ科とレーウェンフェク科に属するダニ類を広義のツツガムシ類(図9.7)とよび，日本のツツガムシ病を媒介するアカツツガムシ，フトゲツツガムシ，タテツツガムシはすべてツツガムシ科 Trombiculidae に属する．0.2〜0.3 mmほどのきわめて小さい幼ダニ期のみが脊椎動物組織中の**リンパ液**を吸う．幼ダニは満腹すると地上に落ち，静止期を経て脱皮し，若ダニとなる．若ダニと成ダニは，全身ビロード様の体毛に覆われたダルマ形を呈し，昆虫などの卵を摂食して生活する．自然界では野ネズミ類の外部寄生虫で，耳などに多くみられる．

【ツツガムシ病】4種類感染症である。日本，インド，オーストラリアを結ぶ広い三角形の地域内にあり，西パキスタンとロシア極東地域にも存在が認められた．日本での病原体は *Orientia*（= *Rickettsia*）*tsutsugamushi* で，約10日の潜伏期ののちに倦怠感と食欲不振，強い頭痛を伴って38℃を超す発熱で始まる．発熱後2〜3日で体幹部と顔面に発疹が現れ，刺し口は径1 cmほどの痛痒感のない水疱から，かさぶた様の痂皮に変化し，痂皮がはがれて潰瘍となる．これがツツガムシ病独特の"刺し口"で，診断の重要な決め手となる．注入されたリケッチアはリンパ液から血管に移行し，全身の末梢血管周囲炎を起こす．

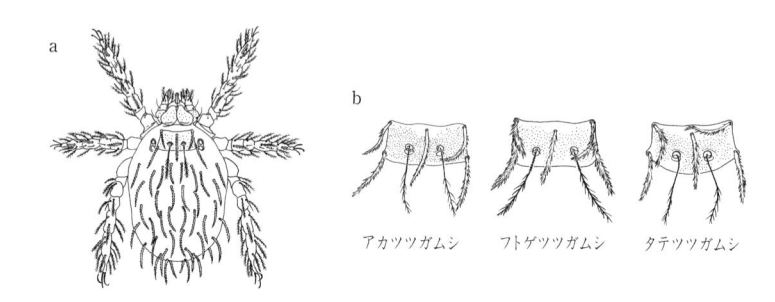

図 9.7 アカツツガムシ幼ダニ背面（a）と主要ツツガムシ 3 種の背板（b）
[a：山口　昇，標準医動物学（佐々　学監修），p.163，医学書院（1986）
b：M. Sasa，E. V. Jr. Jameson，*Proc. California Acad. Sci.*, **28**（5），(1954) より改変]

診断は免疫ペルオキシダーゼ法（IP 法）が優れており，短時間で診断を確定することができる．テトラサイクリン系抗生剤，またはクロラムフェニコールの投与は著効を示す．古くから知られていた新潟県信濃川，阿賀野川，山形県の最上川，秋田県の雄物川の流域で，夏に発生するツツガムシ病は**古典型ツツガムシ病**とよばれ，致死率は高いが，現在ではダニ発生源となっている河川敷の環境整備によって，患者発生はほとんどない．第二次大戦後に日本各地で春，秋に多発するものを**新型ツツガムシ病**とよんでいる．病原リケッチアには Gilliam, Karp, Kato などの型が区別され，自然界には保有動物としてハタネズミ，アカネズミがある．

重要種

■ **アカツツガムシ** *Leptotrombidium akamushi*

幼ダニは橙赤色で，背板は横に長い長方形に近い形で，後縁はゆるやかに曲がる．胴背毛は細い（図 9.7a, b）．幼ダニは主に夏に発生し，野ネズミ類や鳥類にもつくことがある．日本での分布は，新潟，秋田，山形と福島県に限局されている．夏に発生する古典型ツツガムシ病は本種によるものである．

■ **フトゲツツガムシ** *Leptotrombidium pallidum*

幼ダニは橙黄色，背板は横に長い長方形であるが，その後縁はほぼ直線に近い（図 9.7b 中央）．胴背毛は太くて短い側枝を出し，このため体の全体が毛深くみえる．主に野ネズミ類に寄生し，北海道から九州までの日本全土に分布するが，東北・北陸地方に多く発生する．東北や北陸地方で春，秋の年 2 回の患者発生ピークが認められるツツガムシ病の媒介種である．

■ **タテツツガムシ** *Leptotrombidium scutellare*

幼ダニは橙黄色，背板は四角形だが，後縁は円弧上に後方に湾曲する（図 9.7b 右）．南西日本から東北地方まで分布するが，関東以南に多い．したがって，関東以南で発生するツツガムシ病の伝播に主に関係する．

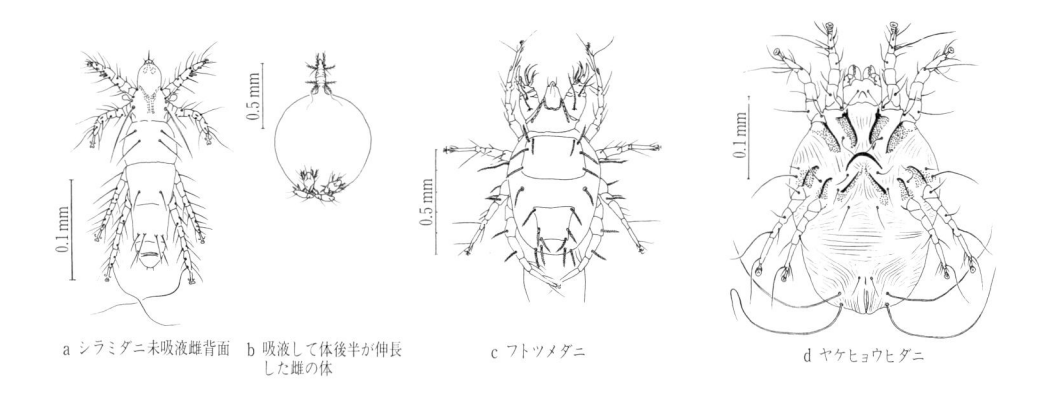

a シラミダニ未吸液雌背面　b 吸液して体後半が伸長した雌の体　　c フトツメダニ　　d ヤケヒョウヒダニ

図 9.8 室内塵に生息するダニ類
　　　　b：始めに産まれた雄が次に産まれる成ダニを待ち，雌ならば産出を助けて直ちに交尾を行う．
　　　　[a, b, d：山口 昇，標準医動物学（佐々 学編），p. 169：170, 医学書院（1986）
　　　　c：内川公人原図より改変]

9.4　刺すダニ類

シラミダニ *Pyemotes tritici*

　前気門亜目シラミダニ科に属す白く微小なダニで，雌体長は 0.22 mm，第 2 脚よりうしろの胴部は，次第に細くなる 5 つの体節状に区分されている．乾燥したイネやムギのわらの髄を食害するチョウ目やコウチュウ目昆虫の幼虫や成虫から体液を吸い，後体部が異常に膨大する．膨大化した腹部の内部で，卵→幼ダニ→若ダニ→雌雄の成ダニまで発育する．生殖口から数匹の雄がまず産まれ，次いで処女雌が産まれると，雄は膨大した母体上でただちに交尾する（図 9.8 a, b）．日本では蚕の害虫として古くから知られ，ヒトも同時に刺される．気温と湿度の高い時期に多発し，豆類，綿，タバコなどを扱う人たちも被害を受ける．腕や首など，乾燥した草わらに接した部分に，刺されてから 10 時間ほど経過すると，睡眠時に増強する激しいかゆさと発赤を生じ，4～5 日間持続する．多数に刺されると発熱やリンパ節腫脹を起こすこともあるが，病原体の媒介はない．

ミナミツメダニ *Chelacaropsis moorei*

　前気門亜目ツメダニ科に属し，強大な触肢をもち，その末端に大きな爪がある．気温と湿度が高くなる時期に，室内塵に発生するチリダニ類，コナダニ類，チャタテムシなどの小形の昆虫類が増加すると，これらを捕食するツメダニ類も増加して偶発的に人体刺症例が起こる．**フトツメダニ**（図 9.8c），**クワガタツメダニ**も刺症を起こす．

9.5　室内塵に生息するダニ類（ダニアレルギーの原因となるダニ類）

　室内塵性のダニ類は，捕食性，自活性など多くの科に属するダニ類が含まれる．室内塵性ダニのおよそ 70 % 以上は**チリダニ科**のダニで，そのうちとくに**コナヒョウヒダニ** *Dermatophagoides farinae* と**ヤケヒョウヒダニ** *D. pteronyssinus*（図 9.8d）が多い．これらは

気づかぬうちに吸入されてアレルゲンとなり，アレルギー性疾患の原因となり，小児気管支喘息，目・鼻アレルギーを起こしたり，アトピー性皮膚炎を増悪させる．暖房施設の整った最近の住宅では，1年を通じて生息しているが，最も多く発生するのは，高温多湿になる7月である．ヒョウヒダニ類は，本来動物の巣に生息する自活性のダニで，食性は動物の表皮剥離物に依存している．室内の畳や，床材がカーペットなどの凹凸に富む表面構造をしていると，皮膚表層から剥離したふけが溜まりやすく，掃除を怠るとダニに適した生息環境となる．えさのたまりやすい居間，寝室などに多く生息し，布団のなかにも侵入する．床材を板張りに改良し，床面の凹凸をなくすこと，通気を良くして湿気を滞留させないこと，掃除を良く行うことなど，室内塵を除去すればダニアレルギー性疾患の発症もかなり軽減できる．

室内塵性のダニ類には，このほかにヒトに伴って運び込まれたもの，風などで搬入されたものなど，多種多様のダニ類が含まれる．貯蔵食品や畳材，カビ類をえさとする自活性のコナダニ科のケナガコナダニ *Tyrophagus putrescentiae*，穀類，乾燥した果実類，チーズなどに多いニクダニ科，ホコリダニ科，これらを捕食するツメダニ科（前掲），マヨイダニ科，カブリダニ科のダニ類がある．これらは経済的な損失にかかわるが，疾病との直接的な関係はない．

アウトドアで出会うこわい虫

経済的に豊かになった日本では，車社会の発達で，アウトドアライフを楽しむ人たちが，山菜とり，渓流釣り，キャンプなどで山深く潜入する．観光業者が宣伝する国内／海外ツアーに参加する人も多い．当然のことながら日常はまったく関係ない虫たちとの接触が起きる．しかしそれらの人たちは，疾病の多くに虫が関与していることを知らない．目的のいかんにかかわらず，山へ出かけるときには次のような動物類に注意しよう．

人血を吸うものとして，ニホンヤマビルは宮城県金華山，神奈川県丹沢，奈良県三笠山，最近では千葉県外房南部などに多産し，出血がなかなか止まらない．日本各地の水田にはチスイビルがいる．行楽シーズンの山では，マダニ類に吸血される場合が多い．ヒルもマダニもいくら衣服を厳重にしてももぐり込む．マダニの場合は，帰宅して入浴したら身体全部をよく検査し，その日のうちに除去することを勧める．1日以内の咬着ならば指で比較的簡単に引き抜ける．外国に滞在中に刺され，食い付かれたまま帰国し，帰宅してからやっと気づく例が増えている．マダニが病原体をもっていなかったからよかったものの，外国ではウイルス性，リケッチア性の多くの恐るべき感染症があり，日本の臨床医師はこれらをほとんど知らない．海外旅行では行く先にどんな疾病があり，こわい虫がいるかを調べておこう．

海水浴やダイビングには海の有毒動物を知っておいたほうがよい．カツオノエボシやカギノテクラゲ，またサンゴ，イソギンチャクの仲間には触手に毒をもつものがある．ガンガゼとよばれるウニの棘が刺さると皮内で折れて，しびれや麻痺を起こす．ラッパウニも危険である．オニヒトデの背中の棘も有毒．ヒョウモンダコも姿はかわいらしいが咬みつき，フグ中毒と同じ毒を注入する．イモガイの仲間も危険で，有毒な多数の矢舌を発射し，手に刺さると重症になることがある．ひれに毒棘をもつエイやカサゴにも注意しよう．サメによる悲惨な被害は記憶に留めたい．

10. 医学上重要なその他の衛生動物類

10.1 クモ，サソリ，ムカデなど

10.1.1 クモ類 spiders

クモ類は節足動物門クモ綱クモ目に属し，頭胸部と胴部が柄でつながり，4対の脚をもつ．複眼を欠き，頭胸部の前縁近くに良く発達した4個の単眼をもつ．鋏角第2節が鋭い牙となり，先端に毒管が開いている．すべて肉食性で，生きている昆虫や小動物を捕らえ，口から消化液を出して獲物を溶かし，徐々に飲み込む(体外消化)．卵生で卵囊を作り，孵化した幼体は数回脱皮して成体となる(無変態)．クモ類の60％が造網定着性であるが，そのほかは巣を作らずに徘徊性である．

▪ **カバキコマチグモ** *Chiracanthium japonicum*

日本で唯一の土着の毒グモである．雌は12～15 mm，雄はそれより小さく，体色は茶褐色で，大きな牙は黒色．全国に分布し，6～9月に成体が出現し，糸を使ってススキやイネ科植物の葉をチマキのように巻き，初秋にそのなかに産卵する(図10.1左)．幼体は孵化して1回目の脱皮を終えると，そこにとどまり保護している母体に群がって体液を吸い，数時間で吸い尽くしてから分散し，幼体で越冬する．幼体を守っている時期が最も攻撃的で，野外の草刈りなどの際に被害を受ける．咬まれると激しい痛みと腫脹がある．そのほか，クモ類の糸による眼瞼炎，結膜炎が報告されている．

▪ **セアカゴケグモ** *Latrodectus hasseltii*

ヒメグモ科，ゴケグモ属の毒グモ類で，オーストラリア，ニュージーランド，ニューギニアと広く分布する．成体長は歩脚を除いて雄は約4 mm，雌は約10 mm，体色はほぼ黒色で，腹部背面の中央部に赤か橙色の縦斑紋が，腹部裏面には砂時計型の赤色斑紋がある(図10.1右)．毒の主成分は，分子量3万，タンパク性神経毒の α-Latrotoxin である．咬傷による症状としては，咬傷部位の発赤と疼痛，人により全身症状として発汗，悪心嘔吐，頻脈，下肢筋肉の硬直，腹部の激痛などがおこり，死に至る例もある．わが国には1995

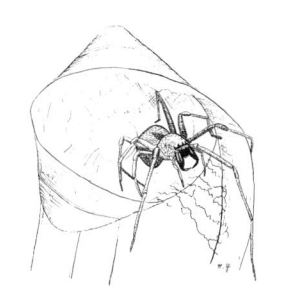

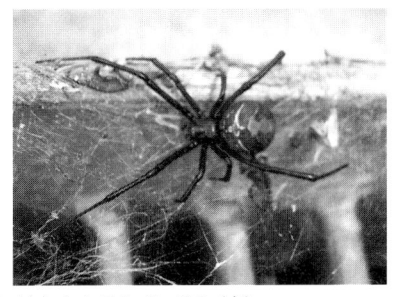

図10.1 カバキコマチグモ(左)とセアカゴケグモ(右)

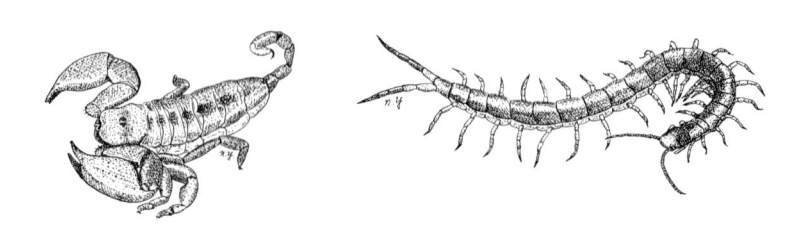

図 10.2 ヤエヤマサソリ（左），アオズムカデ（右）

年にオーストラリア由来と考えられる本種が，大阪府，和歌山県，三重県の港湾地域で始めて発見されて話題となった．さらに，2005 年には群馬県，愛知県で発見され，現在，その分布を広げつつある．わが国に侵入・定着した本種は，道路の側溝内，排水口のフタの裏，コンクリートブロック，墓石，フェンス支柱などの隙間などに良く発見される．また，1995 年以降，セアカゴケグモに比較すると，毒性が弱いとされている**ハイイロゴケグモ** Latrodectus geometricus が東京都，神奈川県，愛知県，大阪府，鹿児島県，福岡県，沖縄県で発見されている．

予防と治療　攻撃性の弱いクモであるので，クモの巣を発見したら手袋をはめて早期に取り除く．殺虫剤に対して感受性が高いので，駆除する時はピレスロイドが有効成分の家庭用エアゾール剤を散布する．

　治療法としては咬傷部位の毒を水で洗い流し，冷やして安静にする．疼痛などには鎮静剤や筋弛緩剤などによる対症療法を行う．重症例には抗毒血清の注射が必要となる．

10.1.2　サソリ類 scorpions

　サソリ類は節足動物門クモ綱サソリ目に属する．胴部は幅広い 7 節と幅の狭い 6 節からなり，末端の第 6 節は膨らんだ毒嚢と鉤状の毒針に変化し，頭胸部先端の触肢は大きな鋏角となっている．日本には弱毒の**ヤエヤマサソリ** Hormurus australasiae（図 10.2 左）が沖縄八重山群島に，**マダラサソリ** Isometrus europaeus が八重山群島と硫黄島に分布し，刺されると軽い痛みがある．メキシコ，インド，北アフリカ，地中海沿岸，中国など諸外国には全身の発汗，呼吸困難，徐脈，排尿障害，脾臓障害を招くものや，痙攣，呼吸筋麻痺のため死亡を招く強毒種の存在が知られている．毒成分には，モノアミン類，タンパク分解酵素，向神経毒として作用するポリペプチドが含まれている．

　サソリに似た体型をしているが，尾端から細長い鞭状の付属物をもつ，ムチサソリ目の**アマミサソリモドキ**と**タイワンサソリモドキ**は，鞭の基部に臭腺をもち，酢酸臭の液体を分泌する．この液が皮膚に付着すると痛みがあり，水疱を生じ，目に入ると結膜炎，角膜炎を起こす．前種は奄美大島，後者は沖縄に分布する．

10.1.3　ムカデ類 centipedes

　ムカデ類は節足動物門ムカデ(唇脚)綱に属し，肉食で昆虫などをえさとする．頭部に続く胴部の各節が 1 対ずつの脚をもつ．オオムカデ目は大形で，体長約 10 cm，成長したものは 15 cm に達する．胴は 21〜23 節で，第 1 胴節の歩脚は顎肢に変化して強い爪となり，

毒腺が先端近くに開口し，毒液を注入する．卵生で，多くは春に産卵し，卵を腹面に抱えて保護する．生息場所は草むら，林の落葉下，石垣のあいだなどの暗所を好む．日本では，オオムカデ目の**トビズムカデ** *Scolopendra subspinipes mutilans*，**アオズムカデ** *S. s. japonica*（図10.2右）による被害が多い．前種は頭部が赤褐色，胴部背面は黒ずみ，後者はやや小さく全体は青黒い．夜行性で人家内に侵入して咬み，痛みは激しい．ムカデ毒としては，溶血毒やヒスタミン，セロトニンなどのモノアミン類，タンパク分解酵素などが検出されている．

10.2 毒ヘビ類 venomous snakes

ヘビ類は，脊椎動物門は虫綱トカゲ目ヘビ亜目に属する．毒ヘビ以外に内部寄生虫の中間宿主として，疾病に間接的にかかわるものもある．世界で致死毒をもつ毒ヘビは約200種を数える．日本には4科18種の毒ヘビが知られている．毒ヘビ類は毒牙の構造と位置で3つに分けられる．

1) 上顎前端に大きな1対の管状の牙があり，攻撃しないときには後方に収納され，攻撃の際には牙が前方に出る．毒液は牙の管を通して牙先端から注入される（マムシ，ハブ）
2) 上顎前方に比較的小さくて動かない牙に溝があり，毒液はこの溝に沿って注入される（ヒヤン，ハイ，ヒロオウミヘビ，エラブウミヘビ，ウミヘビ科）
3) 上顎の奥に，溝をもった牙が数個あり，基部に毒腺をもつ

ヘビ毒とヘビ咬症の処置 毒ヘビの毒腺は唾液腺の耳下腺が変化したもので，毒腺のまわりには筋肉が発達し，頭部は三角形を呈するが，逆に三角形でないヘビが無毒とは限らない（ウミヘビ類）．ヘビ毒は中枢神経に作用する**神経毒**と，皮下組織から臓器にいたるまでの内出血をもたらす**出血毒**として作用する．また筋肉を溶かす作用もあり，局所が壊死を起こし，かなり広い範囲の組織欠損を招くことがある．神経毒は痛みはそれほど強くないが，運動麻痺，呼吸麻痺を起こして死亡する．出血毒では痛みが激しく，局所は大きく腫れ，血尿，吐血，血便などもみられる．咬まれる季節，時間はヘビの種類によって異なり，咬まれた部位には通常2つの毒牙のあとがみられる（図10.3）．

ヘビ咬症の処置はできるだけ早く，それぞれの種に対する抗毒素血清を注射する．応急処置としては咬傷より中枢側の軟部をタオルかひもで縛る．20分ごとに5分間くらい徐々に暖めて血行を促し，抗体毒素血清の注射まで待つ．傷口からの出血は出来るだけしぼって出すか，口で吸い出す．傷が小さいときは，カミソリかナイフで縦に2mmほどの

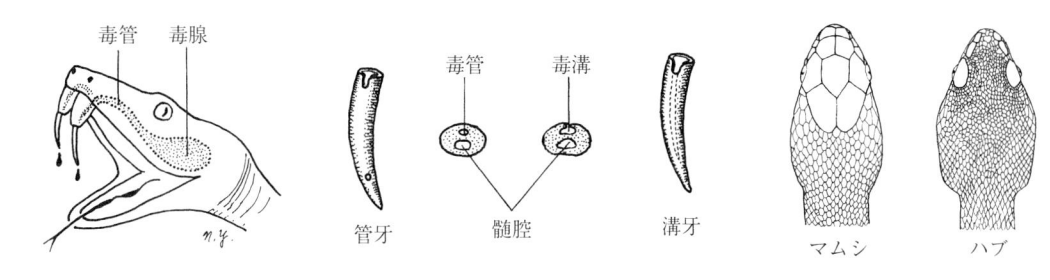

図 10.3 マムシ，ハブの頭部と牙

深さに切り，5％のタンニン酸溶液で洗浄する．タンニン酸溶液のないときは，紅茶，緑茶などを濃く煮出して傷口をよく洗う．アルコールによる洗浄も毒成分のタンパク質を不活性化する．

重要種

マムシ *Agkistrodon blomhoffii*

マムシ科 Crotalidae に属し，アジア北東部に広く分布する．日本では全国各地に生息し，体長は約 70 cm で太く短い．頭部は三角形で，前方は大きなうろこの板で覆われている（図 10.3）．体色は黒褐色または赤褐色など個体によって変化があり，背面に銭形の斑紋がある．腹部は灰色で小さい黒斑が散在する．毒牙は上顎の前端に 1 対ある．卵胎生で，野ネズミ，モグラ，カエルなどをえさとする．山地，野原，畑などに 3 月から 11 月ころまで出現し，咬症は 7 ～ 9 月に最も多く，午後に手を咬まれる例が多い．出血毒と神経毒両方の作用があり，激痛があって局所は腫脹する．全身症状としては悪寒，発熱を起こす．治療にはマムシ抗毒素の注射が有効であるが，一度咬まれると過敏症になり，2 度目の咬症でショックを起こすことがある．

ハブ *Trimeresurus flavoviridis*

マムシ科に属し，日本の毒ヘビ中最大で，体長は約 2 m あり，雌は雄より小さい．頭部直後の頸部は著しく細く，そのため頭の三角形は顕著である．頭部背面にマムシにみられるような大きなうろこをもたない（図 10.3）．上顎前端には内側に湾曲した約 15 mm の，1 対の毒牙をもつ．体の背面は灰黄色で，両側に不規則な亀甲状の斑紋があるが，地域によってかなりの変異がみられる．奄美大島，徳之島，沖縄本島とその付近の島々に分布する．卵生で，産卵期は 6 ～ 9 月，1 回に 3 ～ 10 数個の卵を産む．夜行性で，山林や耕地でネズミ，小鳥，爬虫類や両生類を捕食している．昼間は石垣，洞窟，墓地，ソテツ林，水田付近などに潜む．攻撃的で，しばしばネズミを追って夜間人家内に入ったヘビに，下肢や殿部などを咬まれる．局所は灼熱感を伴う激しい痛み，著しい腫脹がある．腫脹がなければ毒の注入がなかったと考えてよい．重症だと嘔吐をもよおし，数時間後に血圧降下，呼吸困難を起こし，数時間から十数時間で死亡する．マムシ毒と共通の出血毒で，局所の出血が激しく，壊死を起こし，治癒後変形する．治療にはハブ抗毒素の注射が有効である．

奄美大島と沖縄本島にはヒメハブ *T. okinavensis*，沖縄八重山群島にはサキシマハブ *T. elegans* のハブ属別種が分布するが，いずれも毒力と毒量が少なくて死に至らない．奄美大島特産のヒヤン *Calliophis japonicus* と，徳之島，沖縄本島特産のハイ *C. j. boettgeri* はともにコブラ科に属する有毒種であるが，前 2 種同様被害は少ない．

ヤマカガシ *Rhabdophis tigrinus*

ナミヘビ科に属し，春から秋にかけて本州，四国，九州の平地や山地に普通にみられる．長さは 60 ～ 140 cm，体色には変異があるが，緑色をおびた褐色のものが多い．頸部背面に毒腺があり，強く掴むとうろこのあいだから毒液が噴出し，目に入ると瞳孔が開き，視力障害，角膜炎などを起こす．また上顎の奥に左右 2 対の溝のない牙があり，その前方に毒液が分泌される．したがって浅く咬まれた場合はよいが，深く咬まれると傷から毒液が侵入する．全身の皮下出血を招き，毒量によっては口内出血，血尿，血便をだして重篤な

ウミヘビ類

ウミヘビ属 *Laticauda* の毒は神経毒で，ハブの 70 〜 80 倍の毒力があるが，口が小さく攻撃的でないので実際の死亡例はない．沖縄海域のヒロオウミヘビ *Laticauda laticauda* と，房総半島以南から南西諸島海域まで広く分布するエラブウミヘビ *L. semifasciata* は，腹面板が発達して陸上に上がることができ，同じウミヘビ科 Hydrophiidae でも，海中でのみ生活する他属のものと異なる．潮干時に水面上に出たサンゴ礁にみられることがあり，不用意に捕らえると危険である．**マダラウミヘビ** *Hydrophis cyanocincta*，**セグロウミヘビ** *Pelamis platura* は，ともにウミヘビ科に属し，南西諸島に分布するが，海流にのって北海道までの日本全土の沿岸にみられることがある．その毒は神経毒で強力であり，性質が狂暴なのできわめて危険である．これらのウミヘビ咬症には，該当するヘビの抗毒素による治療が有効である．

10.3　ネズミ類 rats and mice

ネズミ(齧歯)目ネズミ科に属するものをいい，モグラ(食虫)目に属するジネズミ，トガリネズミなどは含まない．日本では 2 亜科 11 属の約 24 種に分けられるが，さらに地方による亜種がある．衛生動物学では，便宜上クマネズミ，ドブネズミ，ハツカネズミを**家ネズミ類**とよび，山林や野原に穴を掘って生活するものを**野ネズミ類**とよぶ．農林業や家屋内の害獣として，また，人獣共通感染症の媒介者，病原体保有者として重要な役割を担う種が多い．

重要種の分布と生理・生態的特徴

1)　ネズミ亜科 Murinae

クマネズミ *Rattus rattus*

世界中に分布，家屋内では天井裏，戸棚，引出しなどにぼろ布，紙屑などで巣を作る．背面は灰褐色から黒色，腹面はスレート色を帯びた白色から灰色，耳介が薄くて大きく，折り曲げると眼を覆う．頭胴長は 150 〜 200 mm，尾は頭胴長より少し長い．高所に登るのが得意である．一般に大都市のビル内に多いが，近年わが国の都市部では，ビルから一般住宅での発生傾向が強くなりつつある．食性は植食性の傾向が強く，穀類，果実などを好む．

ドブネズミ *R. norvegicus*

世界中に分布，生理的に水分要求性が強いため，人家内では台所，物置，下水など，比較的水を取りやすく，湿度の高い場所を好む．コンクリートの割れ目や，コンクリート下の土中に穴を掘って巣を作る．背面は灰褐色，腹面は灰色か黄色がかった白色．耳介は厚くて小さく，折り曲げても眼に届かない．頭胴長は 180 〜 260 mm，尾は頭胴長より少し短い．高所へ登る能力はクマネズミより劣るが，水泳は得意である．食性は植物質と動物質を好む雑食性である．実験用ラットは本種の白変型．

◼ **ハツカネズミ** *Mus musculus*

　世界中に分布．小形で，欧米のビルに多いが，日本では農家，納屋，畑，積みわら，砂丘地などに生息し，人家内では押入れ，引出しなどに巣を作る．背面は茶色で，赤みを帯びない．腹面は白色で，毛の基部が淡いスレート色．頭胴長は 55 ～ 100 mm．植食性で穀類を好むが，貯穀害虫の昆虫も捕食する．実験用マウスは本種の白変型．

◼ **アカネズミ** *Apodemus speciosus*

　日本の本州，四国，九州とその付近の島に分布．低地から高山帯までの森林や，河川敷にも普通で，畑や水田の畦にもみられる．背面は褐色，側面はキツネ色，腹面は白い．頭胴長は 80 ～ 140 mm．尾は頭胴長にほぼ等しいか，わずかに短い．後足長は 22 ～ 26 mm．土中に穴を掘って巣を作り，軟らかい植物の根茎部，種子，漿果，昆虫などを食べる．北海道には本種に近似の**カラフトアカネズミ** *A. peninsulae giliacus* が分布する．

◼ **ヒメネズミ** *A. argenteus*

　北海道，本州，四国，九州とその属島の低地から高山帯までの，落葉層が厚い土地を好む．アカネズミに似るが小型で，背面は栗色，腹面は白色．頭胴長は 65 ～ 100 mm．尾は頭胴長より明らかに長く，後足長は 18 ～ 21 mm で短い．木登りが得意で樹上に巣を作るものもある．種子，果実類，節足動物類を食べる．アカネズミの幼獣との区別は慎重を要する．

2) ハタネズミ亜科 Microtinae

◼ **ハタネズミ** *Microtus montebelli*

　本州，佐渡，九州に分布．低地から高山帯までの畑，植林地，草原，河川敷などの草原的環境に生息．背面は茶色，またはわずかに黄みを帯びた灰黄赤色，腹面は灰白色．頭胴長は 95 ～ 136 mm．尾は短く，頭胴長の約 1/3，耳は体毛に隠される．緑色の草木やサツマイモ，ニンジン，ゴボウ，ダイコンなどの根茎を食べる．土中に穴を掘る．

◼ **スミスネズミ** *Eothenomys smithii*

　本州の新潟，福島県以南，九州，四国，隠岐島後に分布．背面は黄から赤みがかった褐色，腹面は淡黄色から橙色．頭胴長は 70 ～ 115 mm，尾はその約 1/2，尾率に変異があり，ヤチネズミとの識別は慎重を要する．低地から高山帯までの山林，植林地に接した農耕地に生息，植物の葉，種実を好んで食べる．

◼ **エゾヤチネズミ** *Clethrionomys rufocanus bedfordiae*

　北海道とその周辺諸島，南千島に分布．草本類の密生地，落葉層に富む草原的環境に生息し，植物繊維，果実，種子を食べる．背面は暗褐色，腹面は白色または象牙色，頭胴長は土地によって若干の変異があるが，おおよそ 107 ～ 126 mm，尾は頭胴長の 1/3 より少し長い．

　疾病との関係　ネズミ類はヒトと共通の病原体を多くもち，ウイルス性，リケッチア性，スペロヘータ性，細菌性，寄生虫性などの感染症の保有動物あるいは中間宿主としてきわめて重要である(表 10.1)．

　防除　家屋構造を家ネズミ類の住みにくい環境に改善するのが理想的であるが，生息が確認された時には，捕獲器(粘着トラップ，圧殺式トラップ，生け捕りカゴ)，毒餌などを

表 10.1　ネズミ類が関与する疾病

	疾　患　名	ネズミ類	病　原　体
ウイルス性疾患	ダニ媒介性脳炎 腎症候性出血熱 ラッサ熱（西アフリカ） ハンタウイルス肺症候群	野ネズミ類 野ネズミ類，ドブネズミ 野ネズミ類（マストミス） 野ネズミ類	フラビウイルス ハンタウイルス ラッサウイルス ハンタウイルス
リケッチア性疾患	発疹熱 リケッチア痘 つつが虫病	家ネズミ類 ハツカネズミ ハタネズミ アカネズミ	*Rickettsia typhi* *R. akari* *Orientia tsutsugamushi*
スピロヘータ性疾患	レプトスピラ症 ワイル病類似疾患 鼠咬症 ライム病	ドブネズミ ハタネズミ 家ネズミ類 野ネズミ類	*Leptospira icterohaemorrhagiae* 各種のレプトスピラ *Spirillum minus* ボレリア属の3種
細菌性疾患	ペスト サルモネラ症	野ネズミ類 家ネズミ類	*Yersinia pestis* *Salmonella typhimurium* *S. typhi*, *S. paratyphi* A，B，C
寄生虫性疾患	アメーバ赤痢，バベシア症， トキソプラズマ症， 旋毛虫症，広東住血線虫症， 肝吸虫症，住血吸虫症， 縮小条虫症，小形条虫症， 多包虫症	家ネズミ類，野ネズミ類など多種のネズミ類	原虫類，線虫類，吸虫類，条虫類の各項を参照

有効に利用する．バネ式の圧殺器は小形のものが野ネズミ類の採集に用いられるが，バネの圧力が強く危険なので，取扱いに十分注意が必要である．一般家屋では生け捕りかごがよい．えさにはサツマイモ，サツマアゲ，トウモロコシなどが適当である．毒餌用の薬剤としては，抗凝固性殺鼠剤（クマリン系出血毒剤），急性殺鼠剤（シリロシッド剤：心臓毒），ノルボルマイド剤がそれぞれ使い易い．ビルのネズミ対策は，専門の駆除業者（各地のペストコントロール協会）に任せるのが得策である．

11. 寄生虫症の直接的診断法と検査法

11.1 寄生虫症の診断の特徴

　寄生虫が感染しているかどうかを知るには，その寄生虫の虫体そのもの，あるいは幼虫，虫卵，原虫の栄養型，嚢子あるいはオーシスト(卵嚢子)などを証明すれば確実である．寄生虫によりその寄生部位が異なることから，疑いのある各寄生虫症に関し，日頃からどのような材料を使用し，どのような検査をするかを，よく熟知しておくことが大切であり，診断の早道になる．

　現在，日本の寄生虫症は回虫，鉤虫，鞭虫など従来からある古典的寄生虫症に加え，人獣共通寄生虫症，輸入寄生虫症，幼虫移行症など多様化しているのが特徴である．そのため検査を誤れば，結果として診断，治療も誤ることになり，最悪の場合には不幸の転帰をとることにもなる．したがって，診断，検査にあたっては十分な技術の習得に勉めるとともに，慎重にしなければならない．また，成虫や幼虫が臓器や組織内に寄生した場合，通常の検査では検出が不可能なことも多く，免疫学的方法，分子生物学的手法を取り入れた検査法，その他特殊な検査法を必要とすることもある．

　寄生虫症の検査で日常頻繁に使用されるものに顕微鏡があげられ，検査法に先立ち簡単にその取扱いについて述べる．

　マラリア原虫，トリパノソーマなど $10\,\mu\mathrm{m}$ 前後の非常に微小の虫体の塗抹染色標本を鏡検するときは油浸レンズを使用するが，このときにはコンデンサーを上げ，絞りも開き視野を明るくする．鏡検が終わったら，キシロールを軽く染みこませたガーゼで，レンズに傷をつけないよう油浸レンズに付いたオイルを軽く拭き取る．なお，油浸レンズ以外のオイルをレンズに誤ってつけてしまったときは，すぐガーゼで拭き取り，場合によっては専門店に修理を依頼する．

　また，原虫の生鮮標本や蠕虫卵は薄く，視野を明るくすると，透けて見えなくなるため逆にコンデンサーを下げて，絞りを適当に絞り，焦点深度や視野の明るさを加減して，虫体，虫卵にコントラストをつけたほうが観察しやすい．

　虫卵は通常弱拡大(100倍)で探し，細部を観察するときは強拡大(400倍)にする．

11.2 糞便内蠕虫卵検査法

　日常遭遇する蠕虫の多くは，消化器系に寄生し，そこで産卵し，腸管内に虫卵を排出するので，糞便内より検出されるこれらの虫卵を同定することにより成虫の寄生を知ることができる．胆管に寄生する肝吸虫や肝蛭も虫卵は胆汁とともに腸管内に排出され，肺吸虫も小児や動物では糞便内に，成人でもしばしば糞便内に虫卵がみられる．また血管内寄生

の日本住血吸虫やマンソン住血吸虫も，虫卵は糞便中に出てくる．

このような理由で，糞便内の寄生虫卵の検査(検便)は，蠕虫症の診断のために行われる検査のなかでは，最も基本的な手段である．

11.2.1 糞便検査の基本事項

1) **寄生虫卵の種類**：人体寄生蠕虫類として知られている寄生虫は現在，約70種であるが，そのうち日常遭遇する寄生虫はさほど多くはなく，線虫類では回虫，鉤虫，鞭虫，蟯虫，東洋毛様線虫，吸虫類では肺吸虫，肝吸虫，横川吸虫，条虫類では日本海裂頭条虫，小形条虫などが主なものとしてあげられる．

   有鉤条虫，無鉤条虫，縮小条虫など円葉目条虫類の虫卵は，片節に産卵口がないために，糞便内から虫卵の検出されることは期待できないが，片節が腸管内でつぶれた場合には出てくることもある．

2) **糞便の取扱い方**：採取する糞便量は，少なくとも5gは必要である．採取容器は清潔で密閉でき，臭いを外に出さず，ダニやハエの侵入を防ぎ，水分が蒸発しないような容器がよく，ふた付容器や栓付小試験管などが適している．ビニール袋は臭いが外に漏れるので不向きである．採取した糞便は新鮮な状態で検査するのが望ましい．しかし，すぐ検査できないときには糞便の腐敗と虫卵の変性を防ぐため，冷暗所(3〜5℃)に保存する．鉤虫卵や東洋毛様線虫卵の培養検査が目的の場合には，5℃以下で保存すると虫卵が死滅するので10℃程度で保存する．

   糞便は細菌やウイルスなどの微生物が多数含まれており，感染症の病原体が混入している可能性もありえるので，検査中は取扱いに十分注意し，終了時には手指の消毒とともに，検査の終わった糞便やスライドグラスなどの器具機材は煮沸消毒を行ってから処理をする．

3) **虫卵の保存法**：虫卵を含んだ糞便などを長期間保存したり，あるいは専門家に郵送し，同定を依頼する場合，腐敗を防ぐため通常10％ホルマリン液かMIF固定保存液に浸漬して固定する．

   MIF 固定保存液
A 液	マーゾニンチンキ	200 ml	B 液(ヨード液)
	ホルマリン	25 ml	ヨウ化カリ10gを蒸留水100mlに溶解してから5g
	グリセリン	5 ml	のヨードを入れてよく溶かす
	蒸留水	250 ml	

   マーゾニンチンキの作製法：マーゾニン1g，アルコール500 ml，アセトン100 ml，エオジン2gを混和後，蒸留水を加えて1,000 mlとする．
   糞便を保存するときはA液15：B液1の割合で，糞便に対し5倍量を加えて混和し保存する．

   塗抹標本をしばらく保存したいときは，カバーグラスの周囲をワセリンやマニキュア用エナメルで封じておけば，2〜3日は乾燥しない．

   検査室で同定が困難な虫卵は，専門家に送付して同定を依頼することになる．それには同定を依頼する標本はできるだけ自分で同定者のところへ持参するのが望ましい．やむをえず送付の場合は電話などで状況を説明し，承諾を得ておくとよい．送付する標本はできるかぎり完全なものを多量に，送付途中で容器が破損しないようなものに

入れる．容器のなかには鉛筆でデータ(採取年月日，性別，年齢，採取時の便の状態，その他必要事項を記入)を入れる．依頼にあたっては先方に不快な思いを与えないよう配慮するのがエチケットである．同定依頼した標本は原則として返却を求めない．

4) **虫卵検査で陰性の場合**：寄生していても，次のようなときには糞便中に虫卵が検出できない場合がある．

a) 雄だけの単性寄生，b) 迷入寄生または異所寄生(例：回虫，肺吸虫)，c) 腸管内で産卵しない寄生虫の寄生(例：蟯虫)，d) 産卵口のない寄生虫(例：有鉤条虫，無鉤条虫)，e) 幼虫寄生(例：アニサキスなど)，f) 寄生数が少ない場合の寄生(例：肝吸虫，横川吸虫などの少数寄生)，g) 産卵能力に乏しい場合(幼弱，老齢，薬剤投与直後，片節離脱直後など)

5) **各種寄生虫の産卵数**：雌1匹が1日に産卵する数をEPDPF(eggs per day per female)，また糞便1g当たりに含まれる虫卵数をEPG(eggs per gram)という(表11.1)．糞便内に排出された虫卵は便の性状により1g当たりの虫卵数は著しく異なる．下痢便は当然ながら水分が多いため，糞便中の虫卵は少なくとも4～5倍に希釈されているためEPG数は少なくなる．そのため虫卵数の算定にあたっては正常便での虫卵数を1としたときに，軟便では検出虫卵数に1.5～2.0，下痢便では4～5の係数を乗じて補正する必要がある．

表 11.1　各種寄生虫の1日の産卵数 (EPDPF)

寄 生 虫	EPDPF	報 告 者
肝吸虫	4,200～7,000	斉藤・堀 (1964)
日本住血吸虫	3,500	Moore & Sandground (1956)
ウエステルマン肺吸虫	10,000～20,000	勝呂 (1959)
横川吸虫	280	大島 (1964)
回虫（受精卵）	150,000	Galdwell *et al.* (1930)
（不受精卵）	11,000～60,000	横川・大島 (1956)
ズビニ鉤虫	7,000～28,000	矢島 (1960)
アメリカ鉤虫	2,500～23,000	矢島 (1960)
鞭虫	5,000～7,000	Faust (1927)
東洋毛様線虫	50～260	三条 (1960)
広節裂頭条虫	1,000,000	Faust (1927)

6) **虫卵と糞便の比重**：糞便は食物のかす，腸内細菌，剥離細胞，消化液などからなり，内容や比率がさまざまのため，比重を測定することは難しいが，だいたい1.045～1.067とされている．しかし，実際には比重1.250まではあまり浮上しないため，比重1.055の鉤虫卵など1.200以下の比重の虫卵の検出には浮遊法が用いられる．一方，1.200あるいはそれ以上の比重の虫卵の検出には浮遊法は不適であり，沈殿法が適用される．虫卵の平均比重は回虫受精卵が1.110～1.170，鉤虫卵が1.055で糞便より軽いが，条虫卵や吸虫卵は一般に糞便より重い(表11.2)．

表 11.2 虫卵，原虫シスト（嚢子）の比重

種類	比重
鉤虫卵	1.055
回虫受精卵	1.110 〜 1.170
鞭虫卵	1.150 *
赤痢アメーバシスト	1.065
大腸アメーバシスト	1.070
ランブル鞭毛虫シスト	1.060

＊Sawitz(1942)による

表 11.3 各種検査法による検出率（％）

寄生虫	セロファン厚層塗抹法	硫苦食塩水浮遊法	MGL法	沪紙培養法	直接塗抹法
回虫	50.0	50.0 〜 73.0	25.0 〜 73.1	0	75.4
鉤虫	63.0	46.0 〜 69.0	13.8 〜 21.0	55.4 〜 70.0	13.1
鞭虫	73.9	57.0 〜 67.1	43.7 〜 59.2	0	27.7
蟯虫	22.2	88.9	0	0	0
糞線虫	0	0	1.9 〜 3.1	100	4.6
肝吸虫	81.1	4.9	78.0	0	0

7) **検査法の違いによる検出率**：虫卵の検出法には直接塗抹法，集卵法(浮遊法，沈殿法)，培養法の3つに分けられる．これらの検査法にはそれぞれ一長一短があり，それぞれの虫卵の特徴により検査法を選択する必要がある(表11.3)．

8) **その他**：糞便中には，寄生虫卵のほか原虫の栄養型，嚢子，糞線虫の幼虫や条虫類の片節，蟯虫の成虫がみられる．さらにコナダニ，ホコリダニの類や春先などは植物の花粉，胞子などが混入し，診断上の問題となることがある．

11.2.2 糞便内虫卵の検査法

A. 塗抹法

最も基本的な寄生虫検査法で，その手技も簡単なことから広く一般に行われている．直接薄層塗抹法とセロファン紙によるセロファン厚層塗抹法がある．

【直接薄層塗抹法】

図11.1のようにスライドグラス上に糞便の希釈用として水または5％グリセリン液を1〜2滴落とし，楊子やマッチの軸を使用してマッチ頭大(3〜5mg)の糞便をとり，混和して，その上に18×18mmのカバーグラスをかけて鏡検する．

塗抹の濃度は新聞紙上にスライドグラスをおき，活字が読める程度がよい．同一検体について採取部位を変え，少なくとも3枚の標本を作製する．産卵数の多い回虫や日本海裂頭条虫卵はだいたい見逃すことなく，この検査法で検出される．

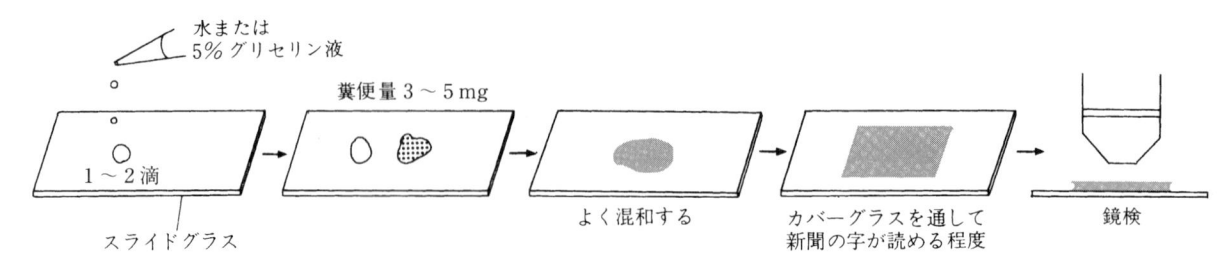

図 11.1 直接薄層塗抹法

【セロファン厚層塗抹法】(図 11.2)

　本法は直接塗抹法の変法で集団検診用に考案された．世界各国で実施されている．1回の検査で糞便60～80 mgを用いるので，薄層塗抹法の3～5 mgと比較して，多量の糞便を一度に検査できるため，検出率が高いのが最大の利点である．しかし，糞便をそのまま鏡検するために視野が暗く，みにくくなり，熟練しないと見逃す率も高くなり，虫卵が変形し，同定が困難となる欠点がある．回虫卵，鉤虫卵など線虫卵の検出に適する．

　検査の方法は，やや厚めのセロファン紙（規格600番，厚さ40 μm）を24×28 mmの大きさに切り，蒸留水500 ml，グリセリン500 ml，3％マラカイトグリーン5 mlを混合し，全量が3％になるようにフェノールを加えた混合液に，一昼夜以上漬けておく．

　次いで，スライドグラス上に数か所から採取した糞便60～80 mgをおき，上記のセロファン紙を湿ったまま糞便上にかけて，直径17 mm程度のゴム栓で上から加圧伸展し，20～30分放置後，セロファン紙の表面が乾燥したら鏡検する(図11.2)．

B. 集卵法

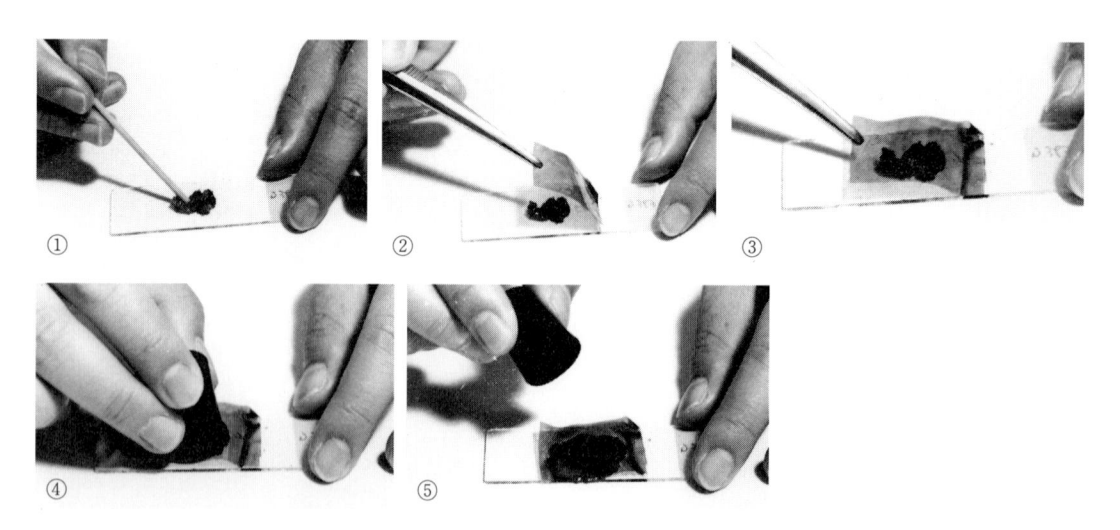

図 11.2 セロファン厚層塗抹法
①糞便60～80 mg（小豆大）をスライドグラス上にとる．②③蒸留水，グリセリン，マラカイトグリーンの液に漬けておいたやや厚めのセロファン紙を糞便上にかぶせる．④ゴム栓などで上から強く押して，糞便をスライドグラス上に伸展させる．⑤20～30分間放置後，セロファン紙が乾燥し，内部がアメ色となって透けてみえるようになってから鏡検する．

産卵数の多い日本海裂頭条虫や回虫などは薄層塗抹法で容易に検出できるが，雌1匹あたりの産卵数が少ない肝吸虫，横川吸虫，東洋毛様線虫などの少数寄生例では，直接薄層塗抹法では検出率が低いため，集卵法により糞便中の虫卵を集めて調べる必要がある．とくに病院の検査室で個人を対象とした検査を行う場合には，精度の高い集卵法を必ず実施しなければならない．集卵法は糞便と虫卵の比重の差を利用し，糞質より軽い虫卵を集卵する浮遊法と，比重の差のない虫卵や重い虫卵を集卵する沈殿法があり，目的とする寄生虫種によりそのいずれかを用いて検査を実施する．浮遊法や沈殿法には次のようないくつかの方法が考案されている．

a. 浮遊法

比重が最も低い虫卵は鉤虫卵（1.055）や東洋毛様線虫卵，次いで蟯虫卵，回虫卵，鞭虫卵で，高い虫卵には回虫不受精卵，吸虫卵などがある．この方法は吸虫卵など比重の高い虫卵の検出には不向きであり，鉤虫卵や東洋毛様線虫卵の検査に最も適する．

浮遊液として用いられているのは，食塩，硫酸マグネシウム，硫酸亜鉛，重クロム酸ナトリウム，硝酸ナトリウム，ショ糖（砂糖）などの水溶液である．浮遊液を作製するにあたり，浮遊液の比重を高くすることはそれほど困難なことではないが，高くすると虫卵以外の浮遊物も増加して鏡検が困難になることに加え，塩の結晶が析出し，虫卵を破壊することなどが生じることに注意しなければならない．

浮遊法の結果を左右する要因として，

1) 静置時間が短ければ虫卵は浮遊せず，長時間では，いったん浮上した虫卵が再び沈下してしまう
2) 糞便が均一に溶けていないと検出率は低くなる
3) 浮上した虫卵を付着させるカバーグラスの脱脂が不充分だと，水をはじいて虫卵も付着しない

といったことがあるので，これらを考慮して検査を実施しなければならない．

【飽和食塩水浮遊法（比重1.200）】（図11.3）

鉤虫卵，東洋毛様線虫卵の検出によく用いられる．本法の長所は，安価であり，食塩が入手しやすいことがあげられる．短所としては原虫の囊子や線虫の幼虫が破損し，検出できないことや，すぐに乾き，結晶が析出しやすいことがある．しかし方法が簡単なため多くの検査室で実施されている．

検査の方法は，0.3～0.5gの糞便をとり，試験管に入れ，試験管の1/3量ぐらいの飽和食塩水［水道水100 mlに食塩（粗製の食塩がよい）50g以上を加えて加熱沸騰する．冷却後容器の底に食塩の結晶の析出を確認後，その上清液を用いる］を加え，ガラス棒やわりばしで十分に混和し，さらに管口が表面張力で凸面となるまで飽和食塩水を加えて，30分間ほど放置する．次いで十分に脱脂した24×18 mmのカバーグラスを盛り上がった液面に水平にあて，付着面を下にしてスライドグラスにのせて，鏡検する．

【硫苦食塩水浮遊法（比重1.270）】

本法は飽和食塩液のように短時間で結晶が析出しないことが利点である．

糞便0.5gを試験管にとり，約10 mlの水を加えて，よく攪拌する．次いで1枚のガー

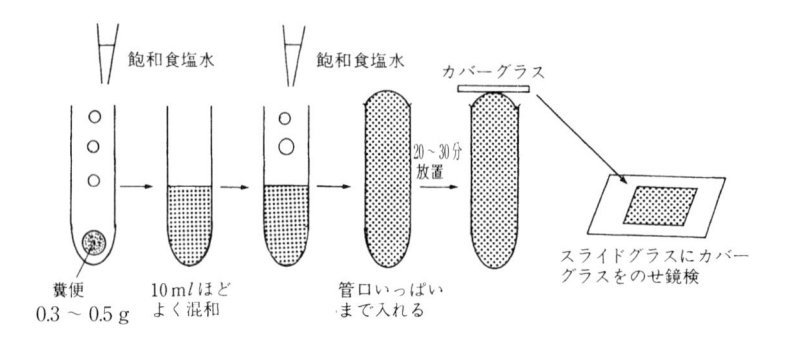

図 11.3 飽和食塩水浮遊法

ゼで沪過後，2,000 rpm，2分間遠心し，上清を捨てる．沈渣に硫苦食塩水［温水 1.5 l に食塩 500 g，硫酸マグネシウム 500 g を溶かす］を容器の 1/3 ほど入れ，よく攪拌する．さらに管口に盛り上がるまで硫苦食塩水を加え，30～60 分間静置後，盛り上がった部分にカバーグラスをあて，スライドグラスにのせて鏡検する．

【飽和硝酸ナトリウム水浮遊法(比重 1.390)】

　本法は比重が高いので多くの種類の虫卵が浮遊するが，気泡が出やすく，視野に夾雑物が多くて見にくい．消化管寄生の線虫卵やオーシストの検出に用いられる．

　飽和硝酸ナトリウム水は，水 1,000 ml に硝酸ナトリウム 850 g を加えてよく混和し，作製する．検査法は硫苦食塩水法に準ずる．

【ショ糖水浮遊法】

　広く虫卵やオーシストの検出に用いられている．また土壌中のイヌ・ネコ回虫卵の検出にも応用されている．ショ糖水は，水 100 ml のなかにショ糖 128 g を加えて混和し，作製する．検査法は上記と同様である．

b. 沈殿法

　浮遊法では比重が高くて検出できない吸虫卵や条虫卵を含め，ほぼすべての蠕虫卵および方法により原虫の囊子が対象となる．多種類の虫卵を検出するには遠心沈殿法が適している．遠心操作にあたっては，卵殻が破壊される虫卵もあるので，回転数が 2,500 rpm 以上にならないように注意する．また，糞便と虫卵を分離するためジエチルエーテルや界面活性剤が用いられる．

【MGL 法(ホルマリン・エーテル法)】（図 11.4）

　本法は各種の虫卵，幼虫，原虫囊子が検出可能であり，ホリマリン液を使用しているので検体を長期にわたり保存できる．

1) 0.5～1.0 g の糞便を小試験管または小ビーカーにとり，2～3 ml の水を加え，わりばしかガラス棒でよく混和し，さらに水を加えて 10 ml とする．
2) ガーゼ(1枚)で沪過し，沪液を遠沈管に入れ 2,000 rpm，2 分間遠心沈殿する．
3) 上清を捨て 10 % のホルマリン液 7 ml を加えよく攪拌し，20～30 分間放置して固定する．
4) 放置後ジエチルエーテルを約 3 ml 加え，ゴム栓を指でしっかり押さえながら 20～30

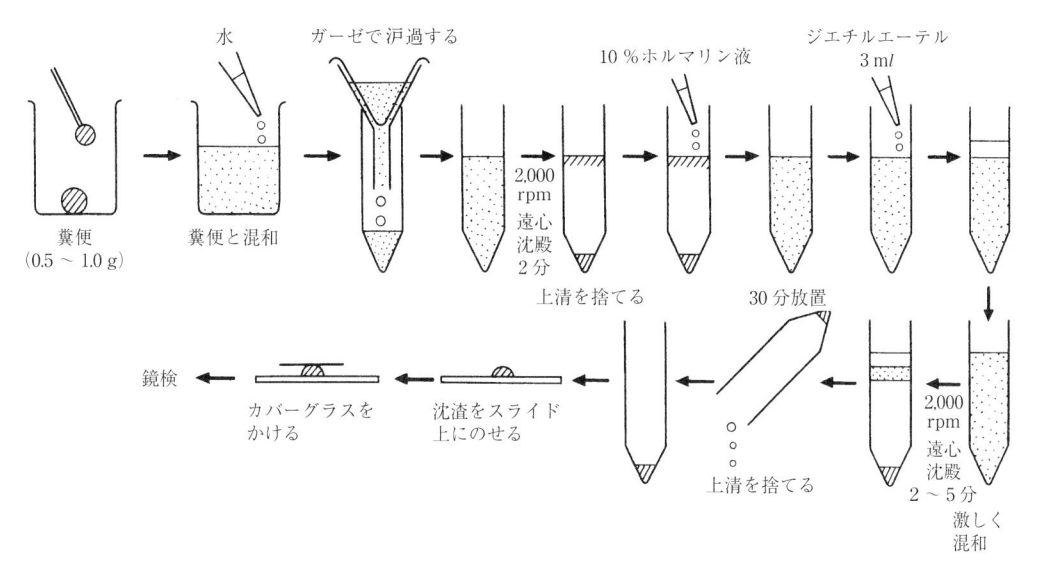

図 11.4 MGL 法

　秒間激しく振る．
5) 2,000 rpm，2～5 分間遠心沈殿する．上部のエーテル層，糞便層，ホルマリン層を捨て，沈渣を鏡検する．

【AMS Ⅲ法（硫酸ナトリウム・塩酸・トライトン・エーテル法）】
　住血吸虫卵の検出率を高めるために，アメリカ陸軍の医学部隊が開発した方法である．住血吸虫卵のほか肺吸虫卵など吸虫卵の検出によいが，原虫嚢子は破壊され，検出されない．
　方法は，1），2）までは上記 MGL 法と同じ要領で操作をする．
3) 沈渣に AMS Ⅲ 液 7 m*l*，Triton N. E．または Tween 80 を 1 滴，ジエチルエーテル 3 m*l* を加え，20～30 秒間激しく振る．
4) 2,500 rpm，1～2 分間遠心沈殿する．
5) ガラス棒で上部のエーテル層，糞便層，AMS Ⅲ 液層を捨て，沈渣をスライドグラス上にとり鏡検する．

AMS Ⅲ 液

A 液	38％塩酸	45 m*l*		B 液	硫酸ナトリウム	9.6 g
	蒸留水	55 m*l*（比重：1.089）			蒸留水	100 m*l*（比重：1.080）

A 液と B 液を等量混合する

【その他の沈殿法】
　MIFC 法，希塩酸エーテル法（宮川法），アンチホルミン・エーテル法（矢尾板法），Tween 80・クエン酸緩衝液法などがある．

c．培 養 法
　鉤虫，東洋毛様線虫，糞線虫などの場合は，感染幼虫（F 型幼虫）にまで発育させて検査することにより，通常の糞便検査よりも検出率が高くなる．とくに虫卵で鑑別不能なズビ

表 11.4 各種線虫の感染（被鞘）幼虫の鑑別

鑑別点	アメリカ鉤虫	ズビニ鉤虫	東洋毛様線虫	糞線虫
体長（μm）	650	750	780	600
体幅（μm）	26	26	22	15
外形	長紡錐形で体中央部やや太い	一様に細長く円柱形	細長い円柱形	最も細く短い
頭部	幅狭く丸味がある	幅広く平坦	丸味があり被鞘と密着	幅狭く平坦
口腔棘	厚く明瞭	細く不明瞭	不明瞭	不明瞭
鞘の横紋理	間隔広く顕著	不明瞭	間隔狭く不明瞭	間隔狭く不明瞭
食道の長さ	体長の 1/4	体長の 1/4 以下	体長の 1/4	体長の 1/3 以上
食道・腸接続部	腸の幅は食道より広く直結している	腸の幅は食道より狭くあいだに2個の細胞がある	腸・食道同幅接続部不明瞭	腸・食道同幅接続部明瞭
腸管腔	直線走行で幅広い	直線走行で幅狭い	稲妻状に屈曲走行	直線走行で幅狭い
生殖原器の位置	腸管中央よりやや前方	腸管中央よりやや後方	腸管のほぼ中央	腸管中央よりやや前方
尾部	肛門部より急に細くなり尾端は尖る	徐々に細くなり尾端は鈍円	徐々に細くなり尾端は鈍円	徐々に細くなり尾端は逆V字形の切れ込みがある

ニ・アメリカ鉤虫の種が感染幼虫を検査することにより鑑別できる．線虫類では鉤虫，東洋毛様線虫，糞線虫で培養法が採用され，外界で孵化した感染幼虫やミラシジウムを検出することにより検査が行われている．表 11.4，図 11.5 にアメリカ鉤虫，ズビニ鉤虫，東洋毛様線虫および糞線虫の感染幼虫の鑑別点を示す．

培養法で絶対に必要な条件は，培養時に虫卵や幼虫が生きていることである．とくに鉤虫卵は寒さに対して弱いので，冬期に外部の気温にさらしたり，4℃以下の冷蔵庫に保存した糞便材料では，虫卵が死滅して検出できないことがある．

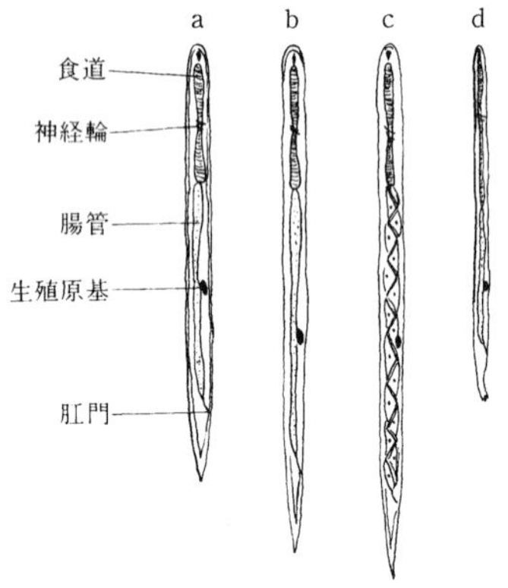

図 11.5 各線虫類の感染幼虫
a：アメリカ鉤虫，b：ズビニ鉤虫，
c：東洋毛様線虫，d：糞線虫

【沪紙培養法】（図 11.6）

鉤虫，東洋毛様線虫，糞線虫の検査に用いられる方法で，その操作が簡単であることから，浮遊法と併せて実施するとよい結果が得られる．

1) 沪紙を幅 2 cm，長さ 15 cm に切る．沪紙が薄いときは幅 3 cm にして縦に2つ折りにする．
2) 糞便 0.5～1.0 g を沪紙の下 4 cm，上 3 cm を除いた部分に均一に塗布する．

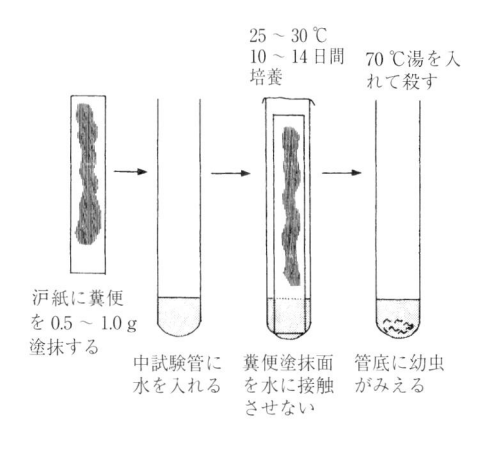

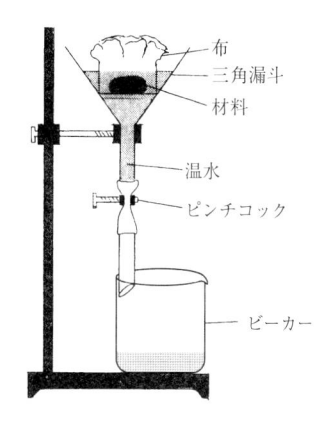

図 11.6　沪紙培養法　　　　　　　図 11.7　ベールマン法

3) 中試験管に 4 ～ 5 ml の水を入れ，糞便を塗った沪紙を入れ，沪紙の下端を水中に浸す．このとき糞便塗抹部分が直接水に浸からないように注意する(浸かると後日水が腐って幼虫も死んでしまう)．
4) 試験管口に綿栓をし，25 ～ 30 ℃，10 ～ 14 日間培養する．
5) 沪紙を抜き捨て，試験管の底をルーペやアンキロスコープで観察し，運動している幼虫の有無を調べる．
6) 試験管に湯(70 ℃ぐらいになるよう)を注ぐかまたはヨード液を加えて，幼虫の運動を停止させてから鏡検する．

【普通寒天培養法】
　糞線虫症の検査法として考案されたもので，従来の沪紙培養法と比較して，数段検出率が高い．シャーレ内に普通寒天(3 ～ 5 %)を入れ，寒天の中央部に糞便を約 2g おき，28 ℃で 2 日間放置する．幼虫がいると，寒天上を虫の這った蛇行状の軌跡がみえる．

【ベールマン法(土壌中からの線虫類幼虫検出法)】(図 11.7)
　方法は土壌からの幼虫検出法であるが，幼虫を含んだ臓器や糞便からの幼虫の分離にも応用されている．
1) 大型のロートの先に，ゴム管をつけ，途中をピンチコックで止める．
2) ふるいの内側に，木綿布をしいて漏斗にのせ，50 ℃の温水を布が浸るまで注ぐ．
3) 材料を布の上に広げ，30 ～ 60 分間放置する．
4) ピンチコックを開け，漏斗内の液をビーカー内に一部とり，実体顕微鏡下で調べる．

11.2.3　蠕虫卵の鑑別

　前記の方法で検査を行い，顕微鏡下に虫卵と思われるものがみられた場合，どの寄生虫卵であるかを鑑別することが診断上重要となる．
　まず，最初に寄生虫卵も生物であり，生物であるからには，生きものらしい一定の構造をもっていることを念頭に入れ，虫卵か，ほかの食物残渣などの夾雑物かの区別をする．次いで，形態的な特徴，内容，色，大きさに着目し，虫卵の同定を行う．代表的な人体寄

生蠕虫卵の特徴を次に述べる．

A. 虫卵の形態的特徴(表11.5)

表11.5 虫卵の形態的特徴

卵蓋の有無	吸虫類や裂頭条虫類（日本海裂頭条虫，大複殖門条虫，マンソン裂頭条虫）の虫卵には一端に卵蓋があり，卵細胞より発育した幼虫はこの卵蓋をあけて，卵外に遊出する．吸虫類のうち例外として住血吸虫卵には卵蓋がない 鞭虫，顎口虫，ネズミ肝毛頭虫卵，フィリピン毛頭虫卵など線虫卵のなかには卵蓋とは違う栓様構造をもつものがある
卵の形	球　　形：縮小条虫卵　　　短楕円形：回虫受精卵　　　長楕円形：東洋毛様線虫卵 　　　　　瓜実条虫卵　　　　　　　　鈎虫卵　　　　　　カキの種子形：蟯虫卵 卵円形：横川吸虫卵　　　　　　　　日本住血吸虫卵　　　レモン形：鞭虫卵 　　　　肝蛭卵　　　　　　　　　　日本海裂頭条虫卵　　とっくり形：肝吸虫卵 　　　　棘口吸虫卵　　　　　　　　大複殖門条虫卵 　　　　　　　　　　　　　　　　小形条虫卵
卵殻の厚さ	一般に線虫卵や条虫卵は薄く，吸虫卵は厚い．線虫卵のうち例外として回虫卵，鞭虫卵や蟯虫卵は厚い
卵表面	タンパク膜：回虫卵 突　　　起：肝吸虫卵，住血吸虫卵，日本海裂頭条虫卵 網目状の模様：肝吸虫卵
大きさ	大きさは重要な特徴であり，常用している顕微鏡で代表的な回虫卵の大きさを覚えておき，ほかの寄生虫卵の大きさを推定するとよい．大きさにより，主な人体寄生虫卵を分けた 　　超大形　長径約 130～150 μm　　肝蛭卵，肥大吸虫卵，棘口吸虫卵 　　大形　　　〃　　80～100　　　肺吸虫卵，住血吸虫卵，東洋毛様線虫卵，回虫不受精卵 　　中形　　　〃　　60～80　　　　回虫受精卵，鈎虫卵，日本海裂頭条虫卵，縮小条虫卵 　　やや小形　〃　　40～60　　　　蟯虫卵，鞭虫卵，小形条虫卵 　　小形　　　〃　　30～40　　　　有鈎条虫卵，無鈎条虫卵，単包条虫卵，多包条虫卵，テニア属虫卵 　　超小形　　〃　　30 μm 以下　　肝吸虫卵，横川吸虫卵，有害異形吸虫卵

B. 卵内容(表11.6)

卵の内容も種により異なり，同定に重要である．線虫卵では採便後の温度によって卵細胞の分裂が進んだり，孵化して幼虫となったりして同定が困難となることがある．

表11.6 虫卵内容による分類

1個の卵細胞	回虫受精卵，鞭虫卵
数個から多数の卵細胞	鈎虫卵，東洋毛様線虫卵
1個の卵細胞と多数の卵黄細胞	肺吸虫卵，肝蛭卵，棘口吸虫卵，日本海裂頭条虫卵
線虫幼虫	蟯虫卵，鈎虫卵，東洋毛様線虫卵
ミラシジウム	日本住血吸虫卵，肝吸虫卵，横川吸虫卵
六鈎幼虫	有鈎条虫卵，無鈎条虫卵，小形条虫卵，縮小条虫卵，単包条虫卵，多包条虫卵
油滴状	回虫不受精卵，各種の不受精卵

C. 主要人体寄生虫卵(図11.8)

```
                         新鮮糞便内の虫卵
              ┌───────────────┴───────────────┐
             無色                          あきらかに着色
     ┌────────┴────────┐              ┌────────┴────────┐
  内容は卵細胞      内容は幼虫      卵殻はなめらか    周囲にタンパク膜が
  ┌────┴────┐    ┌────┴────┐    ┌────┴────┐      あり内容は単細胞
4〜6細胞 16細胞以上  幼虫  六鉤幼虫  両端に栓をもち  栓はない
                                   内容は単細胞
```

アメリカ鉤虫卵 / ズビニ鉤虫卵　東洋毛様線虫卵　蟯虫卵　小形条虫卵　鞭虫卵　回虫受精卵 / イヌ回虫卵 / ネコ回虫卵

```
              ┌────────────────┴────────────────┐
          卵蓋がある                         卵蓋はない
     ┌────────┴────────┐              ┌────────┴────────┐
  内容は卵細胞      卵内は              卵内は              卵内は
                 ミラシジウム            六鉤幼虫          ミラシジウム
```

日本住血吸虫卵

```
      ┌─────┼─────┐        ┌──────┴──────┐      ┌──────┴──────┐
     卵殻は                卵蓋付着部は  卵蓋付着部は  幼虫被殻に    幼虫被殻に
  褐色 淡黄色 黄金色        突出する     突出しない    放射状構造物  放射状構造物
                                                    はない        がある
```

肝蛭卵　日本海裂頭条虫卵　肺吸虫卵　肝吸虫卵　横川吸虫卵　縮小条虫卵　無鉤条虫卵, 有鉤条虫卵 / 単包条虫卵, 多包条虫卵

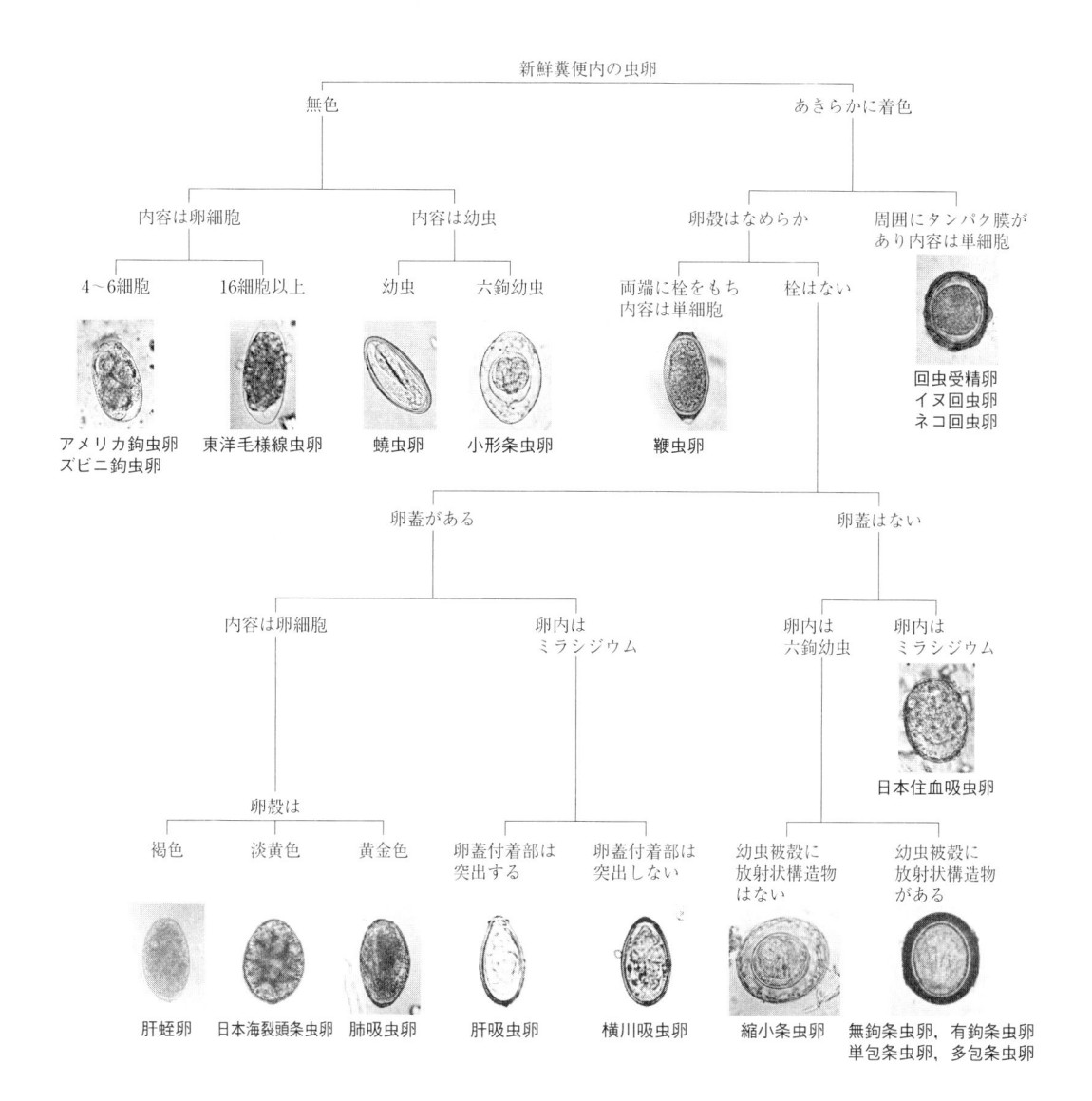

図 11.8 人体寄生蠕虫卵検索チャート

線虫卵

回虫受精卵(50〜70 × 40〜50 μm)：短楕円形，子宮内の虫卵は無色であるが，糞便内の虫卵はタンパク膜が胆汁によって黄ないし黄褐色に着色されている．卵殻は厚く，その表面は粘着性のタンパク膜に覆われている．内容は多数の卵黄顆粒を含む1個の卵細胞からなり，卵細胞と卵殻に三日月形のすき間がある．雌1匹が1日に20〜30万個を産むので，直接塗抹法による検査で十分に検出できる．

回虫不受精卵(86〜95 × 40〜60 μm)：長楕円形または不正形で，卵殻もタンパク膜も受精卵のそれと比較して薄い．糞便内の虫卵はやはり胆汁により染まり，黄褐色に着色している．内部は大小不同の油滴状の顆粒がいっぱいにつまっている．比重も受精卵より高く，受精卵が1.09〜1.17に対して不受精卵は1.16〜1.25である．タンパク膜がとれたものは鉤虫卵とまちがいやすい．

蟯虫卵(45〜55 × 25〜30 μm)：無色半透明で，前端はやや尖がり，1側は直線状，他側は強く湾曲し，カキの種子状を呈する．卵殻は比較的厚く，ガラス様で粘着性に富みセロファンテープ法で検査した場合は気泡とまぎらわしい．内容は産卵直後はオタマジャクシ期であるが，数時間後には幼虫に発育し，2つに折れた形で運動している．検査法はセロファンテープによる肛門周囲検査法による．数日間連続して検査すると検出率が高まる．

鉤虫卵(56〜72 × 35〜40 μm)：短楕円形，無色で，卵殻は著しく薄く，1本の線のようにみえる．内容は新鮮な糞便中のものでは通常，4〜8個の細胞であるが，夏季など気温が高いときは発育が進み，多細胞のものや幼虫にまでなっている虫卵もある．ズビニ鉤虫卵とアメリカ鉤虫卵は区別ができず両種は培養法によりF型幼虫にして鑑別する．検査法は，人体寄生卵のうちいちばん比重が低いので，浮遊法がよく，また培養法もすぐれている．発育の進んだ虫卵は東洋毛様線虫卵と誤認されやすいので注意する．

東洋毛様線虫卵(90〜95 × 43〜45 μm)：短軸に対してわずかに非対称的な砲弾型で，無色，卵殻は薄いが鉤虫卵のそれよりは厚い．内容は卵細胞が16〜25個に分裂してブドウの房状となり，桑実期卵となっている．検査法は鉤虫卵と同様に，浮遊法，培養法がよい．また本虫は寄生部位が十二指腸部であるから，十二指腸液からも虫卵が検出される．

鞭虫卵(50〜55 × 20〜30 μm)：レモン形，ビヤダル形または岐阜ちょうちん形で，黄褐色ないし褐色を呈する．卵殻は厚く，両端に無色の栓がある．内容は回虫受精卵と同様多数の卵黄顆粒を含む1個の卵細胞からなる．検査法には比重が比較的高く，産卵数も少ないので，沈殿法が最もよい．

イヌ回虫卵，ネコ回虫卵(75〜80 × 65〜70 μm)：円形〜短楕円形で黄褐色，卵殻は厚く，周囲を粘着力に富んだタンパク膜が被う．卵内は1つの卵細胞よりなる．ネコ回虫卵はイヌ回虫卵とよく似ており区別が困難であるが，大きさが60〜68 × 67〜75 μmとやや小さい．

吸虫卵

肝吸虫卵(27〜32 × 15〜17 μm)：とっくり形またはナスビ形で，淡黄褐色，陣笠状の卵蓋があり，卵殻との接合部が肥厚突出し，さらに卵蓋の反対側の卵殻に突起がみられる．卵殻表面に亀甲様の模様がみえる．内容はミラシジウムである．検査法には沈殿法が用い

られ，横川吸虫卵とまぎらわしい．

横川吸虫卵(28～32×16～18μm)：肝吸虫卵とよく似ているが，卵円形，淡黄褐色で，卵蓋は滑らかに卵殻に接続し，また卵殻表面も亀甲模様はみられないことで区別される．内容はミラシジウム．検査法には沈殿法が用いられる．

なお，横川吸虫の仲間の有害異形吸虫卵や異形吸虫卵は互いにきわめて似ているので，検査には十分習熟する必要がある．

肝蛭卵(130～170×70～90μm)：人体寄生虫卵のうちいちばん大きい虫卵で長卵円形，淡褐色，卵殻はやや薄く明瞭な卵蓋をもつ．内容は1個の卵細胞を多数の卵黄細胞が囲んでいる．本虫は産卵数が少ないので，多量の糞便を用い沈殿法で調べる．

ウエステルマン肺吸虫卵(80～95×45～60μm)：鶏卵形で黄金色を呈し，卵殻は厚く，とくに後端が肥厚している．前端はやや広く比較的平たい卵蓋がある．内容は1個の卵細胞を多数の卵黄細胞が囲んでいる．検査には虫卵が喀痰中に排出されるので，喀痰から虫卵を検出する．また糞便中にも虫卵がみられるので沈殿法を併用することにより検出率が高まる．

日本住血吸虫卵(70～100×60～70μm)：短楕円形で，淡黄色を呈し，ほかの吸虫卵と異なり卵蓋をもたない．卵殻はやや厚く側面に小突起がある．卵内はミラシジウムを形成している．

条 虫 卵

日本海裂頭条虫卵(65～75×45～53μm)：短楕円形または卵円形，淡黄色で卵殻はやや厚く，卵蓋は不明瞭である．後端に小突起がみられる．内容は1個の卵細胞と多数の卵黄細胞からなる．検査には糞便の直接薄層塗抹法で十分であるが，片節が自然離脱した直後は一時的に産卵を停止したり，少なくなることがあるので沈殿法により検査を行うとよい．

大複殖門条虫卵(65～75×45～60μm)：短楕円形で日本海裂頭条虫卵よりさらに円形に近い．淡黄色，前端に卵蓋があるが不明瞭であり，後端には小突起がみられない．内容は日本海裂頭条虫卵と同じく，卵細胞と多数の卵黄細胞からなり日本海裂頭条虫卵との鑑別を要す．

マンソン裂頭条虫卵(55～74×30～42μm)：左右非対称で，両端が尖ってラグビーボール様，淡黄褐色，卵殻はやや厚く，不明瞭な卵蓋を備える．内容は1個の卵細胞と多数の卵黄細胞からなる．

無鉤条虫卵・有鉤条虫卵，単包条虫卵・多包条虫卵(30～40×20～30μm)：虫卵ではそれぞれ両種の区別はできない．球形で暗褐色を呈し，卵殻は非常に薄いので鏡検時には壊れて，通常，脱落している．卵殻のようにみえる幼虫被殻は円形で厚く，放射線状模様あるいは車軸状の構造を呈し，内部に6本の鉤を有する六鉤幼虫がみえる．腸管内で産卵しないので，糞便検査で虫卵を検出することは期待できない．通常は片節の排出により寄生に気づくが，片節が肛門を通過するとき虫卵が圧出されて肛門に付着するので，肛門周囲セロファンテープ検査法により虫卵が検出される．

縮小条虫卵(65～85×60～80μm)：球形で大きく，淡黄色で卵殻は厚い．幼虫被殻も

厚く，球形である．内容は鉤がよく発達した六鉤幼虫である．検査には沈殿法が用いられる．

小形条虫卵（45〜55×40〜45μm）：短楕円形，無色あるいは淡黄色で，卵殻は薄い．幼虫被殻はレモン形を呈し，両端から数本のフィラメント様糸状物が出ている．内容は六鉤幼虫で，検査には沈殿法が用いられる．

D. よく似た虫卵および寄生虫卵類似物の鑑別

a. よく似た虫卵

肝吸虫卵と横川吸虫卵：肝吸虫卵はとっくり形で，卵蓋は卵殻に傘状に付着している．卵殻の表面には亀甲模様がみられ，後端に小さな突起があるのに対し，横川吸虫卵は卵形あるいは楕円形で，卵蓋の卵殻に接する部分が肥厚していない．卵殻の表面の亀甲模様はなく，後端の小突起もみられない．なお，異形吸虫卵，有害異形吸虫卵，横川吸虫卵は非常によく似ており，鑑別には熟練を要する．

回虫不受精卵：大きさから日本住血吸虫，ウエステルマン肺吸虫の卵と間違えやすい．

鉤虫卵と東洋毛様線虫卵：発育の進んだ鉤虫卵は東洋毛様線虫卵と誤りやすい．主なる区別点は鉤虫卵は長軸・短軸ともに対称であるのに対して，東洋毛様線虫卵は長軸に対して対称であるが，短軸に対しては非対称であること，鉤虫卵は卵殻が薄いが東洋毛様線虫卵はやや厚いことがあげられる．また，東洋毛様線虫卵は鉤虫卵よりもやや大きいが，大きさの範囲は重複している．

鉤虫卵とタンパク膜のとれた回虫卵：ともに無色であることから，初心者は誤ることがある．しかし，注意して観察すると卵殻の厚さと内容から容易に区別できる．

b. 寄生虫卵類似物（図11.9）

寄生虫卵とよく間違えるのは植物の花粉，胞子，食物の残渣，食品中のダニの卵，魚に寄生している寄生虫の虫卵などがある．このような寄生虫卵類似物との区別は次の点に注目して行う．

1) 虫卵は輪郭が明瞭で滑らかであるのに対して，胞子，花粉などの類似物は一部が破損するなど凹凸のあることが多い．

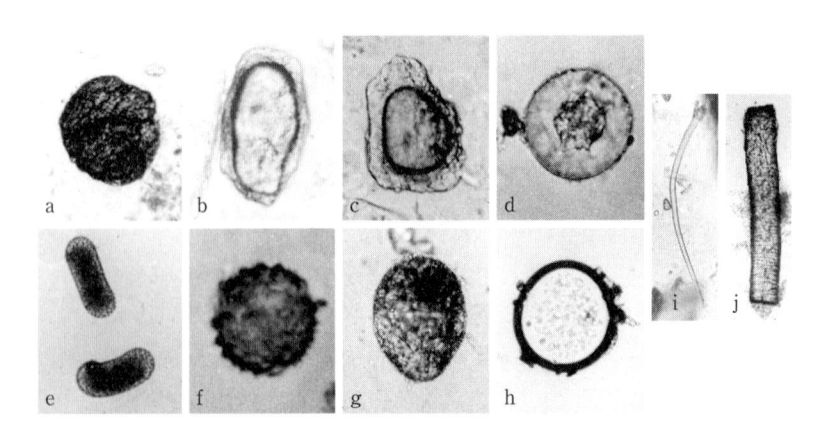

図11.9 寄生虫卵類似物
a〜d：植物細胞，e・f：花粉，g：胞子，h：気泡，i：植物線維，j：筋線維

2) 寄生虫卵は通常1個のみということは少なく，時間をかけて検鏡すると複数個の同一形をした虫卵が検出される．
3) 花粉や胞子はその出現が季節と関連している．
4) ダニの卵（200 μm 以上）は一般に大きく，発育の進んだ卵では卵内に幼ダニがみられる．
5) 魚などに寄生している寄生虫からの卵は一過性である．例えばトビウオの皮下に寄生する吸虫卵などは，5〜7月のトビウオを食べる季節に一致して一過性に認めることがある．

11.3　肛門皮膚面より検出される蟯虫卵およびその他の寄生虫卵の検査法

蟯虫の雌は，成熟すると寄生部位である盲腸より夜間肛門に這い出し，肛門の周囲に産卵し，死亡する．そのため原則として糞便内には虫卵はみられない．

また，円葉目条虫類の有鉤条虫や無鉤条虫は産卵口がないので，片節が消化管内で壊れないかぎり糞便内に虫卵はみられないが，片節が肛門を出るとき片節が壊れて，肛門周囲に卵が付着することが多い．したがって，これらの条虫類の寄生は肛門周囲に付着した虫卵からも証明できる．肛門周囲に付着した虫卵の検出には一般にセロファンテープを用い粘着面に虫卵を付着させて調べる（肛囲検査法）．現在数社から専用のセロファンテープが発売されている．

【セロファンテープ法】（図 11.10）
1) 市販のセロファンテープ（幅 1.5〜2.0 cm）を 5 cm ほどに切る（蟯虫検査紙として市販されているものを用いてもよい）．
2) 粘着面を外側にして中試験管の底にかぶせ両端をおや指と人さし指でおさえ，あるいは人さし指の先端にかぶせおや指と中指でおさえる．
3) これを直接肛門に密着させ，片手で両方の殿部を軽く合わせる．
4) 粘着面を直接スライドグラスにはりつけて鏡検する．

テープとスライドグラスのあいだに入った気泡を蟯虫卵と見誤ることがある．このようなときは両者のあいだに1滴トルオールを流し込むとよい．採取は早朝，排便前に行う．また1日だけの検査ではなく，数日にわたり連続して実施すると検出率が上がる．

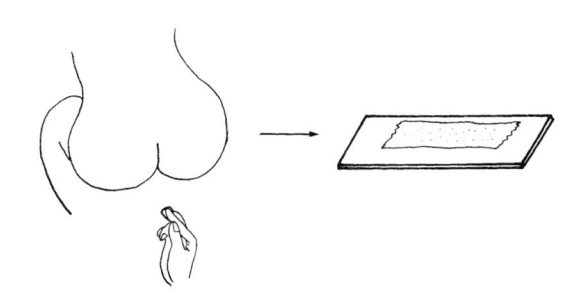

図 11.10　蟯虫卵検出のセロファンテープ法
人差し指にセロファンテープをかぶせて肛門周囲の虫卵を付着させ，スライドグラスに貼りつけて鏡検する．

11.4 喀痰より検出される肺吸虫卵の検査法

ウエステルマン肺吸虫卵は肺に寄生しているので，虫卵は気管を経て喀痰中に排出される．小児や動物は痰を喀出する習慣がないため，虫卵は飲み込まれて糞便中にみられる．

肺吸虫症患者の喀痰にはサビ色の部分が混同したり，血液が混じったりすることがある．検査にはこのような部分を材料として用いて調べる．

A. 直接塗抹法

サビ色あるいは血液の部分をスライドグラス上にとり，カバーグラスをかけて鏡検する．または，患者の喀痰を透明なビニール袋に喀出させ，2枚のスライドグラスにはさんで鏡検する．

B. 集卵法

24時間中に喀出された喀痰，または早朝の喀痰の全量に，2～5％の水酸化ナトリウム液を5倍量ほど加え，よく混和し，2～3時間放置し，喀痰を溶かす．その後，2,000～2,500 rpmで2～3分間遠心沈殿し，沈渣を鏡検する．

11.5 糞便内や組織内の幼虫および成虫の検査法

小腸内で産出された糞線虫卵は，ほかの寄生虫卵とは異なり，宿主体内で発育し，数時間で孵化する．したがって糞線虫症の検査は糞便内より幼虫を検出することにより行われる．

11.5.1 幼虫の検査法

糞便中にみられる糞線虫幼虫はR型幼虫である．通常糞便の直接塗抹法により動いている幼虫を検出できるが，寄生虫体数が少ないときにはMGL法による集虫法や沪紙培養法，普通寒天培養法が用いられる．方法は虫卵培養法の項(p. 149)を参照．また，糞便や組織内の幼虫の検出にはベールマン法も用いられている．

11.5.2 成虫の検査法

駆虫剤投与後，濾便を行って糞便中の虫体を採取したり，剖検や外科的手術によって成虫が摘出されるほか，排出された糞便内から蟯虫の成虫や有鉤条虫，無鉤条虫の片節が検出される．感染動物や野生動物の剖検による動物の寄生虫の検査は，人獣共通寄生虫の調査にきわめて重要である．多包条虫や横川吸虫など，動物の腸管粘膜に寄生してる小形の寄生虫を採集するには見逃すことのないようとくに注意が必要である．

消化管を部位別に水を入れた大型シャーレ内に入れ，手でしごいて虫体を水中に落とし，この液をビーカーに移し，静かに放置後，上清を捨て，さらに水を加え，同様の操作で上清が透明になるまで繰り返し，残液内の虫体を実体顕微鏡下でさがす．この際，有鉤条虫の片節や多包条虫，単包条虫など直接ヒトに感染する病原体の含まれている可能性の高い検体の取扱いには，検査者が感染しないよう十分な注意が必要である．

11.5.3 虫体の固定，保存，染色法

蠕虫の固定，保存，染色法は種類により異なり，各種の固定液，保存液，染色液，虫体透化液が用いられている．

A. 線虫類

線虫類は体表が厚いクチクラに覆われていて，吸虫類や条虫類のように染色封入した永久プレパラート標本を作製することはできない．したがって固定後は保存液に浸けておき，必要に応じて透過剤に入れて虫体を透過させて観察する．

a. 固定，保存

通常，固定・保存液には70〜80％エチルアルコール，5〜10％ホルマリン液を使用する．線虫類では固定と保存に同じ液を用いるのが普通である．生きている虫体の固定には60〜70℃に暖めた固定液中に入れて，虫体を十分に伸展させる．

b. 透過法

1) グリセリン・アルコール液（透過のみでなく固定・保存液としても使用できる）：70％アルコールに，5〜7％の割合でグリセリンを加える．虫体をこの液に入れたまま容器のふたを取り去り，恒温器内に入れておくとアルコールが蒸発し，グリセリンがしだいに濃くなり，虫体は透明になる．

2) ラクトフェノール液（透過剤）：固定液中の虫体を取り出し，ラクトフェノール原液を水で3〜4倍に薄めたなかに数時間から1日間入れたのち，原液中に移すと，虫体は透明になる．ラクトフェノール液中に長時間そのままでおくと，虫体は褐色に着色してしまうので，観察後は再び固定液中に戻す．

ラクトフェノール液

グリセリン　40 ml，乳酸　20 ml，石炭酸　20 ml，蒸留水　20 ml

上記の混合液を原液とし，使用時希釈して用いる．必ず褐色びんに保存する

B. 吸虫類，条虫類

吸虫類や条虫類は生殖器官が複雑であるので生鮮時によく観察しておく．とくに排泄系は固定虫体では観察不能である．

a. 固定，保存

吸虫類や小形の条虫類は虫体をスライドグラス上に置き，左右に適当な厚さの紙を置きカバーグラスをかぶせる．次いでカバーグラスのすき間から固定液を流し込む．大型の虫体（肝蛭や肺吸虫など）はカバーグラスのかわりにスライドグラスで虫体をはさみ，さらにバネや木綿糸でしばり固定液につける（図11.11）．数時間後虫体の表面が白くなったら，かぶせたカバーグラスやスライドグラスをはずし，再固定するとよい．また，大形の条虫は採取後，氷水中に1昼夜入れ，十分に伸展させてから80％アルコールで固定する．

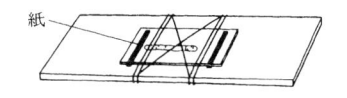

図 11.11　大形虫体の固定

固定液

AFA 液
40％ホルマリン　100 ml, 95％アルコール　250 ml, グリセリン　100 ml, 氷酢酸　50 ml, 蒸留水　500 ml

ブアン液
ピクリン酸飽和水溶液　75 ml, 40％ホルマリン　25 ml, 氷酢酸　5 ml
固定時間は 24 時間以内

シャウジン液
塩化第二水銀（昇汞）の飽和水溶液　200 ml, 無水アルコール　100 ml, 氷酢酸　15 ml
固定ののち，ヨード・アルコールで脱昇汞する

カルノア液
無水アルコール　60 ml, クロロホルム　30 ml, 氷酢酸　10 ml

シャウジン本固定液は塩化第二水銀が含まれているので，使用後の廃液処理は専門業者などに依頼する

b. 染　色

寄生虫に一般に用いられている染色液には次のようなものがある．
　　デラフィールド・ヘマトキシリン染色液，エールリッヒ酸・ヘマトキシリン染色液，ハイデンハイン鉄・ヘマトキシリン染色液，ブアンクリーブ・ヘマトキシリン染色液，ミョウバン・カルミン染色液，ボラックス・カルミン染色液

なお，材料に余裕があれば，数種類の染色液を用いた標本を作製しておくとよい．切片標本にはヘマトキシリン・エオジン重染色を用いる．

【ハイデンハイン鉄・ヘマトキシリン染色法】

1) 虫体を固定後，流水中で水洗　　数時間から 1 昼夜
2) 4％鉄ミョウバン液(媒染)　　1 日
3) 流水中で水洗　　数時間から 1 昼夜
4) ハイデンハイン鉄・ヘマトキシリン液(原液を 2〜3 倍に希釈)で染色　　24 時間
5) 流水中で水洗　　数時間
6) 2〜3％鉄ミョウバン液で脱色　　3〜24 時間
7) 流水中で水洗　　数時間から 1 昼夜
8) アルコールで脱水
9) キシロールまたはクレオソートで透化後，カナダバルサムで封入

ボラックス・カルミン液
カルミン　2 g, カリウムミョウバン　5 g, 蒸留水　100 ml

これらを混和して，最初は弱火で 30 分間，その後は強火で 30 分間煮沸し，蒸発した分だけ水を補い，冷却・沪過後，カビの発生を防ぐためチモールを 1 g 加えて保存する．使用に際して 5〜10 倍に薄める．脱色には 1〜3％の塩酸アルコールを用いる．

11.6　糞便内原虫検査法

消化器系に寄生する原虫類の栄養型，嚢子，オーシスト(卵嚢子)が対象となる．すなわち，赤痢アメーバ，大腸アメーバ，小形アメーバ，ランブル鞭毛虫，メニール鞭毛虫，腸

トリコモナス，大腸バランチジウムなどの栄養型や囊子，あるいはクリプトスポリジウム，サイクロスポーラ，イソスポーラ，ネコ糞便内のトキソプラズマのオーシストである．

一般に下痢便には栄養型がみられる．栄養型は環境の変化に対して弱いため，排泄後ただちに検査しなければならない．2時間以上経過した材料では検出不可能になる．低温では原虫の運動が停止するため，生鮮材料の検査では保温に注意し，寒冷時には顕微鏡やスライドグラスを保温（37℃）して検査する．囊子，オーシストは寒冷に抵抗性があるので，保温の必要はない．

11.6.1 栄養型の検査法

A. 直接塗抹法（生鮮標本）

赤痢アメーバ，大腸アメーバ，ランブル鞭毛虫の栄養型では，排便直後のものを使用することが重要である．糞便をよく観察し，粘液や血液があれば，その部分を採取し検査材料とする．37℃に暖めた生理食塩水を数滴スライドグラスにのせ，これにマッチの軸の頭ほどの量の糞便をとり，ガラス棒や楊子でよく混和し，カバーグラスをかける．プレパラート標本は新聞紙の上においたとき，下の活字が読める程度の濃度がよい．またカバーグラスをかける前に，あらかじめ大きな残渣は取り除いておくとみやすい．標本ができたらすぐに鏡検する．この際，顕微鏡保温装置を用いて検査するとよい．原虫の栄養型らしいと見当がついたら，ハイデンハイン鉄・ヘマトキシリン染色あるいはトリクローム染色を行い，種の同定をする．

B. 染色標本

【ハイデンハイン鉄・ヘマトキシリン染色法】

スライドグラスあるいはカバーグラスに糞便を薄く塗抹し，半乾きの状態のときシャウジン液中に入れて，10〜20分間固定する．固定の目安は塗抹面が白く混濁したら固定完了．固定後，ヨード・アルコール液に約10分間つけて脱昇汞を行う．または，スライドグラスやカバーグラスに少量の糞便をとり，PVA液と混和して塗抹し，37℃の恒温器中で乾燥させて固定する．以後の操作は次のとおりである．

1) 70％アルコール　10分間
2) 50％アルコール　10分間
3) 水洗　数分間
4) 2〜4％鉄ミョウバン液（40℃に加温，媒染）　数時間から1晩
5) 軽く水洗　数分間
6) 0.5％ハイデンハイン鉄・ヘマトキシリン液染色　8〜12時間（標本が真っ黒になる）
7) 水洗　10分間
8) 2％鉄ミョウバン液で過染の色素を脱色する．ときどき顕微鏡で調べ，内部構造がみえるまで行う．
9) 適当に脱色されたら水洗　1時間
10) 50％→70％→90％→100％エチルアルコール中に順に浸けて脱水　各数分間
11) キシロールに数分間入れたのちバルサムで封入

> **0.5％ヘマトキシリン液**
> 　　ヘマトキシリン　0.5 g, 無水アルコール　10 ml, 蒸留水　90 ml
> 以上の混和液 100 ml に氷酢酸 5 ml を加える.

> **PVA 固定液**
> 　　飽和昇汞液　62.5 ml, 95％エタノール　31.0 ml, 氷酢酸　5.0 ml, グリセリン　1.5 ml
> 混和し, 75～80℃に暖め, ポリビニルアルコール粉末 5.0 g を溶解する

> **ヨード液**
> 　　2 g のヨードカリを 50 ml の蒸留水に溶かし, 1 g のヨードを加えて溶解させる

【トリクローム染色法】

アメーバ類の染色によく使用される. 核は深紅色, 原形質は青緑色, 糞便は緑色, シャルコー・ライデン結晶は赤く染まる.

1) スライドグラスに糞便を塗抹, シャウジン液で固定, 脱昇汞, 脱ヨードをする. または PVA 液で固定する.
2) トリクローム液で約 8 分間染色する.
3) 90％アルコール 100 ml に氷酢酸 1 滴加えたもので数秒間脱色する.
4) 95％アルコールで洗浄脱色し, キシロールを通してバルサムで封入する.

> **トリクローム液**
> 　　クロモトロープ　0.6 g, ライトグリーン　0.15 g, ファーストグリーン　0.15 g, 氷酢酸　1.0 ml
> 以上の試薬を混和後, 蒸留水 100 ml を加え混和する

【コーン染色】

今まで, ハイデンハイン鉄・ヘマトキシリン染色が多用されてきたが, 染色に時間がかかることや固定液に水銀を使用することから, 最近では固定, 染色が同時に行われるコーン染色が実施されることが多い.

1) 糞便を薄くスライドグラスに塗抹する
2) 半乾きの状態でコーン染色液に浸し, 室温で 2 時間放置する(シストは 3 時間ほど)
3) 沪紙で余分な染色液を除去し, 95％アルコールで 10～20 秒間洗う
4) 100％アルコール, キシロールで脱水, 封入・鏡検する

虫体の核, カリオソーム, 類染色体は青緑色, 青黒色, 黒色に染まる.

> **コーン染色液**
> 　　基本液 90％エタノール　170 ml, メタノール　160 ml, フェノール　20 ml, 氷酢酸　20 ml,
> 　　1％リンタングステン酸　12 ml, 蒸留水　618 ml
> 基本液 1,000 ml にクロラゾール・ブラック E 5.0 g を混合する

クロラゾール・ブラック E を乳鉢で磨砕し, 基本液を少量ずつ加えながらペースト状にする. 数分間放置して, 液状部を保存する. 沈渣がなくなるまでこの操作を繰り返す. 室温で 6 週間放置し, 使用時に沪過する.

C. 培養法

特別な目的以外には培養は行われていないが, 赤痢アメーバは培養が可能で, 長期にわたり継代することもできる. また Diamond's TY1-S-33 培養液を用いることによりラン

ブル鞭毛虫を培養できるが，現在は研究段階で，実用化はされていない．ここでは田辺・千葉培地による赤痢アメーバの培養法をのべる．

1) リンゲル液 1,000 ml，寒天 10 g，アスパラギン酸 1 g を加熱溶解し，中試験管に約 10 ml ずつ分注し，高圧滅菌し，半斜面にする．
2) 滅菌不活化ウマ血清を，リンゲル液で3倍に希釈した液を，半斜面を覆うほどに注加する．
3) 排便直後の糞便 15 mg，下痢便ならば 0.2～0.5 ml を培地の液体部に入れ，37℃で培養する．
4) 培養開始時，滅菌した米粉を少量加える．
5) 1～2日後に，培養液をとり鏡検する．継代には2～3日ごとに新しい培地に移す．

その他，ベック・ドロボラフ培地，ドベル・ライドローの培地，バラマスの培地などが知られているが，使用法は専門書を参照のこと．

11.6.2 囊子の検査法

囊子は感染型であるから，取扱いには十分気をつける必要がある．

A. 直接塗抹法(生鮮標本)

生鮮無染色標本でも馴れれば区別ができるが，ヨード染色を行って鏡検すると，より明瞭に検出できる．

スライドグラスにヨード液を数滴とり，糞便 3～5 mg を加え混和する．囊子の核，グリコーゲン胞がよくみえる．なお集団検査のときはヨード液のかわりに MIF 保存液(虫卵の保存，p. 143)を用いると，エオジンが入っているため，囊子が赤く染まりやすく，虫卵も同時に検出されるので便利である．

ヨード液
　　ヨードカリ　2 g，蒸留水　50 ml，ヨード　1 g

B. 集囊子法

囊子を集めるには遠心沈殿法と浮遊法がある．

a. 沈殿法

蠕虫卵の検査の項に記載したホルマリン・エーテル法(MGL法)によるのが最もよい．本法は囊子のほかに一般蠕虫卵も同時に検出できる．この場合も沈渣にヨード・ヨードカリ染色を加えて鏡検するとみやすい．

b. 浮遊法

【硫酸亜鉛遠心浮遊法】　糞便 0.5 g を小試験管にとり，約 10 ml の水道水でよく溶かし，1枚のガーゼで沪過し，2,000 rpm，2分間遠心沈殿後，上清を捨てる．

沈渣に硫酸亜鉛液［比重 1.180，水 100 ml に硫酸亜鉛 33 g を溶解する］を試験管の上部にまで注入し，よく撹拌後 2,000 rpm，2分間遠心し，上層部の液をキャピラリーピペットでとり，鏡検する．

【Kinyoun 抗酸染色法】
1) 糞便をスライドグラスに薄く塗抹し，乾燥後メタノールで固定(5分)
2) 乾燥後，石炭酸フクシン液で染色(5分)

3）水洗，その後 5 ％硫酸で塗抹面のフクシン染色液がなくなるまで脱色（数秒～数十秒）
4）水洗後，0.3 ％ライトグリーン（またはメチレン青）で後染色（1 分）
5）水洗，乾燥後，アルコールで脱水，封入，鏡検

染め上がりはクリプトスポリジム，サイクロスポーラのオーシストは淡いピンク色，明るい紅色に染まる．酵母や細菌は青色か緑色に染まるので区別が容易である．

石炭酸フクシン液
> 95 ％アルコール 20 ml に塩基性フクシン 4 g を溶解し，石炭酸 8 ml を加えて，蒸留水で 100 ml とする．使用する時に沪過する．

11.6.3 オーシストの検査法

基本的には囊子の検査法に準ずる．

A. 直接塗抹法

蠕虫卵の検査法で述べた直接薄層塗抹法と同じである．蠕虫卵や囊子との区別点として，オーシストは内部にスポロシストに囲まれた胞子小体（スポロゾイト）がみられる．

ヨード染色をする必要はない．糞便を塗抹し，Kinyoun 抗酸染色を行い検査する方法もある．

B. 集オーシスト法

一般に沈殿法は行わず，硫酸亜鉛遠心浮遊法あるいはショ糖液による浮遊法により検出する．

C. 染色標本

クリプトスポリジウムやサイクロスポーラの糞便内オーシストの検出に用いる．

11.7 血液からの糸状虫ミクロフィラリアの検査法

バンクロフト糸状虫，マレー糸条虫の成虫はリンパ管，リンパ節に寄生するため，診断には血液中のミクロフィラリアの検出が用いられる．血中ミクロフィラリアの検査法には生鮮血液標本検査法と染色標本検査法がある．バンクロフト糸状虫やマレー糸状虫のミクロフィラリアは，リンパ液，乳糜血尿，陰囊水腫液のなかには昼夜の別なく存在するが，末梢血液中には原則として 21 時から 2 時ごろまでが最も多く出現する夜間定期出現性のため，末梢血の採血にはこの時間帯に実施するのがよい．

表 11.7 ヒトにみられる糸状虫のミクロフィラリアの鑑別

鑑別点	バンクロフト糸状虫	マレー糸状虫	ロア糸状虫	常在糸状虫	回旋糸状虫	イヌ糸状虫
存在部位	静脈血中	静脈血中	静脈血中	静脈血中	皮下組織中	静脈血中
定期出現性	夜間	夜間	昼間	なし	なし	夜間
外形	大きく湾曲	細かく湾曲	大きく湾曲	大きく湾曲	大きく湾曲	S 字形
鞘	あり	あり	あり	なし	なし	なし
虫体長（μm）	250～300	170～250	250～300	190～200	230～350	250～300
尾部	徐々に細く先端は尖る	徐々に細くなるが尾核部で広がる	徐々に細く先端は鈍円	徐々に細く先端は鈍円	徐々に細く先端は鈍円	先端は鈍円で鉤状
尾核	なし	あり（離れて存在）	あり	あり	なし	なし

11.7.1 生鮮標本検査法

急いで診断を必要とするときや，染色のできないときに用いる．夜間に耳たぶや指頭から血液を1滴スライドグラスに落とし，カバーグラスをかけて弱拡大で鏡検する．あるいは生理食塩水で血液を約3倍に薄めて，その1滴を鏡検する．血球を跳ね飛ばしながら活発に動いているミクロフィラリアが観察できる．表11.7に各種ミクロフィラリアでの鑑別点を示す．

11.7.2 染色標本検査法

A. 血液薄層塗抹染色標本（図11.12）

1) スライドグラスまたはカバーグラスの一端に1滴の血液を付着させ，ほかのスライドグラスを30度の角度に保ち，一定の速度ですべらせ塗抹する．角度が大きいと厚く塗抹され，小さいと薄く塗抹される．

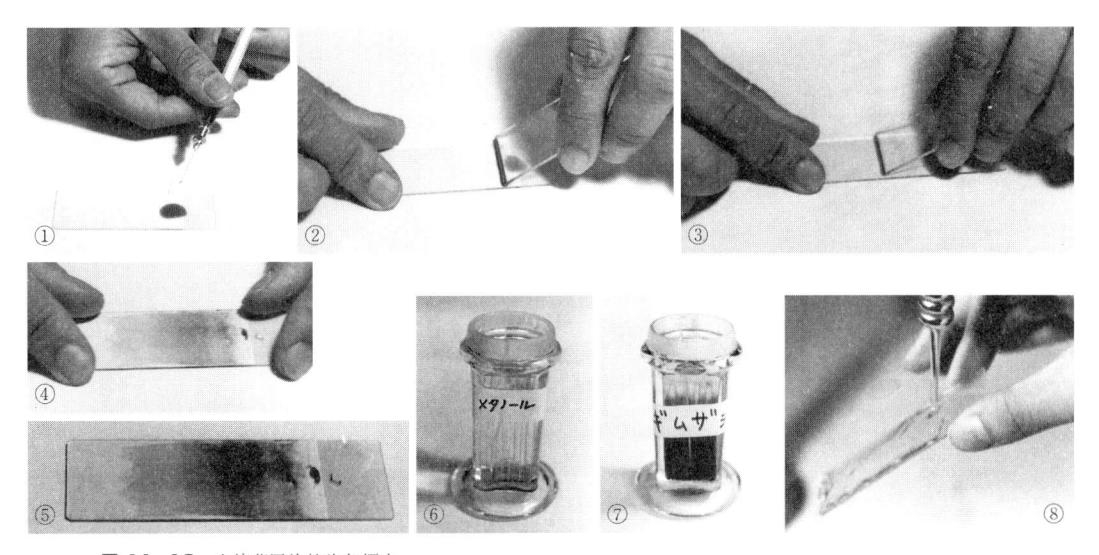

図11.12 血液薄層塗抹染色標本
①スライドグラスの一端に血液を1滴とる，②スライドグラスを机上に置き，一方の手で押え他方にスライドグラスをもち，約30°の角度に立て血液と接触させる．③そのままの角度を保ちながら押えている方の手の方向にすべらせる，④赤血球が薄く塗抹させる，⑤塗抹された血液はすばやく乾燥させる．⑥メタノールで5分間固定後，乾燥させる，⑦ギムザ染色液で15〜30分間染色，⑧水洗．血液塗抹面を裏にして水洗する．鏡検する．

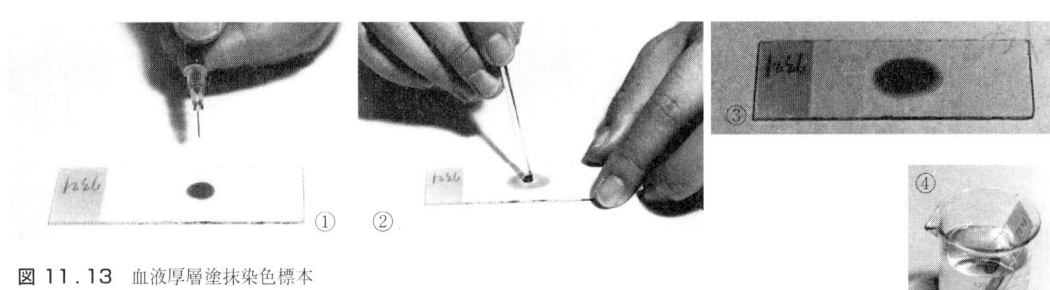

図11.13 血液厚層塗抹染色標本
①スライドグラス上に数滴血液を滴下，②ガラス棒で血液を広げる，③塗抹した血液を乾燥させる，④乾燥後，水の中に5分間以上入れて完全に溶血させる．以下は図11.12 血液薄層塗抹染色標本の⑥以下と同様の手順で行う．

2）すみやかに風で乾燥させて，蒸留水あるいは水道水に約5分間浸して溶血させる．
　　3）完全に溶血させたのち，メタノール液で固定する（5分）．
　　4）目的に応じた染色をする．
B. 血液厚層塗抹染色標本（図11.13）
　　1）耳たぶや指頭から，10 mm³ずつの目盛りのついた30 mm³の採血用ピペットで血液を吸い，スライドグラス上に，10 mm³ずつ川の字状に3本塗抹するか，数滴滴下してガラス棒で広げる．
　　2）すみやかに，十分乾燥させる．
　　3）蒸留水または水道水中に浸漬し，溶血させる（5分以上）．
　　4）完全に溶血させたのち，メタノール液で固定する．その後は目的に応じた染色をする．
C. 染色法
【ギムザ染色法】
　　1％重曹液あるいは1％リン酸第二ナトリウム液を適量加え，弱アルカリ性（pH 7.2）とした蒸留水や水道水に1 mlにつき，ギムザ原液1滴の割で加えた液に標本を30分間以上浸漬し，スライド標本が濃紫色になるまで染色する．さらに氷酢酸を水で100倍に希釈した液で30秒脱色し，水洗後乾燥し鏡検する．虫体は紫色に，周囲は薄い桃色に染まる．
【ヘマトキシリン・エオジン染色法】
　　虫体の内部構造の観察に適する．標本をデラフィールド・ヘマトキシリン液に30分間以上浸漬して濃紺色になるまで濃染し，1％塩酸アルコールで脱色後，30分間ほど水洗してヘマトキシリンの色を出し，次いでエオジンで後染色して，アルコールで順次脱水し，キシロールを経てバルサムで封入する．

11.7.3 集虫法
　血中のミクロフィラリアが少ないときには，通常の塗抹標本の検査ではミクロフィラリアの検出が困難となる．このような場合には，多量の血液を用いる集虫法で検査を行うことにより，検出率は上昇する．
【アセトン集虫法】
　遠沈管に試薬9 mlをとり，静脈より採取した血液1 mlを加えてよく混和する．完全に溶血後，1,500 rpm，10分間遠心沈殿する．次いで上清みを捨て，沈渣をスライドグラスにとり，カバーグラスをかけて鏡検する．ミクロフィラリアは青色に染まっている．

アセトン試薬
　　0.5％メチレンブルー　5 ml，アセトン　5 ml，クエン酸ナトリウム　0.2 g，蒸留水　90 mlを混和する

【フィルター法】
　抗凝固剤を加えた2〜3 mlの静脈血を5 μmのミリポア・フィルターで沪過する．さらに生理食塩水をフィルターに通す．フィルターを取り出しギムザ液やメチレンブルー液などで染色し，鏡検する．抗凝固剤のかわりに血液を溶血剤［溶血法：20％メタノール，1％サポニン液などを血液量の5倍量加える］を加えてもよい．

11.8 マラリア原虫とその他血液寄生原虫の検査法

マラリア原虫,トリパノソーマ類,リーシュマニア類などが対象となる.

11.8.1 生鮮標本

血液または組織液,腹水などをスライドグラスに1滴とり,必要によっては生理食塩水を加えて薄め,カバーグラスをかけて鏡検する.トリパノソーマ類では活発に後鞭毛や波動膜を動かし,血球をはじいているのが観察される.

11.8.2 血液薄層塗抹染色標本(ギムザ染色標本)

十分に脱脂したスライドグラスに,血液を均一に血球が一層に並ぶよう薄く塗抹し,速やかに乾燥させる(ミクロフィラリアの検査, p.164参照).純メタノール液中で3〜5分間固定し,リン酸緩衝液でpH 7.2〜7.4に調整した100倍希釈のギムザ液で,1〜2時間染色し,その後十分に水洗し,乾燥させたのちに鏡検する.鏡検には塗抹面に油浸オイル(ツェーデル油など)を1滴落とし,油浸レンズ(通常100倍レンズ)を用いる.マラリア原虫は塗抹末端付近に多く見いだされるので,この部から鏡検を始める.鏡検の終わったレンズとスライドグラスはキシロールを染み込ませたガーゼで軽く拭き,油浸オイルを拭きとっておく.

pH 7.4 のリン酸緩衝液

A 液	リン酸二水素ナトリウム 8.639 g,	蒸留水 200 ml
B 液	リン酸二水素カリウム 0.8 g,	蒸留水 100 ml

A,B液を,別々の容器に入れ,高圧滅菌しておく.A液2:B液1の割合で混ぜると,1/10 Mの緩衝液ができる.これをさらに5倍に薄め1/50 Mとして用いる.この1/50 Mリン酸緩衝液1 ml に対して,ギムザ原液1滴の割合に希釈して染色を行う.染色液は使用のつど作製する

11.8.3 血液厚層塗抹染色標本

血液を,2〜3滴スライドグラス上にとり,ガラス棒かスライドグラスの角で直径約2 cmになるように丸形に伸ばし,室温で自然乾燥させる.このときハエなどになめられないように網をかぶせておくとよい.十分に乾燥したら水道水を入れたビーカー内に入れ,赤味が抜けて透き通るまで溶血させる.ただちに純メタノールで固定後,ギムザ染色を行い,水洗乾燥後,鏡検する.厚層塗抹法では虫体は中央に多く集まっているので,その部分から鏡検する.また,熱帯熱マラリア原虫は小さいので,本法は適さない(p.165 図11.13参照).

11.8.4 集 虫 法

ミクロフィラリアの検査の場合とほぼ同様である.

クエン酸ナトリウムを数滴注射筒にとり,1〜3 mlの静脈血を採血する.1,500 rpm,5分間遠心して上清を捨てる.沈渣に20%メタノール,1%サポニン液,0.1%逆性石ケン液のいずれかの液を沈渣の3〜5倍量加えるか,あるいは凍結後融解して溶血させる.さらに水または生理食塩水を最初の採血量まで加え,3,000 rpm,15分間遠心してその沈渣をスライドグラス上に落とし,ガラス棒で直径約20 mmの大きさに広げて,自然乾燥させる.乾燥後はメタノールで固定,ギムザ染色を行い,水洗,乾燥後,鏡検する.

11.8.5 誘発法

1％塩化アドレナリン0.5 ml を皮下注射し，30分後に肘静脈から2～3 ml 採血し，集虫法と同様の方法で標本を作製する．寄生虫体数の少ない慢性マラリアの検査に有効である．

11.8.6 感染濃度 parasite count(PC, parasitemia)の表示法

マラリア原虫の末梢血中における感染濃度は，1 μl 中の被感染赤血球数で示される．すなわち，薄層塗抹標本で白血球200個を数えるあいだに，被感染赤血球がいくつあったかを数え(X)，そのときの血液1 μl 中の白血球数(W)からPCを求める．

$$PC = W \times X / 200$$

11.9 十二指腸液検査法

肝吸虫卵，肝蛭卵，肥大吸虫卵，東洋毛様線虫卵などは糞便中よりも十二指腸ゾンデで採取した液のほうが検出率が高い．また，糞線虫のR型幼虫，ランブル鞭毛虫の栄養型などの検査も，糞便よりは十二指腸液のほうが検出率は高い．

十二指腸液は十二指腸ゾンデを使用して採取する．最近，十二指腸ゾンデにかわるものとして，十二指腸カプセルが考案され，糞線虫のR型幼虫，肝吸虫卵，ランブル鞭毛虫の栄養型の検出に用いられ，良好な結果を得ている．

十二指腸カプセルは，ゼラチンカプセルのなかに1 gの鉛に70 cmの毛糸と30 cmの木綿糸を巻き込んで作る(図11.14)．使用法は，朝食を抜いてコップ1杯の水でカプセルを服用し，端はセロファンテープなどで顔にとめておく．3～4時間後に静かに引き抜き，胆汁で着色された毛糸をスライドグラス上でしごくと，十二指腸液が得られる．

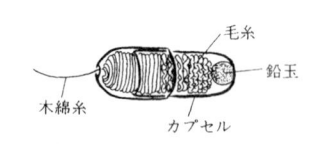

図11.14 十二指腸カプセル

11.10 腟トリコモナスの検査法

腟トリコモナスは栄養型のみで，腟の粘膜上に寄生していることから，検査材料は腟分泌物，白帯下，尿，尿道分泌物，腟の上皮を軽く掻きとって鏡検する．男性では尿，前立腺分泌物中にみられる．

11.10.1 生鮮標本

スライドグラス上に生理食塩水を1滴おき，上記の検査材料を少量とり，よく混和し，カバーグラスをかけて鏡検し，特有な運動をする栄養型を検出する．このとき白血球との区別を要する．すなわち白血球は緩慢なアメーバ状の運動をするが，腟トリコモナスはそれよりも活発に運動し，前鞭毛を盛んに動かしているのが観察できる．尿の場合は遠心沈殿し，その沈渣を調べる．いずれも運動性を失うと検出しにくいので，なるべく早く検査する．また冬季は保温に配慮する．

11.10.2 直接塗抹染色標本

分泌物や尿沈渣をスライドグラス上に薄く塗布し，乾かないうちにただちにシャウジン

液中に 10 ～ 20 分間入れて固定する．これをヨードアルコール液に 15 分間浸けて脱昇汞を行い，ハイデンハイン・鉄ヘマトキシリン染色(p.160)，あるいはギムザ染色を行い，鏡検する．

11.10.3 培養法

種々の培地が知られるが，材料の入手，虫体増殖度などの点から，シスチンブイヨン血清培地(浅見培地)が便利である．腟分泌物や尿路分泌物 0.1 ～ 0.2 ml をピペットで培地に加え，撹拌して 37 ℃で培養する．1 日後には管底に白い雲状の沈殿がみられるので，この部分をとって鏡検する．増殖が悪いこともあるので 7 日間にわたり毎日，培養液の一部をとって原虫の有無を調べる．

浅見培地の処方

肉エキス　1.0 g，ペプトン　1.0 g，塩酸シスチン　0.1 g，ブドウ糖　0.5 g，精製寒天末　0.05 g，0.1 ％メチレンブルー　0.2 ml，蒸留水　100.0 ml

---

その他トリコモナス培地として Feinberg-Whittington (FW) 培地や，Modified Diamond (MD) 培地がある．

11.11 生検による検査法

11.11.1 筋肉の生検

旋毛虫の成虫は腸管内に寄生しているが，幼虫は筋肉，とくに横紋筋に被嚢して寄生している．そのため，旋毛虫症の診断法はこの筋肉内に寄生している幼虫を検出することにより行われる．圧平法と消化法がある．

圧平法：各所の筋肉を採取し，重量を測定後，やや厚い大型のガラス板にはさみ，実体顕微鏡下で全視野の幼虫数を数えて，筋肉 1g 当たりの幼虫数を算出する．

消化法：感染実験などを行い，筋肉を多量に検査する場合には本法を用いる．筋肉を適当な大きさに細切し，検査材料の約 10 倍量の人工胃液を加えて，37 ℃の恒温器中で 3 ～ 4 時間放置する．このときマグネチック・スターラーで撹拌しながら行うとよい．その後沈殿コップに入れ数回水洗いするときれいな幼虫が得られる．

11.11.2 皮膚の生検

回旋糸状虫の成虫は皮下組織に腫瘤を作り，そのなかに数匹からまって寄生している．雌成虫から産出されたミクロフィラリアは，血液中には入らず皮下組織中にいる．そのため本症の診断には皮下組織にいるミクロフィラリアを検査するのがいちばん確実な診断法である．肩，腰など数か所からカミソリまたは眼科用コルネオスクレラルパンチを用いて皮膚を採取し，生理食塩水中に 20 ～ 30 分おくと，ミクロフィラリアが遊出する．

11.12 外部寄生虫・衛生害虫類の検査法

医学上重要な昆虫類やダニ類，ネズミなどを検査するには，それらを標本として形態を調べ，種類を同定する必要があるが，実際にはそれぞれの専門家に標本を送り同定を依頼することが多い．良好な標本を作ることが確実な同定に不可欠であるが，虫によっては固定法や標本作成法が異なるため，採集した虫体の処置をあらかじめ専門家に相談し，指示

に従うのが望ましい．採集年月日，採集場所，採集者，宿主などの採集データも確実に記録しておくことが必要である．専門家でも種類によっては同定に多大の労力と時間を必要とするもので，依頼者は次の点に留意すべきである．

1) 同定の可否についてあらかじめ専門家の都合を問い合わせる．
2) 採集データを必ずつける．
3) 同定の必要な理由を明記する．
4) 返信用封筒，切手を同封する．
5) 同定標本は原則として返却を求めないのが礼儀であるが，やむをえず標本を必要とするときは，その理由を明記する．同定結果を報告書などに用いた場合は，報告書に同定者への謝辞を述べ，別刷りを送ることは最低の礼儀である．

以下に一般的な採集法と郵送までの短期標本保存法を述べる．

11.12.1 採 集 法

宿主の体表から吸血する蚊，ブユ，ヌカカは直接皮膚の上や，静止壁面から吸虫管で採集することができる．飛翔力のあるハエやアブは捕虫網を用いる．光を利用したライト・トラップや，炭酸ガスを誘引物質に利用したドライアイス・トラップなども成虫の大量採集に用いられるが，虫体はかなり破損する．

吸血性ダニ類のうち野外生息のマダニ類は，白いフランネルの布を広げて植物を覆うようにするか，柄を付けて旗を振るように植物を擦りながら5～6m歩くたびに白布上を検査すると未吸血の個体を採集できる(旗ずり法)．小形の吸血性ダニ類は宿主体表あるいは巣材から直接ピンセットで採集する．室内塵や動物の巣，保存食品中から生きたダニ類を採集するには，光熱追い出し法(図11.15)やワイルドマン・フラスコ法(図11.16)を用いる．生死にかかわらずダニを集めるには，内部寄生虫卵と同じ飽和食塩水が利用でき，土中のヌカカ幼虫の採集にも適用できる．土中のツツガムシは光熱追い出し法を利用したツルグレン装置で採集できる．

11.12.2 固 定

成虫の固定には，蚊，ハエ，アブ，ガなどにはクロロフォルムを，コウチュウ類には酢酸エチルを浸ませた毒びんで，なるべく短時間内に殺虫する．幼虫が水中に生息する昆虫類の幼虫は熱湯で固定する．ダニ類のうち，マダニのような大形種は熱湯固定，小形種は直接70％アルコールで固定する．小形ダニ類は生きたまま，ガムクロラール液（アラビアゴム粉末8g，抱水クロラール30g，氷酢酸1ml，グリセリン1ml，蒸留水10ml)で，

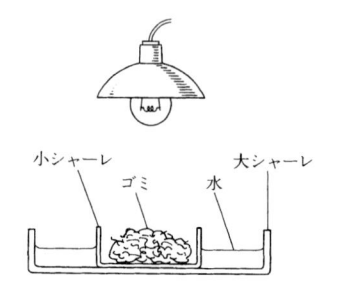

図 11.15 光熱追い出し法

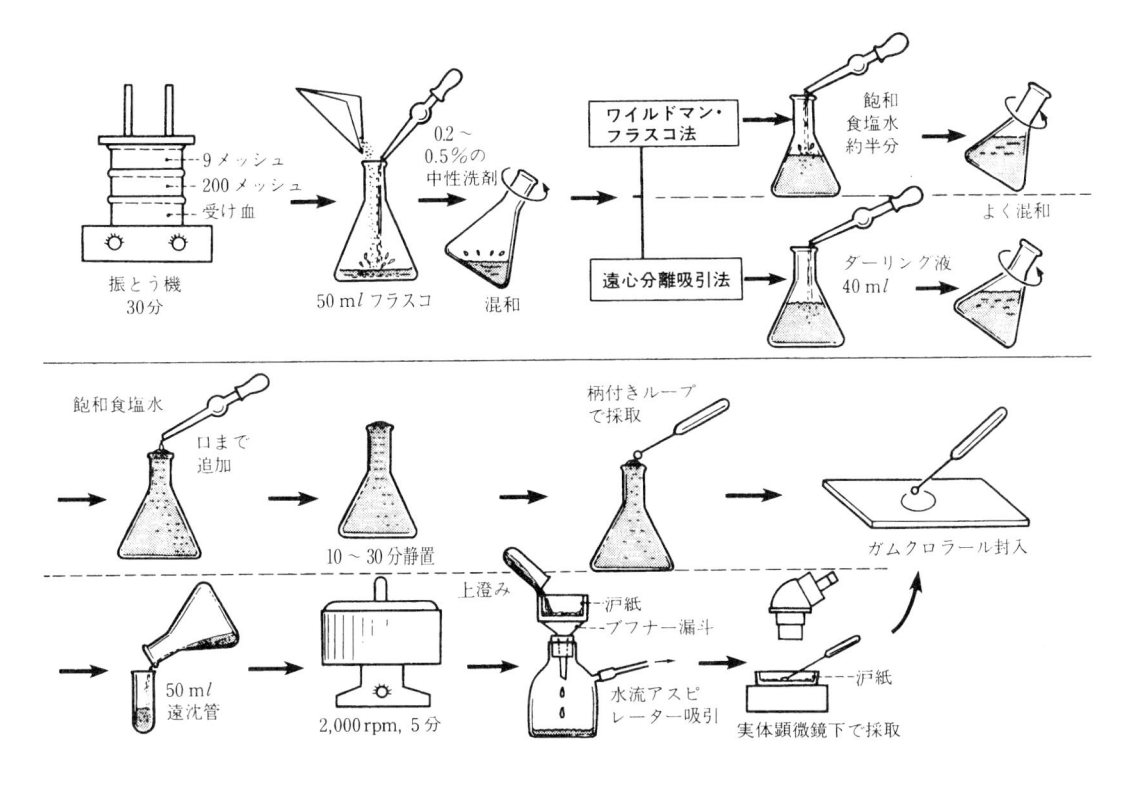

図 11.16　ワイルドマン・フラスコ法
ダーリング液は飽和食塩水とグリセリン等量液，沪紙には1cm方眼目盛りを入れておくとよい．
［山口 昇，標準医動物学（佐々 学編），p.200，医学書院（1986）］

固定と標本作成を同時に行うことができる．一般的にアルコール浸漬標本にするものは，固定後ただちに液を入れ，虫体内に空気が入らないよう注意する．またアルコール標本にしたものは，容器から出して長時間空気にさらすと虫体内に空気が入りやすく，いったん入った気泡はなかなか抜けないので注意が必要である．

11.12.3　標本作成法

　　ガ，ハチ成虫は展翅標本とするが，ゴキブリ，カメムシ，コウチュウ目，ハエ，アブ，ハチ，アリの成虫は針刺し標本とする．蚊のような小さくて壊れやすい昆虫はダブルピンか，小三角形の台紙に貼り付けた標本とする（図 11.17）．水中生息性の昆虫類幼虫とブユ，ヌカカのような微小昆虫成虫，ムカデ，ヤスデ，クモ，ヒルは，一般的には 75〜85％エタノールの液浸（以下アルコール浸漬とよぶ）とする．コウチュウ目，ハエ，アブの幼虫もアルコール浸漬とする．一般に節足動物の保存にホルマリンは好ましくない．

　　プレパラートにしないダニ類も固定後，パッキング付きねじふたの硬質ガラス小びんに採集データを記した紙片とともに入れ，アルコール浸漬標本とする．プレパラートにできる小形ダニはスライド上に滴下したガムクロラール液内に生きた虫体を入れて（背腹面いずれを上にすべきかは種類によって異なる）封入し，アルコールランプで軽く加熱し，一度沸騰したら自然冷却させる．脚が伸びてそのまま観察できる標本となるが，ガムクロラ

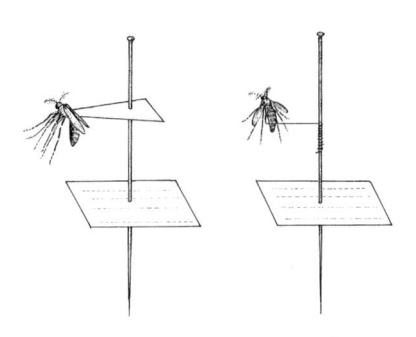

図 11.17　三角台紙とダブルピン 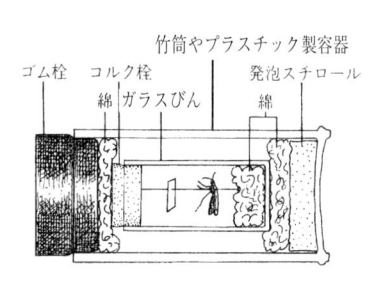　　　　図 11.18　円筒容器による二重包装

ール封入標本は永久標本の作成にはむかない．吸血したダニは虫体内の血液が顕微鏡観察を阻害することがあるので液浸標本とし，プレパラート作成は専門家に任せたほうがよい．
　ノミ，シラミは，5〜10％KOHで温めて表皮を軟化し，薄い氷酢酸でいったん中和，水洗したのち，アルコール系列脱水-フェノール・キシロール-バルサムによるバルサム封入のプレパラートを作る．ノミは顕微鏡で見たとき，頭部が左側にくるように封入する．

11.12.4　郵送方法

　郵送中の破損事故の防止のために，1) 標本容器の破損を防ぐ十分な包装，2) 郵送中の脱落を防ぐ包装，3) データが混同しないように十分配慮する．
　昆虫針で固定されている小型の標本は，標本サイズに応じた小型の箱に収納し，容器内で標本が動いて破損しないように，脱脂綿などをクッションとして詰める．さらに適当な大きさの箱に収納して郵送する．中形の針刺し標本では，ガラスびんかプラスチックびんをゴムまたはコルクで栓をし，その栓に針を刺す．びん底と針頭のあいだに綿をつめ，針の頭が動かないようにする．びんより少し大きくて破損しない円筒容器にものを入れ，容器の前後に緩衝材をつめて郵送する方法でもよい(図11.18)．小形のコウチュウ目の昆虫で，乾燥による脚や触角が離断するおそれのない場合は，通常の薬包紙の折り方で包み郵送できる．乾燥が心配なときは虫体を直接ラップフィルムで包むのもよい．
　液浸標本はびんから液が漏れることを十分配慮する．ねじふたの内側はシリコンパッキングが正しくセットされていないと液漏れしたり，アルコールが蒸発する．ボウフラのように虫体表面に毛をもつものは，気泡が混入すると液が動き，同定に必要な体毛が脱落するので，郵送の場合は気泡が入らないようにアルコールを容器一杯に満たす．ねじふたはビニールテープで巻き，びんを緩衝材で包んで，通常の郵便物(定型外郵便物)あるいは宅配便など相手の受け取りが確認できる方法で送る．
　表紙には「学術標本在中」「取扱い注意」を記し，郵便は書留便とする．

12. 免疫学的診断法

12.1 寄生虫症検査のための免疫学的診断法

　寄生虫感染の有無は，それが可能であれば，糞便，血液塗抹標本，生検標本などの材料から虫卵，発育期の虫体，成虫などの病原体を直接見つけ出す直接的診断法により確認される．しかし，その標本中の虫体密度が用いた方法の精度よりも低かったり，ヒト体内では幼虫で寄生するために虫体や虫卵を直接確認することができない場合などでは，宿主にとって異物であり，抗原となりうる寄生虫体もしくは代謝産物に対応する特異抗体を免疫学的な手法など間接的な方法で検出し，診断に用いる（表12.1）．また，免疫学的診断法は感染の有無の診断にとどまらず，集団を対象とした流行状況の推移や治癒判定などにも用いられる．

　しかし，すべての寄生虫症に共通な免疫学的診断法はいまだ確立されておらず，どの方法を用いるかは寄生虫種により異なる．いずれにしろ感度が高く，属もしくは種に特異的であり，操作が容易な方法であることが望ましい．

　現在，免疫学的診断法として採用されている方法には，即時型皮内反応，特異的な抗体を検出する血清反応，血液中の循環抗原または循環抗原抗体複合物を検出する方法などがあげられる．また，最近ではPCRやDNA解析など分子生物学的手法を用いた新たな方法が開発され，従来の免疫診断法にとってかわり，診断や疫学調査に応用され始めている．

表12.1　免疫学的診断法がよく用いられる事例

事　　例	寄　生　虫　症
終宿主が他の動物であり，ヒトには幼虫の段階で寄生する寄生虫症	幼線虫移行症，宮崎肺吸虫症，マンソン孤虫症，有鉤囊虫症，包虫症，旋毛虫症
組織寄生の原虫症	トキソプラズマ症，トリパノソーマ症，リーシュマニア症，腸管外アメーバ症
異所寄生の寄生虫症	ウエステルマン肺吸虫の迷入症，回虫迷入症
産卵数が少なく，虫卵の検出が困難な寄生虫症	住血吸虫症，ウエステルマン肺吸虫症

12.2 抗　原

12.2.1 寄生虫抗原の特徴

　免疫学的診断法の精度は用いた抗原に大きく依存するが，少数のテストキットを除き，現状では寄生虫抗原の購入は困難であり，自分で抗原を作製せざるを得ない．このことは抗原の作製源として，特定の寄生虫をつねに手近にもっていることが要求され，そのため

には実験動物に感染させることも必要となる．しかし，実験動物モデルを用いての全生活史の維持，寄生虫の分離，最終的な抗原分画の精製など一連の作業過程は，技術をもった経験豊富な研究室によってのみ可能となる．

最近では寄生虫の生体外培養の技術に大幅な進歩がみられ，実験動物を使うことなく，生体外培養により抗原材料の供給を行う努力がなされているが，現状では生活史全体を生体外培養で維持することはきわめて困難であり，この方法で供給される抗原はある特定の寄生虫の特定の発育時期のものに限られる．

一方，抗原の作製にあたり，適当な実験感染動物モデルがなく，材料となる寄生虫体を得ることが困難な場合がある．このようなときには実験動物に容易に感染し，虫体の得られる系統的に近縁の寄生虫種を材料として抗原を作製し，その抗原を用いての交差反応による診断が行われる．たとえば，サルのマラリア原虫で作製した抗原がヒトのマラリアの血清反応に用いられたり，イヌより得たイヌ糸状虫抗原がバンクロフト糸状虫などヒトの糸状虫症診断のための皮内反応や血清反応の抗原として用いられている．

しかし，特異性や感度に優れた抗原は同種の寄生虫体より得られるのが一般的であり，このような異種抗原を用いての反応は感染の推定には役立つが，信頼性の高い診断法としては不十分である．

抗原材料には虫体を多量に得られる発育期のものが一般的に用いられるが，蠕虫類では成虫より作製した抗原と，幼虫や虫卵より作製した抗原でその構成成分に明らかな違いがあり，その違いが結果に大きく影響することがある．また，寄生のあいだに宿主の抗体産生に最も関与する抗原性物質は，その寄生虫の分泌物や排出物であり，これを抗原として用いることにより感度と特異性に優れた反応の得られることが多い．たとえば，旋毛虫症では幼虫が筋肉内に寄生し，盛んに代謝を行っている感染初期の症例では，幼虫の分泌および排出物質を抗原として用いることにより高い抗体価が示され，一方，幼虫が死滅し，変性の起きた時期には虫体抽出物を抗原として用いることにより高い抗体価が得られている．

交差反応を抑え，特異性を高めるために，生化学的手法や分子生物学的手法を用いて抗原を精製することが要求される．モノクローナル抗体の技術による抗原の精製や遺伝子操作によるペプチド合成などの手法が今後用いられる可能性がある．

12.3 免疫学的診断法

12.3.1 血清学的診断法

血清学的診断法の基礎は寄生虫由来の抗原性物質と，血清中の抗体との反応により形成される特異的な抗原抗体複合物を測定することにある．今世紀に入って細菌学の分野で開発された血清診断の手法が，その後寄生虫症にも取り入れられ，種々の寄生虫抗原を用いた抗体検出の試みがなされている．

補体結合反応，寒天内二重拡散法，直接凝集法，間接赤血球凝集反応が寄生虫症の免疫学的診断法として初期に試みられた方法であり，その後免疫電気泳動法やカウンター免疫電気泳動法などの電気泳動法，ラテックス凝集反応やベントナイト絮状沈降反応など人工

粒子を担体とした方法が開発された．1940年代には直接蛍光抗体法，間接蛍光抗体法が用いられるようになり，1970年には酵素抗体法とラジオイムノアッセイが導入された．

A. 免疫拡散法（寒天（ゲル）内二重拡散法　図12.1左，免疫電気泳動法）

この方法は，血清中の抗体と可溶性抗原のそれぞれの成分が，寒天やアガロースなどのゲル内を同じ速度で浸透する原理を応用している．特定のイオン濃度の等張塩類緩衝液を用いて作成されたゲル溶液をガラス板上に注ぎ，冷やして固める．ゼラチン状のゲルに開けた穴に抗原を入れ，それを取り囲むように等距離に作成したそれぞれの穴に陽性対照血清，陰性対照血清，被検血清を入れる．

24～48時間の反応後，陽性の例では抗体と抗原の反応による複合体が形成され，肉眼でも観察できる沈降線が出現する．染色により沈降線の観察が容易となる．さらに，抗原成分が電位差により分離されることから，免疫電気泳動法が開発された．免疫拡散法は定性的であり，特異性には優れているが，感度は低い．

B. 間接赤血球凝集反応（図12.1右）

抗原で覆われた赤血球と血清中の抗体との反応により，赤血球が凝集することを応用している．赤血球にはタンニン酸などの化学物質で固定され，可溶性寄生虫抗原で覆われたヒツジの赤血球が用いられる．少量の抗原感作赤血球と被検者の希釈系列血清をマイクロタイタープレート内で混合すると，抗体の存在により感作赤血球は凝集し，プレートの底部に網目状の凝集像を形成する．抗体の存在しない場合には，底部にボタン状の像が形成される．

操作が簡単であり，感度も高いが，特異性の面で若干劣り，しばしば非特異的な凝集反応の生じることがある．凍結乾燥をした抗原感作赤血球も使用可能であり，熱帯地方でも数か月間保存できることから，血清疫学の研究を行う際によく使用される．

C. 間接蛍光抗体法

フルオレセインイソチオシアネートやローダミンのような蛍光色素で標識した抗グロブリン抗体を用いることにより，蛍光顕微鏡を用いて観察する．スライドグラスに付着させた原虫の塗抹標本や蠕虫の凍結切片など固形の虫体抗原をグルタルアルデヒドなどで固定後，被検血清をのせ，一定時間放置すると，血清中の特異抗体は寄生虫の抗原と反応し，抗原抗体複合物が形成される．洗浄後，蛍光標識抗グロブリン血清を加えて再度反応させ，

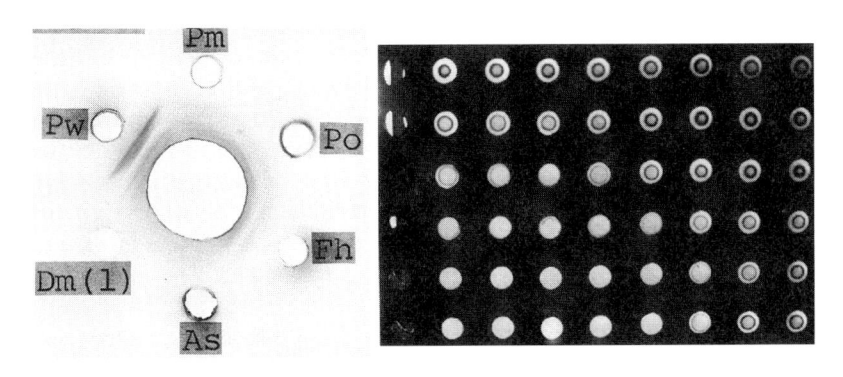

図 12.1　寒天内二重拡散反応（左）と間接赤血球凝集反応（右）

洗浄・包埋後，蛍光顕微鏡で観察する．明らかな蛍光を示す最終希釈系列の血清濃度をもって，その血清の抗体価とする．ときに非特異的な蛍光が観察されることもあるが，一般的には特異性に優れ，感度もよいことから，種々の寄生虫症の血清診断法として広く用いられている．

D. 酵素抗体法

標識マーカーとして蛍光色素のかわりにアルカリホスファターゼや，西洋ワサビペルオキシターゼなどの酵素が用いられている．この反応は，タンパク質を壁面に不可逆的に結合させるマイクロプレート内で行われる．可溶性抗原で壁面を覆ったマイクロプレートに被検血清を加えると，特異抗体は壁面に結合した抗原と反応し，抗原抗体複合物を形成する．洗浄後，酵素標識抗グロブリン血清を加え，反応させる．再度洗浄後，分解されると変色する基質を加え，色の変化が識別できる最終希釈濃度をもってその被検血清の抗体価とする．

酵素抗体法は，血液中の循環抗原の検出や追跡にも応用される．この目的のためには，ウサギなどの実験動物に抗原を免疫して得た抗体や，ハイブリドーマの分泌するモノクローナル抗体をマイクロプレートの壁面に結合させたのちに，被検血清を加え，固相上の特異抗体と血清中の抗原を反応させる．その後標識された同じ抗体を加え，反応させる．洗浄後適当な基質を加え，反応後の色の変化で被検血清中の循環抗原の存在を判定する．

E. ラジオイムノアッセイ

標識抗グロブリン抗体を用いる検査法の一つにラジオイムノアッセイがある．標識には通常 ^{125}I が用いられ，蛍光抗体法や酵素抗体法と同様に抗原の担体にはマイクロプレートが用いられる．原理がほぼ同様の酵素抗体法の開発により，アイソトープの取り扱いに難点のある本法は近年使われなくなっている．

F. 補体結合反応

寄生虫感染の血清検査法として用いられた最も古い方法の一つであり，抗原抗体複合物に補体が結合するという原理に基づいている．補体の結合は目にみえないので，テストの終了時に補体が存在しているかどうかを知るための指標としてヒツジ赤血球とそれに対する抗体が用いられる．この抗体は補体の存在しているときにのみ溶血を起こすことから溶血素とよばれる．

補体結合反応は2段階の反応からなる．第一の反応は抗原に，あらかじめ56℃の温度で処理し，含まれる補体を不活化した一連の希釈系列の血清を加え，さらに赤血球膜を溶解する能力の強い正常モルモット血清を補体として加えて反応させる．加えたモルモット血清中の補体の残存量を調べるために，第二の反応としてヒツジ赤血球と抗ヒツジ赤血球抗体を加えての溶解反応が行われる．ヒツジ赤血球の溶解が生じた場合には検体として用いた血清中に特異抗体が存在しないことを意味し，陰性と判定される．溶血が起きなかった場合は陽性であり，補体が抗原抗体複合物に結合したことを示す．希釈系列で50%溶血を示す最終希釈濃度をその検体の抗体価として示す．この方法は良好な環境条件下で実施された場合には信頼性の高い反応の一つであるが，不十分な条件で保存した血清や，開発上国の調査で採取した栄養不良や種々の感染症を経験している人々の血清では，抗補

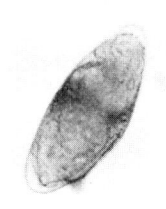

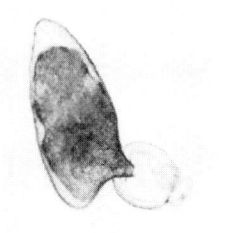

図 12.2 虫卵周囲沈降反応

体作用が高率に出現することがある．

G. 虫卵周囲沈降反応（図 12.2）

　　住血吸虫症の免疫診断法の一つであり，虫卵内より分泌される物質と抗体とが結合し，虫卵周囲に沈降物の形成される反応である．住血吸虫症に特有の診断法であるが，方法が簡単で，信頼性も高いので，集団検診など疫学調査に用いられる．

1) 感染動物の肝や腸組織から得た虫卵浮遊液を，1 滴に 400～500 個の虫卵が含まれるよう密度を調整し，その 1 滴と被検血清 1 滴をスライドグラス上にとり，よく混和する．
2) 32 × 24 mm のカバーグラスをかけ，周囲をワセリンで封じて乾燥を防ぎ，30 ℃の恒温器内に 48 時間放置する．
3) 顕微鏡下で 100 個の成熟ミラシジウム包蔵卵を観察し，虫卵周囲に沈降物のみられた場合を陽性と判定する．

12.3.2　即時型皮内反応

　　寄生虫症の免疫診断法に用いられる皮内反応には IgE 抗体（レアギン抗体）の関与した即時型反応と細胞性免疫の関与した遅延型反応がある．一般に蠕虫感染症の診断には即時型皮内反応（図 12.3）が広く用いられ，リーシュマニア症など原虫感染では遅延型皮内反応が用いられることがある．

　　即時型皮内反応の実施にあたり考慮すべき問題の一つとして，現在の感染者のほかに既往者でも長期にわたり陽性反応が出現するため，皮内反応のみで現在の感染の有無を診断することのできないことがあげられる．しかし，その方法が簡単であり，短時間で多数の対象者を処理できることから，流行状況の推測や集団内から感染の疑いのある対象者を抽出するなど疫学調査の手段として有効な方法である．

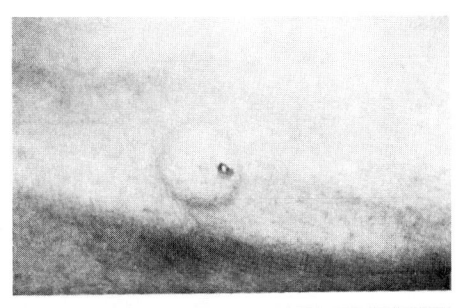

図 12.3　即時型皮内反応
（宮崎肺吸虫症の症例）

また，臨床的に寄生虫症の疑われる患者に数種類の寄生虫抗原を用いて皮内反応を実施し，特定の寄生虫抗原にのみ陽性反応を示す場合には，その寄生虫疾患の可能性が高いとみなすことができる．しかし，寄生虫体より作成した異種タンパクを人体内に注入することは，ウイルス感染の可能性など大きな問題がある．

1) 皮内反応抗原液 0.02 〜 0.05 ml(注射直後の膨疹径が 2 〜 3 mm になる程度)をツベルクリン注射器で前腕内側皮内に注射する．
2) 15 分間放置後，注射部位に出現した膨疹および発赤の縦横径をノギスで計測し，膨疹平均 9 mm 以上，発赤平均径 20 mm 以上のいずれかを満足させた場合に陽性と判定する．陽性判定基準には膨疹差による判定や面積法などもあるが，結果には大きな差は認められない．

12.4 各種寄生虫症で用いられる免疫学的診断法(表 12.2)

アフリカトリパノソーマ症(睡眠病)：トリパノソーマ感染の診断法として，寄生虫体を直接検出できる鋭敏な寄生虫学的検査法が開発されつつあるが，虫体が末梢血中に出現することのない慢性期の感染や多数の検体を短時間で検査しなければならない疫学調査に際しては，免疫診断法も重要な検査法の一つである．

抗トリパノソーマ抗体の検出には，補体結合反応，寒天内二重拡散法，虫体の直接凝集

表 12.2 各種寄生虫症で用いられる免疫診断法

	皮内反応	ゲル沈降	電気泳動	赤球凝集	補体結合	ラテ凝集	蛍光抗体	酵素抗体	その他
トリパノソーマ症					○	○	○	○	直接凝集
リーシュマニア症	△	○	○	○	○		○	○	
赤痢アメーバ症		○	○	○	○	○	○	○	
トキソプラズマ症					○	○	○	○	色素試験
マラリア		○	○	○			○		
住血吸虫症	○	○		○	○		○	○	COPT
肝蛭症	○	○					○		
肺吸虫症	○	○			○		○		
有鉤嚢虫症			○				○	○	
包虫症	○	○		○	○	○	○	○	
マンソン孤虫症	○						○	○	
旋毛虫症		○		○	○	○		○	
糸状虫症	○	○		○			○		
イヌ回虫症	○	○	○				○		
顎口虫症	○				○			○	
広東住血線虫症	○	○	○	○				○	
イヌ糸状虫症	○			○				○	
ダニアレルギー	○							○	RAST

皮内反応：即時型，ただし△は遅延型，ゲル沈降：寒天内二重拡散法，電気泳動：免疫電気泳動法，赤球凝集：間接赤血球凝集反応，補体結合：補体結合反応，ラテ凝集：ラテックス凝集反応，蛍光抗体：間接蛍光抗体法，酵素抗体：酵素抗体法
直接凝集：エピマスティゴート虫体を用いた直接凝集法，色素試験：Sabin‐Feldman 色素試験，COPT：虫卵周囲沈降反応(COP テスト)，RAST：ラスト法(ラジオイムノアッセイ)

反応，ラテックス凝集反応，間接赤血球凝集反応などの種々の血清学的方法が用いられる．最近は標識抗体を用いた血清反応として，間接蛍光抗体法，酵素抗体法が導入されている．

　抗原作製のためのトリパノソーマ虫体の分離は，DEAE セルロースを用いて血液中からトリパノソーマ虫体を分離する方法が開発され，宿主由来の細胞やタンパク質を含まない虫体抗原を得ることが可能となった．これらの抗原を用いた間接蛍光抗体法と酵素抗体法が通常用いられる診断法として推奨される．

アメリカトリパノソーマ症(シャーガス病)：感染が潜在的であり，無症状に経過する慢性期のアメリカトリパノソーマ症では虫体を直接検出することができず，血清学的方法を用いてトリパノソーマ抗体を検出し，診断を行わざるを得ない．よく用いられる検査法として，高い感度の得られる補体結合反応がある．直接凝集法は感染の急性期には感度の高い結果が得られるが，慢性に経過した潜伏期の患者では低下する．ラテックス凝集反応や間接赤血球凝集反応も疫学調査に用いる方法としては特異性が高く，優れている．特異的な抗 IgM 標識抗体を用いた間接蛍光抗体法は初期感染の血清の検査で感度が高く，慢性期の患者の検査でも 96 ％が陽性であったとの報告がある．PCR は急性，慢性症状を示すいずれのシャーガス病の診断法にも優れており，スクリーニングテストとして使用され始めている．酵素抗体法も間接蛍光抗体法とほぼ同様であるが，ときに交差反応の認められることがある．

リーシュマニア症：リーシュマニア症の免疫応答はリーシュマニアの種と虫体の寄生部位に依存する．熱帯リーシュマニアの皮膚感染では血清学的方法により検出できる十分量の抗体が産出されない．ブラジルリーシュマニアによる粘膜皮膚感染では抗体の産生によって転移が生じたのちに流血抗体が検出されるようになる．内臓リーシュマニア症では多量の抗体産生が起き，血清反応による高い抗体価が示される．補体結合反応はヒトの内臓リーシュマニア症(カラアザール)の免疫診断法に用いられているが，血清の抗補体作用のために診断不能のことがしばしばある．実施が容易で，有用な方法に免疫拡散法がある．間接赤血球凝集反応と酵素抗体法はいかに良質の抗原を用いるかによって信頼性が違い，酵素抗体法では細菌やクルーズトリパノソーマとのあいだに交差反応が出現する．熱帯リーシュマニア症では遅延型皮内反応が感染早期より陽性となり，終生持続する．

アメーバ症：赤痢アメーバによって生じる腸管外アメーバ症，とくに肝膿瘍の診断にはもっぱら免疫診断法が用いられる．また，腸管外アメーバ症の治療に際しての治癒判定も免疫診断法に依存している．これらの血清学的診断法として補体結合反応，免疫拡散法，免疫電気泳動法，カウンター免疫電気泳動法は特異性に優れ，腸管外アメーバ症の 95 ％以上が検出できる．間接蛍光抗体法や酵素抗体法も診断的価値は非常に高い．ラテックス凝集反応と間接赤血球凝集反応は診断の目的とともに血清疫学調査にも有用である．

トキソプラズマ症：種々の方法が用いられている．Sabin‐Feldman 色素試験は信頼性は高いが，アクセサリーファクター(補体様因子)として用いられるヒト血清の入手が困難であり，現在はほとんど用いられていない．補体結合反応と色素試験あるいは補体結合反応と間接蛍光抗体法の併用により，補体結合反応が陽性で，色素試験や間接蛍光抗体法の抗体価が高い場合には一般的に急性感染であることを示す．急性感染の診断には補体結合

反応のかわりにIgM-間接蛍光抗体法やIgM-酵素抗体法を用いることもできる．トキソプラズマ症診断用のキットやトキソプラズマ抗原が市販され，購入が可能である．

クリプトスポリジウム：通常はオーシストより作成された粗抗原による酵素抗体法が市販されており，糞便検査により虫体を光学顕微鏡で検出する方法よりも感度と特異性に優れた結果が得られている．粗抗原よりも27 kDa抗原による酵素抗体法がより感度の高い方法として推奨される．しかし，残念ながらこの抗原は入手が困難である．

マラリア：急性期のマラリアは血液塗抹標本中から虫体を検出することにより容易に診断できるが，マラリアの流行状況や流行地の判定のための疫学的調査には血清診断法が有効である．簡便な方法としては免疫拡散法，免疫電気泳動法があるが，感度は比較的低い．感度の高い方法は間接赤血球凝集反応，間接蛍光抗体法，酵素抗体法である．抗体量を算定するにはこの3つの方法が用いられるが，これらのうちでは感度と特異性に優れている間接蛍光抗体法がとくに用いられる．

住血吸虫症：急性期の重篤な住血吸虫症では，糞便や尿中の虫卵を確認することにより容易に診断できるが，軽感染や慢性期の感染では糞便中より虫卵を検出することは困難であり，感度が高く特異性に優れた血清反応による診断が要求される．また，疫学調査では即時型皮内反応や血清反応による抗体価の推移が流行状況を知る有力な武器となる．現在よく用いられている免疫診断法には間接蛍光抗体法，酵素抗体法，免疫拡散法，虫卵周囲沈降反応があり，ラジオイムノアッセイ法は住血吸虫の特異抗体のうちIgEクラスの抗体の検出に用いられる．

　これらの血清反応の信頼性は用いた抗原の質に依存する．抗原は虫卵，成虫，セルカリアより抽出されるが，ある特定の分子量や生化学的特性をもった分画の抗原を用いることにより反応の感度と特異性が高まる結果となる．成虫の凍結切片やセルカリア虫体は間接蛍光抗体法の抗原として用いられる．また，住血吸虫症では循環抗原や免疫複合体の検出につき多くの努力がなされ，期待されるいくつかの方法が開発されつつある．

肺吸虫症：肺吸虫症の診断によく用いられる血清反応として，虫体可溶性抽出物を抗原として用いた補体結合反応，免疫拡散法，酵素抗体法があげられる．

　即時型皮内反応は，疫学調査や診断の補助的手段として有用であり，試験診断液として製造されていたが，現在は中止されている．

有鉤嚢虫症：ヒトの嚢虫症では酵素抗体法や免疫電気泳動法によるIgG抗体の検出が特異性に優れ，信頼性のある結果が得られている．IgA，IgE，IgM抗体の検出は診断に用いることはできない．近年開発されたEITB(immunoelectrotransfer blot)はWHOやPAHO(Pan American Health Organization)において，有鉤嚢虫症の優れた免疫診断法であることが承認された．この方法では精製された糖タンパクを抗原として用いており，感度，特異性ともに高く，従来の酵素抗体法よりも有用である．現在ではいくつかの組織でいろいろな免疫検査用キットが発売されている．食品衛生や食肉監視の立場からは，ウシやブタの嚢虫症の免疫診断法の確立が必要となるが，間接赤血球凝集反応や酵素抗体法の結果は，ほかの蠕虫感染による過剰の交差反応のため実用的でなく，特異性の高い抗原の開発が待たれる．

エキノコックス症：初期に用いられた補体結合反応は，ほかの方法と比較し感度と特異性の点で劣っている．原頭節抗原を用いた間接免疫蛍光抗体法は属特異的な結果が得られ，また，精製された多包条虫 8 kDa 抗原の開発により酵素抗体法が推奨される診断法となりつつある．ヨーロッパやオーストラリアでは囊虫液が皮内反応用診断液として市販されている．

トキソカラ症：トキソカラ症に代表されるヒトの幼虫移行症の診断には，補体結合反応，免疫拡散法，間接赤血球凝集反応，間接蛍光抗体法，酵素抗体法，ラジオイムノアッセイなど種々の血清診断が用いられる．成虫や幼虫の可溶性虫体抽出成分が抗原として用いられているが，一般的には幼虫抗原で感度が高い．また，幼虫の生体外飼育により得ることができる分泌-排出抗原は感度と特異性に優れ，精製も困難ではないことから，酵素抗体法の抗原としてよく用いられている．

糸状虫症：バンクロフト糸状虫症や回旋糸状虫症など糸状虫症の診断には，イヌ糸状虫などの異種抗原が用いられているが，擬陽性が 30 % 以上出現する現状では，正確な診断は血液中よりミクロフィラリアを検出する直接的検査法によってのみ可能である．しかし，疫学の分野では免疫診断法が広く用いられ，蛍光抗体法や酵素抗体法により高い抗体価の得られたときには感染を強く疑うことができる．

遺伝子診断法

最近，DNA 解析など分子生物学的手法を用いた新たな方法が開発され，免疫診断法にとってかわり，診断や疫学調査に応用されている．遺伝子解析法としては direct DNA sequencing，RFLP 解析，multiplex PCR，LAMP など種々考案されている．

付　録

付表1 寄生虫と人体寄生部位

寄生部位	寄　生　虫
口腔	歯肉アメーバ, 口腔トリコモナス, ブラジルリーシュマニア
胃	回虫（逆虫）, アニサキス幼虫, テラノバ幼虫
小腸	赤痢アメーバ, ランブル鞭毛虫, 戦争イソスポーラ, クリプトスポリジウム, ヒト肉胞子虫, 回虫, アニサキス幼虫, テラノバ幼虫, ズビニ鉤虫, アメリカ鉤虫, セイロン鉤虫, 東洋毛様線虫, 糞線虫, フィリピン毛頭虫, 旋毛虫, 横川吸虫, 有害異形吸虫, 棘口吸虫, 日本住血吸虫卵, マンソン住血吸虫卵, 日本海裂頭条虫, 大複殖門条虫, 無鉤条虫, 有鉤条虫, 小形条虫, 縮小条虫, 有線条虫
盲腸	赤痢アメーバ, 腸トリコモナス, 蟯虫, 鞭虫, 日本住血吸虫卵, マンソン住血吸虫卵
大腸	赤痢アメーバ, 大腸アメーバ, ヨードアメーバ, 小形アメーバ, メニール鞭毛虫, 大腸バランチジウム, 蟯虫, 鞭虫, 日本住血吸虫卵, マンソン住血吸虫卵
肝臓	赤痢アメーバ, ガンビアトリパノソーマ, ドンバンリーシュマニア, マラリア原虫, トキソプラズマ, 回虫（迷入）, イヌ回虫幼虫, ネコ回虫幼虫, 肝吸虫, タイ肝吸虫, 肝蛭, 日本住血吸虫卵, マンソン住血吸虫卵, 単包条虫包虫, 多包条虫包虫
胆管	ランブル鞭毛虫, 回虫（迷入）, 肝吸虫, タイ肝吸虫, 肝蛭
肺蔵	赤痢アメーバ, トキソプラズマ, ニューモシスチス・カリニ, イヌ糸状虫幼虫, ウエステルマン肺吸虫, 単包条虫包虫, 多包条虫包虫
胸腔	宮崎肺吸虫
脾臓	赤痢アメーバ, ガンビアトリパノソーマ, ドノバンリーシュマニア, マラリア原虫
脳	赤痢アメーバ, *Naegleria fowleri*, *Acanthamoeba culbertsoni*, ガンビアトリパノソーマ, ローデシアトリパノソーマ, トキソプラズマ, 熱帯熱マラリア原虫, イヌ回虫幼虫, ネコ回虫幼虫, 糞線虫, 広東住血線虫, ウエステルマン肺吸虫, 日本住血吸虫卵, 有鉤嚢虫, 単包条虫包虫, 多包条虫包虫
目	トキソプラズマ, *Acanthamoeba* spp., イヌ回虫幼虫, ネコ回虫幼虫, 東洋眼虫, ロア糸状虫, 回旋糸状虫, マンソン裂頭条虫孤虫, 有鉤嚢虫
血液	ガンビアトリパノソーマ, ローデシアトリパノソーマ, クルーズトリパノソーマ, トキソプラズマ, マラリア原虫, バベシア, バンクロフト糸状虫, マレー糸状虫, 日本住血吸虫, マンソン住血吸虫, ビルハルツ住血吸虫
リンパ系	ガンビアトリパノソーマ, ローデシアトリパノソーマ, クルーズトリパノソーマ, ドノバンリーシュマニア, トキソプラズマ, バンクロフト糸状虫, マレー糸状虫
心臓	クルーズトリパノソーマ, ドノバンリーシュマニア, 有鉤嚢虫
筋肉	クルーズトリパノソーマ, トキソプラズマ, 肉胞子虫肉胞嚢, 旋毛虫幼虫, イヌ回虫幼虫, ネコ回虫幼虫, 有鉤嚢虫
皮膚・皮下	赤痢アメーバ, 熱帯リーシュマニア, ブラジルリーシュマニア, メキシコリーシュマニア, ドノバンリーシュマニア, ブラジル鉤虫幼虫, イヌ鉤虫幼虫, 回旋糸状虫, メジナ虫, ロア糸状虫, イヌ糸状虫幼虫, 顎口虫幼虫, 肺吸虫幼虫, 住血吸虫セルカリア, 鳥類住血吸虫セルカリア, マンソン裂頭条虫孤虫, 有鉤嚢虫
腟・尿道	腟トリコモナス

付表 2　主な寄生虫症の症状

症　状		疾患群	疾　　　　患
全身症状	発熱	原虫性疾患	マラリア，カリニ肺炎，トキソプラズマ症，アメーバ性肝膿瘍，アメーバ性髄膜脳炎，アフリカ睡眠病，シャーガス病，カラアザール
		線虫性疾患	バンクロフト糸状虫症，マレー糸状虫症，広東住血線虫症，旋毛虫症
		吸虫性疾患	住血吸虫症
	末梢血好酸球増加	線虫性疾患	イヌ・ネコ回虫症，回虫症，鉤虫症，広東住血線虫症，顎口虫症，アニサキス症，糸状虫症，イヌ糸状虫症，旋毛虫症，糞線虫症
		吸虫性疾患	肺吸虫症，住血吸虫症，肝吸虫症，肝蛭症，棘口吸虫症
		条虫性疾患	マンソン孤虫症，有鉤嚢虫症，包虫症，小形条虫症
	貧血	原虫性疾患	マラリア，赤痢アメーバ症，トリパノソーマ症，カラアザール
		線虫性疾患	鉤虫症
		吸虫性疾患	住血吸虫症，肝吸虫症，肺吸虫症
		条虫性疾患	日本海裂頭条虫症
消化器症状	腹痛（急性）	原虫性疾患	赤痢アメーバ症，ランブル鞭毛虫症
		線虫性疾患	回虫症，アニサキス症，旋毛虫症，鉤虫症，糞線虫症，鞭虫症
		吸虫性疾患	棘口吸虫症，肝蛭症
	腹痛（慢性）	原虫性疾患	赤痢アメーバ症，ランブル鞭毛虫症，戦争イソスポーラ症，クリプトスポリジウム症，大腸バランチジウム症
		線虫性疾患	回虫症，鉤虫症，東洋毛様線虫症，糞線虫症，鞭虫症
		吸虫性疾患	住血吸虫症，横川吸虫症，肝吸虫症
	下痢（血便）	原虫性疾患	赤痢アメーバ症，ランブル鞭毛虫症，戦争イソスポーラ症，クリプトスポリジウム症，大腸バランチジウム症
		線虫性疾患	鉤虫症，東洋毛様線虫症，糞線虫症，鞭虫症，旋毛虫症
		吸虫性疾患	横川吸虫症，棘口吸虫症，日本住血吸虫症，マンソン住血吸虫症
		条虫性疾患	日本海裂頭条虫症，大複殖門条虫症，無鉤条虫症，小形条虫症，縮小条虫症
呼吸器症状	肺炎	原虫性疾患	カリニ肺炎
		線虫性疾患	回虫症，鉤虫症（若菜病），糞線虫症，熱帯性好酸球症
	肺腫瘍	原虫性疾患	赤痢アメーバ性肺膿瘍
		線虫性疾患	イヌ糸状虫症
		吸虫性疾患	ウエステルマン肺吸虫症
		条虫性疾患	包虫症
	気胸・胸水	吸虫性疾患	宮崎肺吸虫症
	血痰	吸虫性疾患	ウエステルマン肺吸虫症
肝・脾症状	肝・脾腫	原虫性疾患	アフリカ睡眠病，シャーガス病，カラアザール，マラリア
		線虫性疾患	イヌ回虫症，ネコ回虫症
		吸虫性疾患	肝吸虫症，肝蛭症，日本住血吸虫症，マンソン住血吸虫症
	肝膿瘍	原虫疾患	赤痢アメーバ症
	肝嚢胞	条虫性疾患	多包虫症，単包虫症
	肝硬変	吸虫性疾患	肝吸虫症，日本住血吸虫症，マンソン住血吸虫症
皮膚症状		原虫性疾患	赤痢アメーバ性皮膚潰瘍，リーシュマニア症
		線虫性疾患	鉤虫幼虫による皮膚炎，糞線虫幼虫による皮膚炎，顎口虫症，回旋糸状虫症，ロア糸状虫症，メジナ虫症
		吸虫性疾患	住血吸虫セルカリア性皮膚炎
		条虫性疾患	マンソン裂頭条虫症，有鉤嚢虫症
中枢神経症状	脳炎・髄膜炎	原虫性疾患	アフリカ睡眠病，ネグレリア症，アカントアメーバ症，トキソプラズマ症，熱帯熱マラリア
		線虫性疾患	広東住血線虫症
	脳腫瘍・膿瘍	原虫性疾患	赤痢アメーバ症，トキソプラズマ症
		吸虫性疾患	ウエステルマン肺吸虫症，日本住血吸虫症
		条虫性疾患	有鉤嚢虫症，多包虫症
眼症状	網膜炎	原虫性疾患	トキソプラズマ症
		線虫性疾患	イヌ回虫症，ネコ回虫症
	角膜炎	原虫性疾患	アメーバ性角膜炎
		線虫性疾患	回旋糸状虫症
	結膜炎	線虫性疾患	ロア糸状虫症，東洋眼虫症
	眼腫瘍	条虫性疾患	マンソン裂頭条虫症，有鉤嚢虫症
	眼瞼浮腫	原虫性疾患	シャーガス病
泌尿生殖系症状		原虫症疾患	腟トリコモナス症
		線虫性疾患	バンクロフト糸状虫症
		吸虫性疾患	ビルハルツ住血吸虫症

付表3 主な人体寄生虫の感染経路と媒介動物

侵入経路	感染発育期	寄生虫	媒介動物など	侵入経路	分類	感染発育期	寄生虫	媒介動物など
経口摂取	嚢子	赤痢アメーバ			条虫類	幼虫包蔵卵	単包条虫（単包虫）	イヌ，キツネ
	嚢子	大腸アメーバ				プレロセルコイド	日本海裂頭条虫	サケ，マス
	嚢子	小形アメーバ				プレロセルコイド	マンソン裂頭条虫	ヘビ，カエル，ニワトリ
	嚢子	ヨードアメーバ		経口摂取		プレロセルコイド	大複殖門条虫	イワシなど海産魚？
	嚢子	メニール鞭毛虫				嚢尾虫	有鉤条虫	ブタ
	嚢子	ランブル鞭毛虫				嚢尾虫	無鉤条虫	ウシ
	嚢子	大腸バランチジウム				擬嚢尾虫	縮小条虫	
	嚢子	トキソプラズマ					小形条虫	ノミ，チャイロコメゴミムシダマシなど
	栄養型	歯肉アメーバ					矮小条虫	ノミ，チャイロコメゴミムシダマシなど
	オーシスト	戦争インスポーラ		健康な皮膚から経皮的に侵入	線虫類	感染幼虫	アメリカ鉤虫	
	オーシスト	クリプトスポリジウム					ズビニ鉤虫	
	オーシスト	トキソプラズマ	ネコ				糞線虫	
	オーシスト	肉胞子虫			吸虫類	セルカリア	日本住血吸虫	ミヤイリガイ
	幼虫包蔵卵	回虫					マンソン住血吸虫	巻貝（Biomphalaria属）
	幼虫包蔵卵	鞭虫					ビルハルツ住血吸虫	巻貝（Bulinus属）
	幼虫包蔵卵	蟯虫					鳥類住血吸虫	ヒメモノアラガイ，ヒラマキモドキなど巻貝
	幼虫包蔵卵	イヌ回虫，ネコ回虫	イヌ，ネコ		原虫類	スポロゾイト	マラリア原虫（4種類）	ハマダラカ属の蚊
	感染幼虫	ズビニ鉤虫				発育終末トリパノソーマ	ガンビアトリパノソーマ	ツェツェバエ
	感染幼虫	東洋毛様線虫		昆虫の刺咬			ローデシアトリパノソーマ	ツェツェバエ
	感染幼虫	アメリカ鉤虫					クルーズトリパノソーマ	サシガメ
	感染幼虫	アニサキス	サバ，イカなどの海産魚			前鞭毛期	ドノバンリーシュマニア	サシチョウバエ
	感染幼虫	広東住血線虫	カタツムリ，ナメクジなど				熱帯リーシュマニア	サシチョウバエ
	感染幼虫	有棘顎口虫，剛棘顎口虫	ライギョ，ドジョウなど				ブラジルリーシュマニア	サシチョウバエ
	感染幼虫	メジナ虫	ケンミジンコ		線虫類	感染幼虫	バンクロフト糸状虫	アカイエカなどの蚊
	感染幼虫	旋毛虫	ブタ，クマなど				マレー糸状虫	スマッカ，トウゴウヤブカ
	メタセルカリア	肝吸虫	コイ，フナなどコイ科の淡水魚				回旋糸状虫	ブユ
	メタセルカリア	ウエステルマン肺吸虫	モクズガニ，サワガニなど				ロア糸状虫	アブ
	メタセルカリア	宮崎肺吸虫	サワガニ				イヌ糸状虫	トウゴウヤブカ
	メタセルカリア	横川吸虫	アユ，シラウオなど	性交による感染	原虫類	栄養型	膣トリコモナス	
	メタセルカリア	有害異形吸虫	ボラ，ハゼ，メナダなど			嚢子	赤痢アメーバ	
	メタセルカリア	肝蛭	セリなどの水辺の草			栄養型	ランブル鞭毛虫	
	メタセルカリア	棘口吸虫	ドジョウ，カエル	胎盤感染	原虫類		トキソプラズマ	
	脱嚢幼虫	ウエステルマン肺吸虫（嚢虫）	イノシシ	経気道感染			ニューモシスチス・カリニ	
	幼虫包蔵卵	有鉤条虫		自家感染	線虫類	感染幼虫	糞線虫	
	幼虫包蔵卵	小形条虫					蟯虫	
	幼虫包蔵卵	多包条虫	イヌ，キツネ		条虫類	幼虫包蔵卵	有鉤条虫（嚢虫）	
						幼虫包蔵卵	小形条虫	

付表4　最近のヒトおよび動物寄生虫症駆虫薬一覧

症候群	疾患名	薬剤名	製剤名	用量	用法・副作用	薬剤名	製剤名	用量	用法・副作用
原虫性疾患	アメーバ赤痢	メトロニダゾール	フラジール	成人1回10〜20g(250mg錠)/日	分3, 10日間, 無飲酒, 悪心, 頭痛				
		チニダゾール	ファシジン	成人1.2〜2.0g(200mg錠)/日	分3, 10日間, 禁飲酒				
		塩酸デヒドロエメチン		1mg/kg/日(最大投与量65mg/日)	筋注, 10日間, 最大投与量650mg以下				
	アメーバ性肝膿瘍	メトロニダゾール	フラジール	成人1.0〜2.0g(200mg錠9錠)/日	分3, 10日間, 1〜2週間, 禁飲酒				
		チニダゾール	ファシジン	成人1.2〜2.0g(200mg錠10錠)/日	分3, 10日間, 1〜2週間, 禁飲酒				
		塩酸デヒドロエメチン		1mg/kg/日(最大投与量65mg/日)	筋注, 10日間, 最大投与量650mg以下				
	アフリカトリパノソーマ症	ペンタミジン	ロミジン	3〜4mg/kg	筋注, 10日間				
		スラミン	ゲルマニン	20mg/kg, 最大量1.0g	静注, 5〜7日間隔で5〜6回投与				
		メラルソプロール	Mel B	3.6mg/kg/日	隔日に3回				
	アメリカトリパノソーマ症	ニフルチモックス	ランピット	8〜11mg/kg/日	120日間				
		ベンズニダゾール	ラダニール	5mg/kg/日	60日間				
	リーシュマニア症	スチボグルコン酸ナトリウム	ペントスタム	成人600mgアンチモン/日	静注または筋注, 6〜10日間				
		メグルミン・アンチモネート	グルカンタイム	14mgアンチモン/kg/日	静注または筋注, 15日間				
		メトロニダゾール	フラジール	成人750mg(3錠)/日	分3, 5〜10日間, 禁飲酒				
	ランブル鞭毛虫症	チニダゾール	ファシジン	成人400mg(2錠)/日	分2, 5〜10日間, 禁飲酒				
		メトロニダゾール	フラジール	500mg/日, 脂錠250mg	分3, 5日間+脂錠内挿入5日間				
	膣トリコモナス	チニダゾール	ファシジン	400mg/日, 脂錠200mg/日	頓用				
		クロロキン	レゾヒン	成人第1日600mg(塩基), 6時間後300mg, 第2日, 第3日各300mg					
	マラリア	ピリメタミン+サルファドキシン	ファンシダール	ピリメタミン25mg+サルファドキシン1500mg(3錠+ピリメタミン75mg)	初回2錠, 12時間後に1錠(3日法もあり)				
		メフロキン		1〜1.5g	1回の投与で有効				
		塩酸キニーネ	キニマックス	8〜10mg/kgを8時間に1回200mlのリンゲル液に溶かし, 60分以上かけて点滴静注					
		硫酸キニーネ		成人1.2〜1.5g/日	分3, 3日間				
	マラリア(殺ヒプノゾイト)	プリマキン		成人15mg/日	頓用, 14日間				
	カリニ肺炎	トリメトプリム+サルファメトキサゾール	バクタ, バクトラミン	トリメトプリム20mg/kg日, サルファメトキサゾール100mg/kg/日	分4, 14日間, 消化器症状, 骨髄抑制				
		ピリメタミン+サルファドキシン	ファンシダール	成人第1日3錠(ピリメタミン75mg/日+サルファドキシン1500mg/日), 第2日以降2錠	第1日分3, 第2日以降分2, 14日間, 骨髄抑制				
		ペンタミジン	ロミジン	4mg/kg/日	筋注, 特に点滴静注, 14日間, 腎・肝障害, 低血糖				
線虫性疾患	回虫症	ピランテル・パモエイト	コンバントリン	5〜10mg/kg	頓用	ピランテル・パモエイト	コンバントリン	5〜10mg/kg	頓用
	蟯虫症	メベンダゾール	ベルモックス	4mg/kg/日	頓用, または分2, 2〜3日間	メベンダゾール	ベルモックス	4mg/kg/日	頓用, または分2, 2〜3日間
	鉤虫症	ピランテル・パモエイト	コンバントリン	5〜10mg/kg	頓用	メベンダゾール	ベルモックス	4mg/kg/日	頓用, または分2, 2〜3日間
	鞭虫症	ピルビニウム・パモエイト	ポキール	5mg/kg	頓用	メベンダゾール	ベルモックス	50mg/kg/日	分2, 5〜7日間, 悪心, 嘔吐, 頭痛
	糞線虫症					サイアベンダゾール	ミンテゾール	50mg/kg/日	2週間隔で2回
	糸状虫症					イベルメクチン	メクチザン	6mg (1錠)/kg/日	7日間連用, 発熱, 消化器症状
	回旋糸状虫症					ジエチルカルバマジン	スパトニン	6mg/kg/日	年に1〜2回
	旋毛虫症					イベルメクチン	メクチザン	150μg/kg	年に1〜2回
	幼線虫移行症					メベンダゾール	ベルモックス	50mg/kg/日	分3, 5〜7日間, 頭痛
						ジエチルカルバマジン	スパトニン	成人300mg/日	分3, 5〜7日間, 妊婦は禁忌
吸虫性疾患	肝吸虫症					サイアベンダゾール	ミンテゾール	2〜5mg/kg/日	分2, 1〜4週間
	横川吸虫症					プラジクアンテル	ビルトリシド	20〜60mg/kg/日	分3, 1〜3日
	肺吸虫症					プラジクアンテル	ビルトリシド	20〜60mg/kg/日	分3, 1〜3日
	棘口吸虫症					プラジクアンテル	ビルトリシド	50〜75mg/kg/日	分3, 2〜3日
	日本住血吸虫症					プラジクアンテル	ビルトリシド	20〜60mg/kg/日	分3, 1日
条虫性疾患	日本海裂頭条虫症					プラジクアンテル	ビルトリシド	50〜60mg/kg/日	分3, 5〜7日
						プラジクアンテル	ビルトリシド	10〜60mg/kg/日	分3, 1〜3日
	無鉤条虫症					硫酸パロモマイシン	アミノサイジン	30mg/kg	空腹時頓用, 2時間後塩類下剤
						ニクロサミド	ヨメザン	2歳以下1錠, 2〜6歳2錠, 歳以上4錠	空腹時頓用, 2時間後塩類下剤, 悪心, 嘔吐, よく噛み砕下, 虫体の融解
	有鉤条虫症					ガストログラフィン		300ml	注腸造影剤
						プラジクアンテル	ビルトリシド	10〜60mg/kg/日	空腹時頓用, 2時間後塩類下剤
						硫酸パロモマイシン	アミノサイジン	30mg/kg	空腹時頓用, 2時間後塩類下剤, 悪心, 嘔吐, 虫体の融解
	人体有鉤嚢虫症					ニクロサミド	ヨメザン	2歳以下1錠, 2〜6歳2錠, 歳以上4錠	空腹時頓用, 2時間後塩類下剤, 悪心, 嘔吐, よく噛み砕下, 虫体の融解
						ガストログラフィン		300ml	注腸造影剤
						プラジクアンテル	ビルトリシド	10〜60mg/kg	分3, 5〜7日間, 1〜2週間後再度
	包虫症					プラジクアンテル	ビルトリシド	50〜60mg/kg/日	分3, 5〜7日
						メベンダゾール	ベルモックス	30〜50mg/kg/日	分3, 1〜40か月

和文索引

ア

アオカミキリモドキ　118
アオズムカデ　137
アオバアリガタハネカクシ　117
アカイエカ　52, 104
アカウシアブ　108
アカツツガムシ　132
アカネズミ　140
アカモンサシガメ　113
アカントアメーバ属　18
アキヨシホラアナミジンニナ　67
悪性マラリア　32
浅見培地　22
浅田棘口吸虫　63
アセトン集虫法　166
アタマジラミ　110
圧平法　52, 168
アナフィラキシー反応　116
アニサキス症　89
アニサキス類　89
アフリカトリパノソーマ　23
アフリカトリパノソーマ症　23, 178
アフリカマイマイ　93
アフリカ睡眠病　23, 119, 178
アブ類　106
アマミサソリモドキ　136
アメーバ症　179
アメーバ性肝膿瘍　14, 16
アメーバ性大腸炎　14
アメーバ赤痢　14
アメーバ類　14
アメリカザリガニ　66
アメリカトリパノソーマ　24
アメリカトリパノソーマ症　24, 179
アメリカリーシュマニア症　26
アメリカ鉤虫　46
アユ　61
アライグマ回虫　91
アリ　113
アリガタバチ類　115
アレルギー　7
アレルギー反応　4, 115
アンチモン剤　25
アンフィッド　42

イ

イエカ属　102
イエダニ　127
イエバエ　119
異形吸虫　63
異形吸虫類　61
異種抗原　181
異所寄生　3
一時的定留寄生者　100
遺伝子診断法　181
移動性腫瘤　82
医動物学　1
イヌのシラミ　81, 110
イヌノミ　81, 110
イヌハジラミ　110
イヌ回虫　87
イヌ回虫幼虫感染症　87
イヌ回虫卵　154
イヌ鉤虫　91
イヌ糸状虫　55, 96
イヌ糸状虫抗原　174
イヌ糸状虫症　96, 105
イヌ条虫　81
イヌ鞭虫　98
イノシシ　66
医微生物学　1
イベルメクチン　126
囲蛹殻　119
イヨシロオビアブ　107
イラガ　117
イワナ　95
咽頭糸状虫　55
院内感染症　10
陰嚢水腫　53, 54

ウ

ウイルス性疾患　140
ウエステルマン肺吸虫　65
ウエステルマン肺吸虫症　65
ウエステルマン肺吸虫卵　155
ウエストナイル熱　104
羽化　101
ウシ　78
蛆　119
ウミヘビ類　139
瓜実条虫　81

エ

栄養型(体)　13
――の検査法　161
衛生害虫類の検査法　169
衛生昆虫　99
衛生動物　1, 99, 135
衛生動物学　1
エキノコックス症　85, 181
エゾアカヤマアリ　114
エゾヤチネズミ　140
エピネフリン自己注射器用キット　116
塩酸キニーネ　34
遠心沈殿集卵法　49, 59, 61, 148
延長宿主　2
円葉目条虫類　72, 74, 77, 83

オ

黄熱　105
オオサシガメ　113
オオズアリ　114
オオスズメバチ　115
オオハリアリ　114
大平肺吸虫　68
オオメマトイ　96
オカルト感染　97
悪寒期　33
オキアミ　90
オサムシ類　123
オザード糸状虫症　106

オザード糸状虫　55
オーシスト　4, 13
――の検査法　164
オナジマイマイ　65
オビキンバエ　120
オンコセルカ症　54, 106

カ

蚊　102
ガ　116
回旋糸状虫　54
回旋糸状虫症　54, 106
回虫　43
回虫症　43
回虫卵　154, 156
回虫類　43, 87
海外旅行　9, 34
開放血管系　101
外骨格性　100
外在性潜伏期　5
疥癬　125
外皮微小毛　40
外部寄生　3, 99
――の検査法　169
カウンター免疫電気泳動法　174
カエル　95
喀痰検査法　158
獲得免疫　6
角化型疥癬　126
角膜炎　18
核膜下染色質顆粒　14
芽殖孤虫　83
芽殖孤虫症　83
河川盲目症　54
家族内感染　47
カタヤマガイ　69
カツオブシムシ類　123
顎口虫症　94
カニ　66
カバキコマチグモ　135
痂皮型疥癬　126
カミキリモドキ類　118
カムルチー　94
カメムシ類　112, 122
カモ住血吸虫　70
カラアザール　25
カラフトアカネズミ　140
カラフトマス　75
カリニ肺炎
　→ニューモシスチス肺炎　38
カルノア液　160
カワニナ　60, 66
カワネミジンツボ　67
肝吸虫　58
肝吸虫症　58
肝吸虫卵　154, 155
肝硬変　59, 69
感受性　5
間接蛍光抗体法(IFA)　17, 175
間接赤血球凝集反応　174, 175
間接発育　50

索　引

感染型　4, 13
感染経路　4, 184
感染症　1
感染症法　8
感染濃度　168
完全変態　101
感染免疫　6
感染予防　8
緩増虫体　→ブラディゾイト
カンタリジン　118
肝蛭　60
肝蛭症　60
肝蛭卵　155
寒天内二重拡散法　174
感度　174
広東住血線虫　93
広東住血線虫症　63
ガンビアトリパノソーマ　23

キ

キアシナガバチ　115
キイロショウジョウバエ　123
キイロスズメバチ　115
機械的伝播　4, 100
気管系　101
寄生　2, 39
寄生原虫学　1
寄生性　125
寄生性原虫類　12
寄生生物　2
寄生世代　49
寄生蠕虫学　1
寄生虫　2, 3
寄生虫アレルギー　7
寄生虫性疾患　140
寄生虫妄想　99
寄生部位　185
キチマダニ　131
擬嚢尾虫　74
ギムザ染色　24, 25, 166, 167
吸液性ダニ類　127
吸血　102
吸血害　119
吸血型　100
吸血性ダニ類　127
吸溝　75
急性症状　6
急増虫体　→タキゾイト
吸虫卵　154
吸虫類　56
蟯虫　47
蟯虫症　47
蟯虫性神経症　47
蟯虫卵　154, 157
共尾虫　74
擬葉目条虫類　72, 73, 75, 82
棘口吸虫類　63
巨大肝蛭　60
キララマダニ属　128
筋肉の生検　169

ク

偶発寄生　120
鎖状鉤頭虫　40
串間タヌキ鉤虫　92
クジラ複殖門条虫　77
駆虫薬　188
クマネズミ　139
クモ綱　124

クモ類　135
グリコーゲン胞　14
クリプトスポリジウム　26, 180
クリプトスポリジウム症　26
クルーズトリパノソーマ　24, 113
クロキンバエ　120
クロクサアリ　114
クロゴキブリ　121
クロバエ科　120
クロヤマアリ　65
クロロキン　34
クロロキン耐性熱帯熱マラリア　34
クワガタツメダニ　133

ケ

経期伝達　5
経口感染　4, 13
経胎盤感染　4, 13
経皮感染　4
経吻経路　4
経卵(巣)伝達　5
頸翼　87, 89
ケオプスネズミノミ　110
ケジラミ　110
血液寄生原虫の検査法　166
血液厚層塗抹染色標本　166, 167
血液・組織寄生　22, 29, 52
血液薄層塗抹染色標本　165, 167
血管内寄生　3, 68
血清学的診断法　174
血清反応　173
ケムシ　116
ゲル内二重拡散沈降反応(DD)　17
検査法　142, 156
原生動物　12
原虫検査法　160
原虫類　1, 12
原頭節　83
原発性アメーバ性髄膜脳炎　18
ケンミジンコ　75, 82, 94

コ

肛囲検査法　47, 157
後気門亜目　124
口吸盤　56
剛棘頭口虫　95
口腔トリコモナス　20
抗原性物質　174
抗原の精製　174
交差反応　174
好酸球性髄膜脳炎　93, 94
好酸球性肉芽腫　7
好酸球増加症　7
口唇　44
交接刺　42
交接嚢　42
広節裂頭条虫　75
酵素抗体法　175, 176
鉤虫症　45, 91
鉤虫卵　154, 156
鉤虫類　45, 91
光熱追い出し法　170
紅斑熱　129
高病原性トリインフルエンザ　120
酵母様真菌　37
コエヌルス　74
コガタアカイエカ　104
小形アメーバ　17
小形条虫　79

小形条虫症　79
コガネムシ類　123
ゴキブリ類　120
呼吸器系寄生吸虫類　65
黒死病　109
黒水熱　33
コクゾウ　122
コクヌスト　80
黒熱病　25
ゴケグモ属　135
コスタリカ住血線虫　93
コダニ類　124
固定液　160
コナヒョウヒダニ　133
コバエ類　123
ゴミムシダマシ　80
固有宿主　2
コラシジウム　73
5類感染症　8, 27
コロモジラミ　110
コーン染色　162
昆虫忌避剤　103
昆虫恐怖症　99
昆虫成長制御剤(IGR)　103
昆虫法医学　120
根治療法　34

サ

細菌性疾患　140
サイクロスポーラ　28
サイクロスポーラ症　28
再興感染症　7
再燃　34
再発　33
細胞性免疫　7
サクラマス　75
サケ　75
ササキリ　65
ササラダニ　81
サシガメ　24
サシガメ類　112
サシチョウバエ　23, 25, 106
サシバエ　120
サソリ類　136
殺赤内型繁殖体剤　34
殺組織型繁殖体剤　34
サナダムシ　72
サワガニ　66, 67
塹壕熱　111
サンショウウオ　95
産卵数　144

シ

ジアルジア症　19
ジアルジア性下痢　20
ジエチルカルバマジン　53
歯牙　45
自家感染　51, 79
自家蛍光　29
自活性　125
刺咬症　107
糸状虫症　181
糸状虫類　52
シスチセルクス　74
シスチセルコイド　74
シストソミュール　58, 69
雌性生殖母体　13
自然免疫　6
室内塵性のダニ類　133

索　引

シナハマダラカ　104
歯肉アメーバ　17
歯板　46
シバンムシアリガタバチ　115
シマヘビ　64
シャウジン液　160
シャーガス病　24, 112, 179
灼熱期　33
シャゴーマ　24
集オーシスト法　163
住血寄生虫　3
住血吸虫症　180
終宿主　2
重症熱性血小板減少症候群　130
自由生活　2, 39, 99
自由生活アメーバ感染症　18
自由世代　49
集中神経系　100
集虫法　166, 167
雌雄同体　72
十二指腸液検査法　168
集嚢子法　163
集卵法　145, 147
宿主　2
宿主・寄生虫相互関係　2
宿主特異性　3, 5
縮小条虫　80
縮小条虫症　80
縮小条虫卵　156
出芽　4
出血毒　137
シュフナー斑点　30, 31
シュルツェマダニ　130
循環抗原　173
循環抗原抗体複合物　173
生涯定留寄生者　100
消化管寄生　14, 19, 26, 43, 58, 64, 75
消化法　52, 168
常在糸状虫　55
常在糸状虫症　106
症状別疾患　186
条虫卵　155
条虫類　72
食道球　42
処女生殖　4
ショ糖遠心浮遊法　29
ショ糖水浮遊法　27, 148
シラウオ　61
シラミ回帰熱　111
シラミ症　111
シラミダニ　133
シラミ類　110
真菌　37
神経毒　137
新興感染寄生虫症　28
新興感染症　7
新興・再興感染症　7
真性寄生ハエ　120
人獣共通感染症　3, 86
人獣共通寄生虫症　86, 142
人体寄生虫学　1
人体有鉤嚢虫　85
人体有鉤嚢虫症　78, 85
診断法　142, 173
人肉胞子虫　28

ス

垂直伝播　5
膵蛭　65

水平伝播　5
水疱性皮膚炎　118
髄膜脳炎　18
睡眠病　178
スクリャビン肺吸虫　68
スズキ　61
スズメサシダニ　128
スズメバチ属　114
スタンプ-ギムザ染色標本　24
スティコソーム　42, 48
スナノミ症　108
ズビニ鉤虫　45
スピロヘータ性疾患　140
スポロシスト　58
スポロゾイト　13, 31, 35
スミスネズミ　140

セ

セアカゴケグモ　135
生活環　4
生活史　4
性感染症　15, 21, 111
生検による検査法　169
生殖　3, 13, 40
生殖腹吸盤　56, 61
成虫検査法　158
生物学的伝播　4, 100
生物学的媒介　119
セイロン鉤虫　92
赤外期　35
石炭酸フクシン液　164
赤内期　32
赤痢アメーバ　14
セグロウミヘビ　139
世代の交代　3
石灰小体　73
接合　4
接種感染　4, 13
接触感染　4, 13
節足動物　99, 124
セルカリア　58
セロファン厚層塗抹法　146
セロファンテープ法　47, 157
前気門亜目　124
線状皮膚炎　118
染色　160
染色標本塗抹法　165
全身型移行　87
戦争イソスポーラ　26
線虫卵　154
線虫類　41
蠕虫類　39
　　──の鑑別　151
センチニクバエ　120
先天性トキソプラズマ脳炎　37
旋尾線虫　94, 96
旋尾線虫症　94
潜伏期　33
旋毛虫　51
旋毛虫症　51
繊毛虫類　37

ソ

象皮病　53, 54
増幅動物　5
相利共生　2
即時型アレルギー　6
即時型過敏症　7
即時型皮内反応　177

組織寄生　22, 29, 52, 82
組織寄生虫　3
組織・臓器特異性　3
咀嚼型　100

タ

体液性免疫　6
体外診断法　24
タイ肝吸虫　60
待機宿主　2
大鉤頭虫　40
帯状体　31
体節　72
大腸アメーバ　16, 17
大腸バランチジウム　37
体内移行　44
大複殖門条虫　76
大複殖門条虫症　76
大複殖門条虫卵　155
タイワンサソリモドキ　136
タカサゴキララマダニ　131
高橋吸虫　62
タキゾイト　35
タテツツガムシ　132
ダニアレルギー　133
ダニ媒介性脳炎　130
ダニ類　124
多包条虫　84, 181
多包条虫卵　155
多包虫症　84
タヌキ回虫　91
ダムダム熱　25
単為生殖　4, 39, 50
単生（目）吸虫類　58
タンパク膜　44, 87
単包条虫　83
単包条虫卵　155
単包虫症　83

チ

遅延型過敏症　7
遅延型皮内反応　179
チカイエカ　104
チクングニア熱　4, 105
腟炎　22
腟トリコモナス　21
　　──の検査法　168
腟トリコモナス症　21
チニダゾール　22
チマダニ属　128
チーマン斑点　31
チャタテムシ類　122
チャバネゴキブリ　122
中間宿主　2, 39, 42, 43
中気門亜目　124
虫体　158
　　──の固定　159, 170
　　──の染色法　160
虫卵　153
　　──の形態的特徴　152
　　──の検出法　145
　　──の保存法　143
　　──類似物　156
虫卵検索チャート　153
虫卵周囲沈降反応　69, 177
虫卵性肉芽腫　69
腸アメーバ症　14, 15
腸管外アメーバ症　16, 179
腸管寄生虫　3

索引

腸管出血性大腸菌 O157　119
長江浮腫　94
腸トリコモナス　21
チョウバエ類　106
鳥類　70, 82
直接凝集法　174
直接蛍光抗体法　175
直接的診断法　173
直接塗抹法　145
直接薄層塗抹法　145
直接発育　50
チリダニ科　133
沈殿法　145, 148, 163

ツ

ツェツェバエ　23
ツェツェバエ類　120
ツツガムシ病　8, 10, 131
ツツガムシ類　131
壺形吸虫　64

テ

定期出現性　52
ディート　103
テラノバ症　89
転移　3
電気泳動法　174
デング熱　8, 10, 105
伝播形式　4
伝播者　2

ト

透過法　158
頭冠　62
頭冠棘　62
トウゴウヤブカ　53, 97, 105
東洋眼虫　95
東洋毛様線虫　48
東洋毛様線虫卵　154, 156
東洋瘤腫　25
頭翼　47
トカゲ　81
トキソカラ症　181
トキソプラズマ　35
トキソプラズマ症　35, 179
トキソプラズマ脳炎　37
特異性　174
ドクガ　116
ドクガ性皮膚炎　116
毒針毛　116
毒ヘビ類　137
トコジラミ　113
トコジラミ類　112
ドジョウ　63, 95
ドノバンリーシュマニア　25
トビイロケアリ　114
トビズムカデ　137
ドブネズミ　139
塗抹染色標本　16
塗抹法　145
ドライアイス・トラップ　169
トリクローム染色法　162
トリサシダニ　127
トリパノソーマ科　22
トリ由来吸血ダニ　127
ドロレス顎口虫　95

ナ

内臓幼虫移行症　3, 86
内臓リーシュマニア症　25
内部寄生虫　3
ナガタメマトイ　96
ナミカ亜科　102
ナンキンムシ　112

ニ

ニキビダニ　127
肉芽腫性脳炎　18
ニクバエ科　120
肉胞嚢　28
ニトロフラン誘導体　24
日本海裂頭条虫　75
日本海裂頭条虫症　75
日本海裂頭条虫卵　155
日本顎口虫　95
日本住血吸虫　68
日本住血吸虫症　68
日本住血吸虫卵　155
日本脳炎　104
乳糜尿　53, 54
ニューモシスチス・イロヴェチ　38
ニューモシスチス肺炎　38

ヌ

ヌカカ　105

ネ

ネコ回虫　89
ネコ回虫幼虫感染症　89
ネコ回虫卵　154
ネコ肝吸虫　60
ネコ鉤虫　92
ネコショウセンコウヒゼンダニ　126
ネコのノミ　81
ネコノミ　108, 110
ネズミノミ　80
ネズミ由来吸血ダニ類　127
ネズミ類　139
ネッタイイエカ　52, 104
熱帯医学　2
ネッタイシマカ　105
熱帯熱マラリア　32
熱帯熱マラリア原虫　29, 30
熱帯リーシュマニア　25
熱発作治療剤　34
粘膜皮膚リーシュマニア症　26
年齢抵抗性　87, 89

ノ

嚢　42
脳炎　18
嚢子　4, 13
　──の検査法　163
嚢子集積法　16
嚢子保有者　16
嚢尾虫　74, 78, 79
野ネズミ類　84, 139
ノミ　80, 108
ノルウェー疥癬　126

ハ

ハイイロゴケグモ　136
媒介昆虫　42, 43
媒介者　2, 5
媒介動物　187
肺吸虫症　65, 180
　──の検査法　158
ハイデンハイン鉄・ヘマトキシリン染色法　14, 160, 161
培養法　22, 149, 162, 168
ハエ蛆症　120
ハエ類　119
ハゼ　61
旗ずり法　170
ハタネズミ　140
ハチ　113, 114
ハチ刺症　115
ハチ毒　115
爬虫類　82
ハツカネズミ　140
発汗期　33
発症　6
ハブ　138
バベシア　35
バベシア症　35, 129
ハマダラカ　31
ハマダラカ亜科　102
ハマダラカ属　29, 103
ハマベハヤトビバエ　123
バンクロフト糸状虫　52
バンクロフト糸状虫症　52, 104
半月体　31

ヒ

ヒゼンダニ　125
肥大吸虫　65
ヒトイソスポーラ　28
ヒトスジシマカ　105
ヒトノミ　109
ヒト皮膚寄生　119
皮内反応　173
皮内反応用診断液　180
泌尿生殖器寄生　21
被嚢幼虫　52, 58, 88
非病原性アメーバ　17
皮膚寄生　125
皮膚の生検　169
ヒプノゾイト　31, 33
皮膚爬行症　87, 92, 95, 96
皮膚幼虫移行症　3, 87
皮膚リーシュマニア症　25
ヒメダニ科　128
ヒメネズミ　140
ヒメモノアラガイ　61, 63, 71
病害作用　5
病原性自由生活アメーバ　18
病原性鞭毛虫類　19
病原体　4, 118
　──機械的運搬　119
病原体保有動物　5, 100
ヒョウホンムシ類　123
日和見感染症　10, 38
ヒラタコクヌストモドキ　122
ヒラマキガイ　65
ヒラマキモドキ　64, 71
ビルハルツ住血吸虫　70
ピロプラズマ　35
ピロプラズマ症　129

フ

ファスミド　42
ブアン液　160
ファンシダール　37
フィラリア　52
フィラリア型幼虫　40, 46
フィルター法　166
不快昆虫　119

索引

不完全変態　101
副交接刺　42
複世代吸虫類　57
ブタ　66,79
ブタ回虫　45,89
フタトゲチマダニ　35,129,130
フタモンアシナガバチ　115
普通寒天培養法　151
腹吸盤　56
フトゲツツガムシ　132
フトツメダニ　133
ブユ　55,105
浮遊法　145,147,163
ブラジル鉤虫　92
ブラジルサシガメ　113
ブラジルリーシュマニア　26
ブラディゾイト　35
プリマキン　34
プレロセルコイド　74,75
プロセルコイド　74
糞性経路　4
糞線虫　49
糞線虫症　49
分泌－排出抗原　181
糞便検査　143
糞便内原虫検査法　160
糞便内蠕虫卵検査法　142
糞便の遠心沈殿法（MGL 変法）　27,49,61,148

ヘ
ペスト　109
ペデリン　118
ヘナタリ　61
ヘビ　64,81,95
ヘビ毒　137
ヘビ咬症　137
ペプチド合成　174
ヘマトキシリン液　162
ヘマトキシリン・エオジン染色法　166
ヘモリンフ　101
ベールマン法　151
ベンズニダゾール誘導体　24
片節　72
鞭虫　48
鞭虫症　48
鞭虫卵　154
ベントナイト絮状沈降反応　174
鞭毛虫類　19
片利共生　2

ホ
抱雌管　68
胞子虫類　26,29,35
包虫　74,83,84
飽和硝酸ナトリウム水浮遊法　148
飽和食塩水浮遊法　147
捕食性　125
補体結合反応　174,176
ホタルイカ　96
保虫者　6
保虫宿主　2
発疹チフス　111
発疹熱　109
哺乳類　82
炎細胞　56
ボーフラ　103
保有動物　5
ボラ　61

ボラックス・カルミン液　160
ホルマリン・エーテル法　148

マ
マス　75
マダニ　35
マダニ属　128
マダニ媒介性感染症　129
マダニ類　124,128
マダラウミヘビ　139
マダラサソリ　136
マツカレハ　117
マムシ　138
マメタニシ　59
マメハンミョウ　118
マラリア　29,180
──の三大徴候　33
マラリア原虫　29,102
──の検査法　167
マラリア治療薬　34
マレー糸状虫　53
マレー糸状虫症　53,105
慢性症状　6
マンソン孤虫症　82
マンソン住血吸虫　69
マンソン裂頭条虫　82
マンソン裂頭条虫卵　155

ミ
ミクロフィラリア　52,97
──の検査法　164
三日熱マラリア　33,104
三日熱マラリア原虫　29,30
ミナミツメダニ　133
ミヤイリガイ　69
宮崎タヌキ鉤虫　92
宮崎肺吸虫　67
宮崎肺吸虫症　67
ミラシジウム　57

ム
ムカデ類　136
無気門亜目　124
ムクドリ住血吸虫　70
無鉤条虫　77
無鉤条虫卵　155
無鉤嚢虫　78
無性生殖　3,13
無性生殖世代　31

メ
迷入　3
メキシコ肺吸虫　68
メクラアブ　107
メコン住血吸虫　70
メジナ虫　54
メジナ虫症　54
メタセルカリア　58
メトロニダゾール　22
メニール鞭毛虫　20
メーリス腺　56
メロゾイト　30,32
免疫応答　5,6
免疫拡散法　175
免疫学的診断法　173,174
免疫グロブリン　6
免疫電気泳動法　174,175

モ
モクズガニ　66
モツゴ　59
モノアラガイ　63,71
モノクローナル抗体　174
モーラー斑点　31

ヤ
ヤエヤマサソリ　136
ヤケヒョウヒダニ　133
野兎病　129
野兎病菌　107
ヤブカ属　103
ヤマカガシ　64,138
ヤマトゴキブリ　121
ヤマトマダニ　130
ヤマホタルガイ　65
ヤマメ　95
槍形吸虫　65

ユ
有害異形吸虫　62
有棘顎口虫　94
有鉤条虫　78
有鉤条虫症　78
有鉤条虫卵　155
有鉤嚢虫　79
有鉤嚢虫症　78,180
有性生殖　3,13,39
有性生殖世代　31
雄性生殖母体　13
有線条虫　81
遊走性限局性皮膚腫脹　95
有毒昆虫　113
輸血感染　13
ユスリカ類　123
輸入寄生虫症　8,142

ヨ
蛹化　101
幼生生殖　4,39,58
幼線虫移行症　3
幼虫移行症　3,86,142
幼虫寄生　82,83
幼虫検査法　158
幼虫の鑑別　150
幼虫包蔵卵　44,47,49
横川吸虫　61
横川吸虫症　61
横川吸虫卵　155,156
四日熱マラリア原虫　29,31
ヨードアメーバ　17
ヨード液　162
予防内服　35
4 類感染症　8

ラ
雷魚　95
ライト・トラップ　170
ライム病　129
ラウレル管　56
ラクトフェノール液　159
ラジオイムノアッセイ　175,176
ラテックス凝集反応　17,174
ラブジチス型幼虫　40
卵形マラリア原虫　29,31,33
卵嚢子　4,13
ランブリア性下痢　20
ランブル鞭毛虫　19

ランブル鞭毛虫症 19
リ
リケッチア性疾患 140
リザーボア 100
リーシュマニア症 106, 179
硫苦食塩水浮遊法 147
硫酸亜鉛遠心浮遊法 163
硫酸ナトリウム・塩酸・トライトン・エーテル法 149
硫酸パロマイシン 28

両性生殖 4
良性マラリア 32
両生類 82
リン酸緩衝液 167
リンパ液 131

ル，レ，ロ
類染色質体 14
レジア 58
レフラー症候群 44
ロア糸状虫 54

ロア糸状虫症 54, 107
沪紙培養法 150
ローデシアトリパノソーマ 23
ロブレス病 54

ワ
ワイルドマン・フラスコ法 170
若菜病 46
ワクモ 128
ワモンゴキブリ 122

英文索引

A
Acanthamoeba castellani 18
Acanthamoeba culbertsoni 18
Aedes aegypti 105
Aedes albopictus 105
Aedes togoi 105
AFA 液 160
Agkistrodon blomhoffii 138
Amblyomma testudinarium 131
AMS Ⅲ法 69, 149
Ancylostoma braziliensis 92
Ancylostoma caninum 91
Ancylostoma ceylanicum 92
Ancylostoma tubaeforme 92
Angiostrongylus cantonensis 93
Angiostrongylus costaricensis 94
Anisakis physeteris 90
Anisakis simplex 90
Anisakis spp. 89
Anopheles sinensis 104
Apodemus argenteus 140
Apodemus peninsulae giliacus 140
Apodemus speciosus 140
Arthrostoma kushimaense 92
Arthrostoma miyazakiense 92
Ascaris lumbricoides 43
Ascaris suum 45, 89

B
Babesia spp. 35
Balantidium coli 37
Baylisascaris procyonis 91
Blattela germanica 122
Brachyponera chinensis 114
Brugia malayi 53

C
Cephalonomia gallicola 115
Chelacaropsis moorei 133
Chilomastix mesnili 20
Chiracanthium japonicum 135
Chrysops suavis 107
Cimex lectularius 113
Clethrionomys rufocanus bedfordiae 140
Clonorchis sinensis 58
COP テスト 69, 178
Cryptosporidium hominis 27
Cryptosporidium parvum 27
Cryptosporidium spp. 26

Ctenocephalides canis 110
Ctenocephalides felis 110
Culex pipiens molestus 104
Culex pipiens pallens 104
Culex pipiens quinquefasciatus 104
Culex tritaeniorhynchus 104
Cyclospora cayetanensis 28
Cysticercus cellulosae hominis 85

D
Demodex brevis 127
Demodex folliculorum 127
Dermanyssus gallinae 128
Dermanyssus hirundinis 128
Dermatophagoides farinae 133
Dermatophagoides pteronyssinus 133
Dicrocoelium chinensis 65
Dipetalonema perstans 55
Diphyllobothrium nihonkaiense 75
Diplogonoporus grandis 76
Dipylidium caninum 81
Dirofilaria immitis 55, 96
DNA 解析 173
Dracunculus medinensis 55
Drosophila melanogaster 122

E
Echinochasmus japonicus 64
Echinochasmus perfoliatus 64
Echinococcus granulosus 83
Echinococcus multilocularis 84
Echinostoma cinetorchis 64
Echinostoma hortense 63
Echinostoma ilocanum 64
Echinostoma macrorchis 64
Echinostoma revolutum 64
Endolimax nana 17
Entamoeba coli 17
Entamoeba dispar 14, 16
Entamoeba gingivalis 17
Entamoeba histolytica 14
Enterobius vermicularis 47
Eothenomys smithii 140
EPDPF 144
EPG 144
Epicauta gorhami 118
Euproctis subflava 116
Eurytrema pancreaticum 65

F
F 型幼虫 39, 46
Fasciolopsis buski 65
Fasciola gigantica 60
Formica yesoensis 114

G
Giardia lamblia 19
Gigantobilharzia starniae 70
Glossina morsitans 23, 120
Glossina palpalis 23, 120
Gnathostoma doloresi 95
Gnathostoma hispidum 95
Gnathostoma nipponicum 95
Gnathostoma spinigerum 94

H
Haemaphysalis flava 131
Haemaphysalis longicornis 130
Heterophyes heterophyes 62
Heterophyes heterophyes nocens 62
Hirosia iyoensis 107
Hormurus australasiae 136
Hydrophis cyanocinctus 139
Hymenolepis diminuta 80
Hymenolepis nana 79

I
Iodoamoeba buetschlii 17
Isometrus europaeus 136
Isospora belli 26
Isospora hominis 28
Ixodes ovatus 130
Ixodes persulcatus 130

K
Kerandel 徴候 23
Kinyoun 抗酸染色法 163

L
Lasius fuliginosus 114
Lasius niger 114
Latrodectus geometricus 136
Latrodectus hasseltii 135
Leishmania aethiopia 25
Leishmania amazonensis 25
Leishmania braziliensis 26
Leishmania chagasi 25
Leishmania donovani 25

Leishmania guyanensis 26
Leishmania infantum 25
Leishmania major 25
Leishmania mexicana 25
Leishmania panamensis 26
Leishmania peruviana 26
Leishmania tropica 25
Leishmania venezuelensis 25
Leptocera fuscipennis 123
Leptotrombidium akamushi 132
Leptotrombidium pallidum 132
Leptotrombidium scutellare 132
Loa loa 55
Lutzomyia 属 25, 26

M

Mansonella ozzardi 55
Mesocestoides lineatus 81
Metagonimus yokogawai 61
Metagonimus yokogawai takahashii 62
MGL 法 148
Microtus montebelli 140
MIF 固定保存液 143
Monema flavescens 117
Mus musculus 139
Musca domestica vicina 119

N

Naegleria fowleri 18
Necator americanus 46
Notoedres cati 126

O

O157 119
Onchocerca gutturosa 55
Onchocerca volvulus 54
Opisthorchis felineus 60
Opisthorchis viverrni 60
Ornithonyssus bacoti 127
Ornithonyssus sylviarum 127

P

Paedrus fuscipes 117
Panstrongylus megistus 113
Paragonimus heterotremus 68

Paragonimus mexicanus 68
Paragonimus miyazakii 67
Paragonimus ohirai 68
Paragonimus skrjabini 68
Paragonimus westermani 65
PCR 173
Pediculus humanus capitis 110
Pediculus humanus humanus 110
Pelamis platura 139
Periplaneta americana 122
Periplaneta fuliginosa 121
Periplaneta japonica 121
Pharyngostomum cordatum 64
Pheidole nodus 114
Phlebotomus 属 25
Plasmodium falciparum 29
Plasmodium malariae 29
Plasmodium ovale 29
Plasmodium spp. 29
Plasmodium vivax 29
Plasmodium 属 29
Pneumocystis carinii 38
Polistes chinensis antennalis 115
Polistes rothneyi 115
Pseudoterranova decipiens 90
Pthrius pubis 110
Pulex irritans 109
PVA 固定液 162
Pyemotes tritici 132

R

R 型幼虫 39, 46
Rattus norvegicus 139
Rattus rattus 139
Rhabdophis tigrinus 138
Rhodnius prolixus 113
Romaña 徴候 24

S

Sabin-Feldman 色素試験 179
Sarcocystis hominis 28
Sarcoptes scabiei 125
Schistosoma haematobium 70
Schistosoma japonicum 68
Schistosoma mansoni 69

SFTS 130
parganum proliferum 83
Spirometra erinaceieuropaei 82
Spirurin nematode larva 96
Stomoxys calcitrans 120
Strongyloides stercoralis 49

T

Tabanus chrysurus 108
Taenia solium 78
Taeniarhynchus saginata 77
Thelazia callipaeda 95
Toxocara canis 87
Toxocara felis 89
Toxocara tanuki 91
Toxoplasma gondii 35
Triatoma infestans 113
Tribolium confusum 122
Trichinella spiralis 51
Trichobilharzia brevis 70
Trichobilharzia ocellata 70
Trichobilharzia physellae 70
Trichodectes canis 110
Trichomonas hominis 21
Trichomonas tenax 20
Trichomonas vaginalis 21
Trichostrongylus orientalis 48
Trichuris trichiura 48
Trichuris vulpis 98
Trimeresurus flavoviridis 138
Trypanosoma cruzi 24, 113
Trypanosoma gambiense 23
Trypanosoma rhodesiense 23

V

Vespa mandarinia japonica 115
Vespa simillima xanthoptera 115

W

Winterbottom 徴候 23
Wuchereria bancrofti 53

X

Xanthochroa waterhousei 118
Xenopsylla cheopis 110

著者紹介

伊藤　洋一
1959年　東京教育大学理学部動物学科卒業
　　　　北里大学名誉教授

山口　昇（故人）
1955年　京都大学理学部動物学科卒業
　　　　元埼玉医科大学短期大学教授

安居院　宣昭
1969年　東京教育大学大学院修士課程修了
　　　　国立感染症研究所名誉所員

内田　明彦
1978年　麻布獣医科大学大学院博士課程修了
現　在　ヤマザキ学園大学動物看護学部教授
　　　　麻布大学名誉教授

NDC 490　　205p　　26 cm

医療従事者のための医動物学

1995年11月 1日　第1刷発行
2004年 2月10日　第7刷発行
2006年 3月10日　改題改訂版　第1刷発行
2025年 9月11日　改題改訂版　第7刷発行

著　者　伊藤洋一，山口　昇，安居院宣昭，内田明彦
発行者　篠木和久
発行所　株式会社　講談社
　　　　〒112-8001　東京都文京区音羽2-12-21
　　　　　　販売　(03)5395-5817
　　　　　　業務　(03)5395-3615
編　集　株式会社　講談社サイエンティフィク
　　　　代表　堀越俊一
　　　　〒162-0825　東京都新宿区神楽坂2-14　ノービィビル
　　　　　　編集　(03)3235-3701
印刷所　星野精版印刷株式会社
製本所　株式会社国宝社

落丁本・乱丁本は，購入書店名を明記のうえ，講談社業務宛にお送り下さい．送料小社負担にてお取替えします．なお，この本の内容についてのお問い合わせは講談社サイエンティフィク宛にお願いいたします．定価はカバーに表示してあります．

©Y. Ito, N. Yamaguti, N. Agui and A. Uchida, 2006

本書のコピー，スキャン，デジタル化等の無断複製は著作権法上での例外を除き禁じられています．本書を代行業者等の第三者に依頼してスキャンやデジタル化することはたとえ個人や家庭内の利用でも著作権法違反です．

Printed in Japan
ISBN4-06-139819-9

講談社の自然科学書

増補版 寄生蟲図鑑 ふしぎな世界の住人たち
公益財団法人目黒寄生虫館・監修
大谷 智通・著　佐藤 大介・絵
四六変型・146頁・
定価2,530円（税込）

休み時間の感染症学
齋藤 紀先・著
A5・288頁・定価2,420円（税込）

休み時間の分子生物学
黒田 裕樹・著
A5・240頁・定価2,420円（税込）

管理栄養士のための イラスト解剖生理学
開道 貴信・著
B5・384頁・定価4,180円（税込）

医学部編入への 生命科学演習
松野 彰・監修　井手 冬章・著
河合塾KALS・協力
B5・254頁・定価4,730円（税込）

医学部編入への 英語演習
土田 治・著
河合塾KALS・監修
B5・191頁・定価4,400円（税込）

医療系学生のための 病理学 第5版
中村 仁志夫／石津 明洋／
田中 伸哉／鬼島 宏・編
B5・256頁・定価3,850円（税込）

新版 臨床免疫学 第3版
山田 俊幸／大戸 斉／渥美 達也／
三宅 幸子／山内 一由・編
B5・336頁・定価5,940円（税込）

新版 臨床化学 第4版 生化学的検査
片山 善章／栢森 裕三／
長村 洋一／竹橋 正則・編
B5・368頁・定価4,620円（税込）

Power Pointによる 理系学生・研究者のための ビジュアルデザイン入門
田中 佐代子・著
B5・127頁・定価2,420円（税込）

ネガティブが教える 日本人研究者のための 論文の書き方・アクセプト術
エイドリアン・ウォールワーク・著
前平 謙二／笠川 梢・訳
A5・512頁・定価4,180円（税込）

コメディカルのための 社会福祉概論 第5版
鬼﨑 信好／本郷 秀和・編
B5・240頁・定価2,640円（税込）

健康と環境の科学
川添 禎浩・編
B5・171頁・定価3,080円（税込）

医療概論
河田 光博／小澤 一史／
渋谷 まさと・編
B5・176頁・定価2,640円（税込）

医療従事者のための 医学英語入門
清水 雅子・著
A5・213頁・定価2,750円（税込）

表示価格は消費税（10%）が加算されています。
講談社サイエンティフィク　https://www.kspub.co.jp/
「2025年8月10日現在」